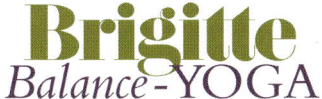

Brigitte
Balance - YOGA

Michaela Rose   Patricia Thielemann

Brigitte
Balance - YOGA

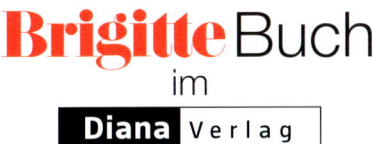

Brigitte Buch
im
Diana Verlag

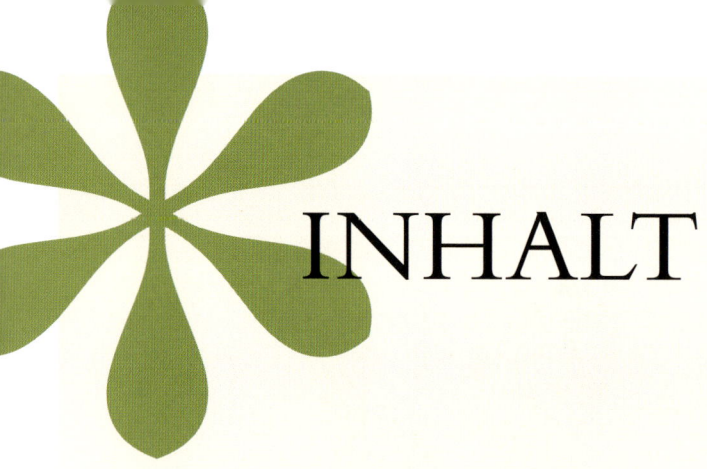

INHALT

TEIL 1: WAS IST YOGA?

TEIL 2: PROGRAMME FÜR DEN KÖRPER

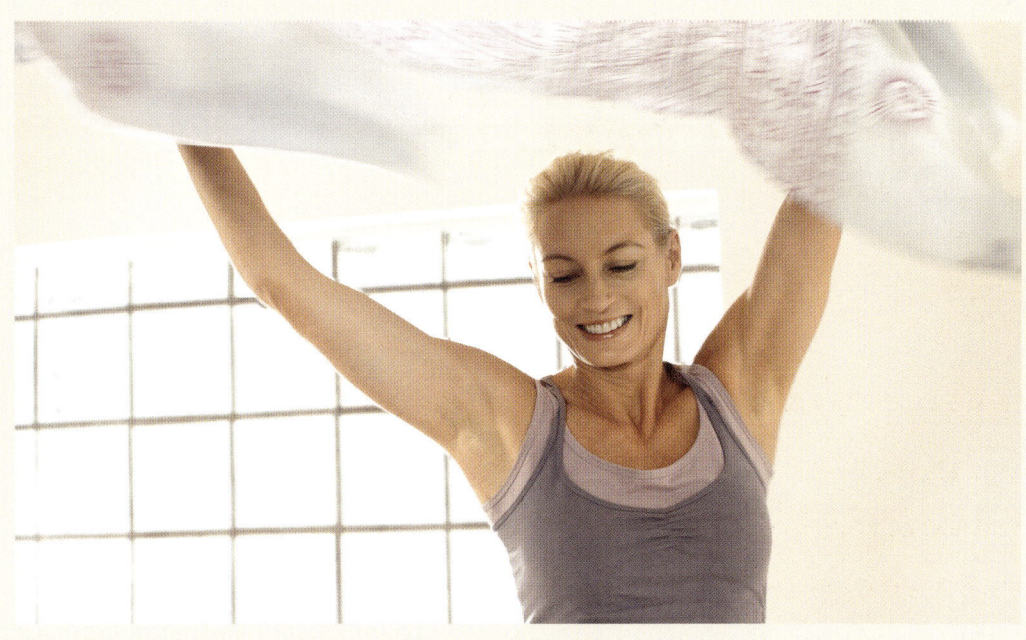

TEIL 3: KURZ-PROGRAMME FÜR BODY & MIND

TEIL 4: ENTSPANNUNG

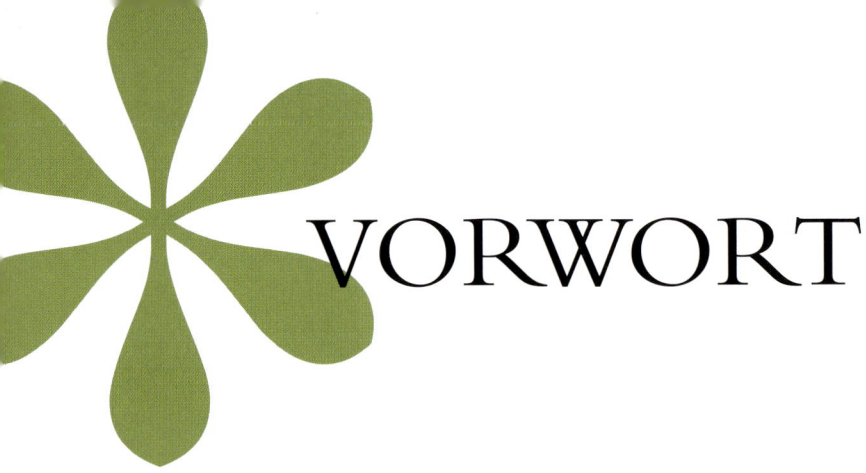

VORWORT

Die ganze Yoga-Welt auf einem Quadratmeter

Nur rund einen Quadratmeter ist sie groß, die Yoga-Matte, und bietet doch so viel Platz. Raum für Körper und Seele, Raum zum Fühlen und Raum zum Wachsen. Am besten über sich selbst hinaus. Und dabei das richtige Gleichgewicht zwischen Spannung und Entspannung, zwischen Tun und Sein finden. Dafür haben wir dieses Buch gemacht: BRIGITTE Balance-Yoga. Wir in der Redaktion sind eindeutig schon vom »Yoga-Virus« infiziert. Viele von uns sind regelmäßig mit der Matte unterwegs, haben »ihre« Yoga-Lehrerin, »ihre« Yoga-Schule gefunden – und entdecken Yoga doch immer wieder neu. Ob sanfte Übungen zum Entschleunigen, intensives Bodyforming oder ein schnelles Kurztraining für die Konzentration – die Programme in diesem Buch sind so individuell, wie wir Frauen eben sind. Und passen garantiert in jedes Leben, egal ob Sie Einsteigerin sind oder schon Fortgeschrittene.

Die Übungen für dieses Buch hat Patricia Thielemann zusammengestellt. Die renommierte Yoga-Lehrerin (44) ist Mutter zweier Söhne, managt drei Studios und reist für ihre Retreats um die Welt. In einer ihrer Berliner Spirit-Yoga-Schulen rollt Autorin Michaela Rose (44) regelmäßig ihre Matte aus, für Biker's Crunches und Turbo-Hunde. So eine sportlich-sprituelle Verbindung ist die beste Voraussetzung, gemeinsam ein Buch zu schreiben.

Yoga verbindet eben. Und es ist weit mehr als nur ein Workout, das den Körper formt. Es macht ruhiger und klarer, zufriedener und leichter. Und nicht zuletzt einfach Spaß. Gemeinsam legen wir Ihnen diese ganze Yoga-Welt zu Füßen – auf einem einzigen Quadratmeter.

Viel Erfolg beim Erreichen Ihrer ganz persönlichen Ziele wünscht Ihnen
Ihre BRIGITTE

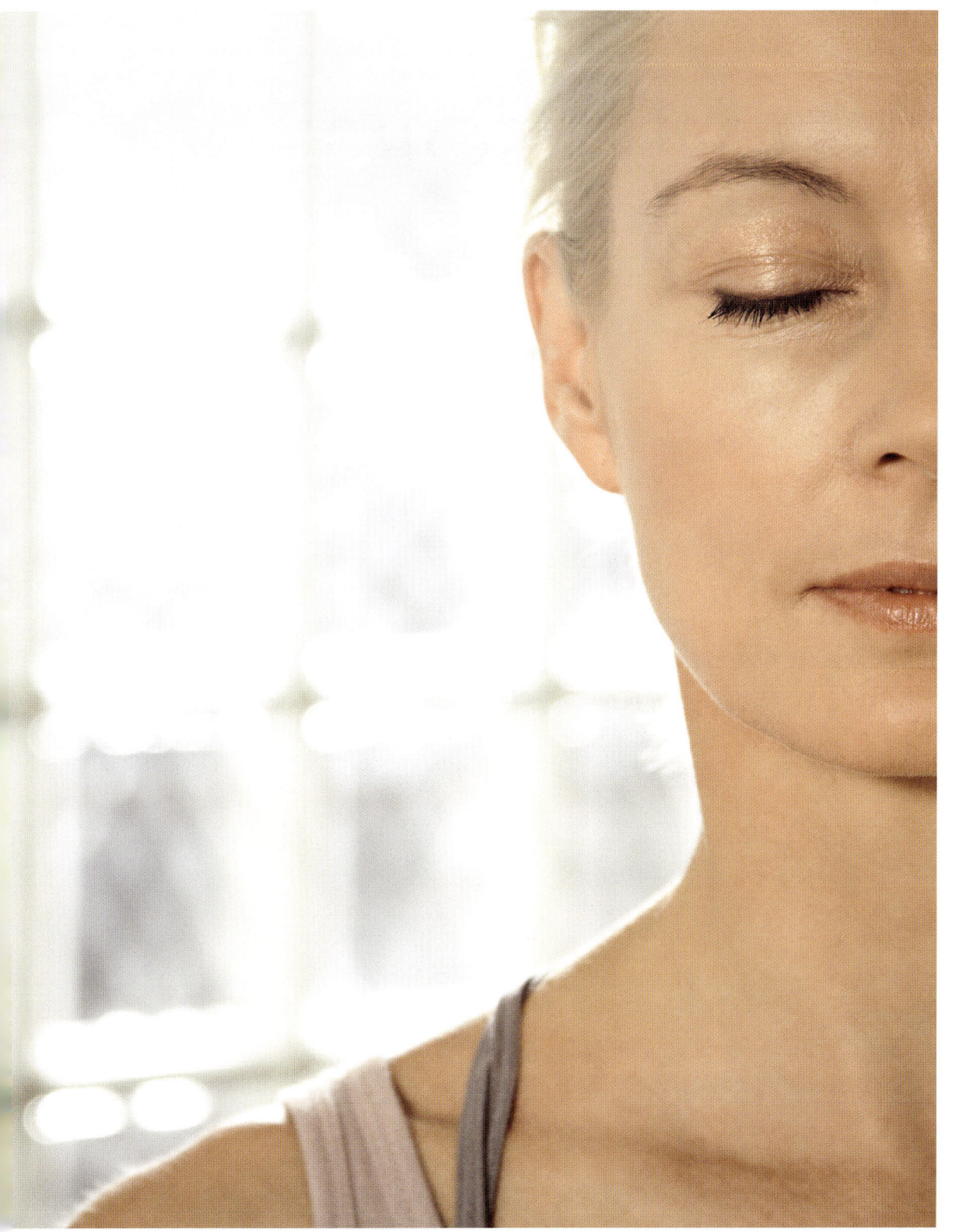

TEIL 1

WAS IST YOGA?

Für einen gelungenen Start – hier lesen Sie alles Wissenswerte rund um
Yoga, lernen den philosophischen Background kennen und erfahren, wie
Sie mit den Programmen in diesem Buch üben

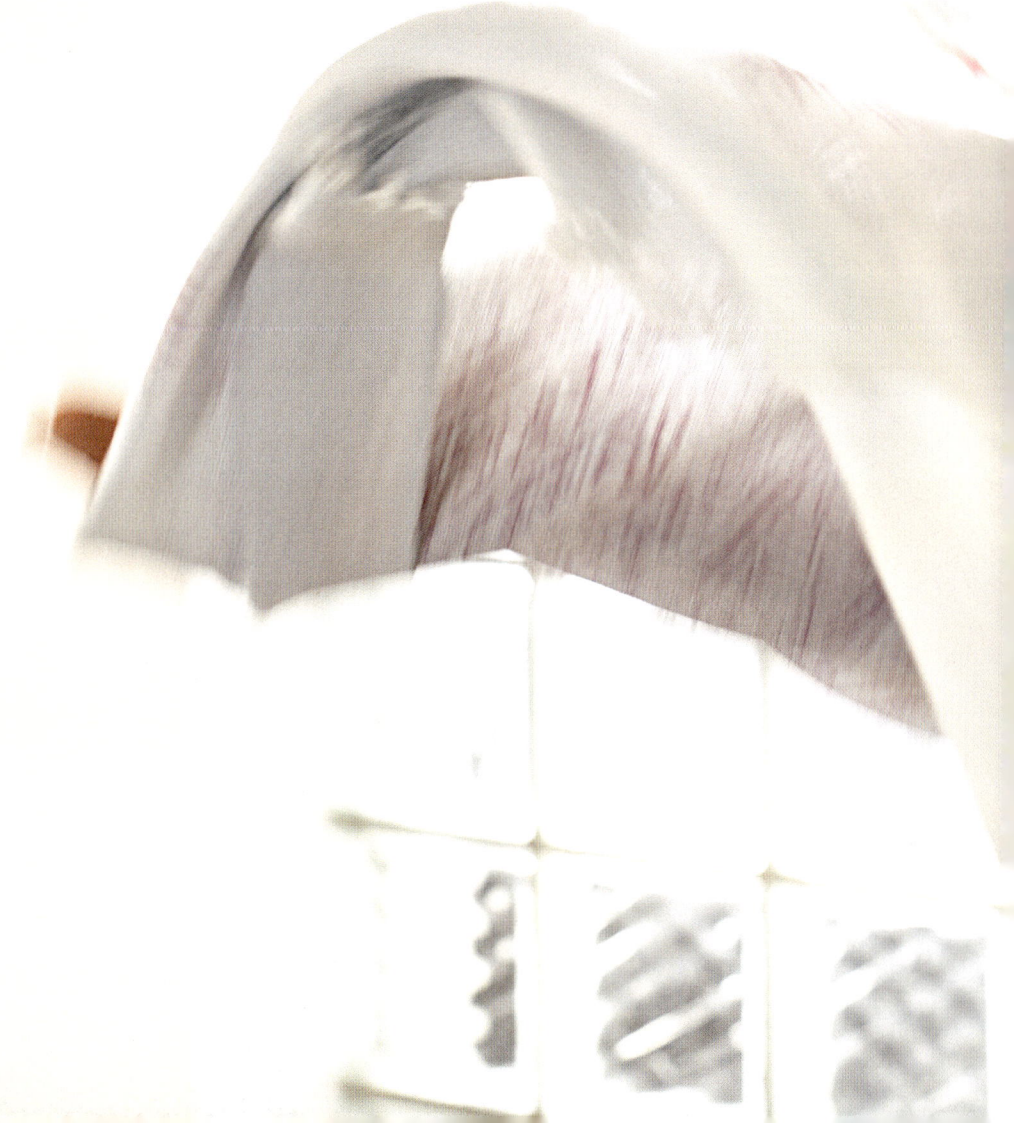

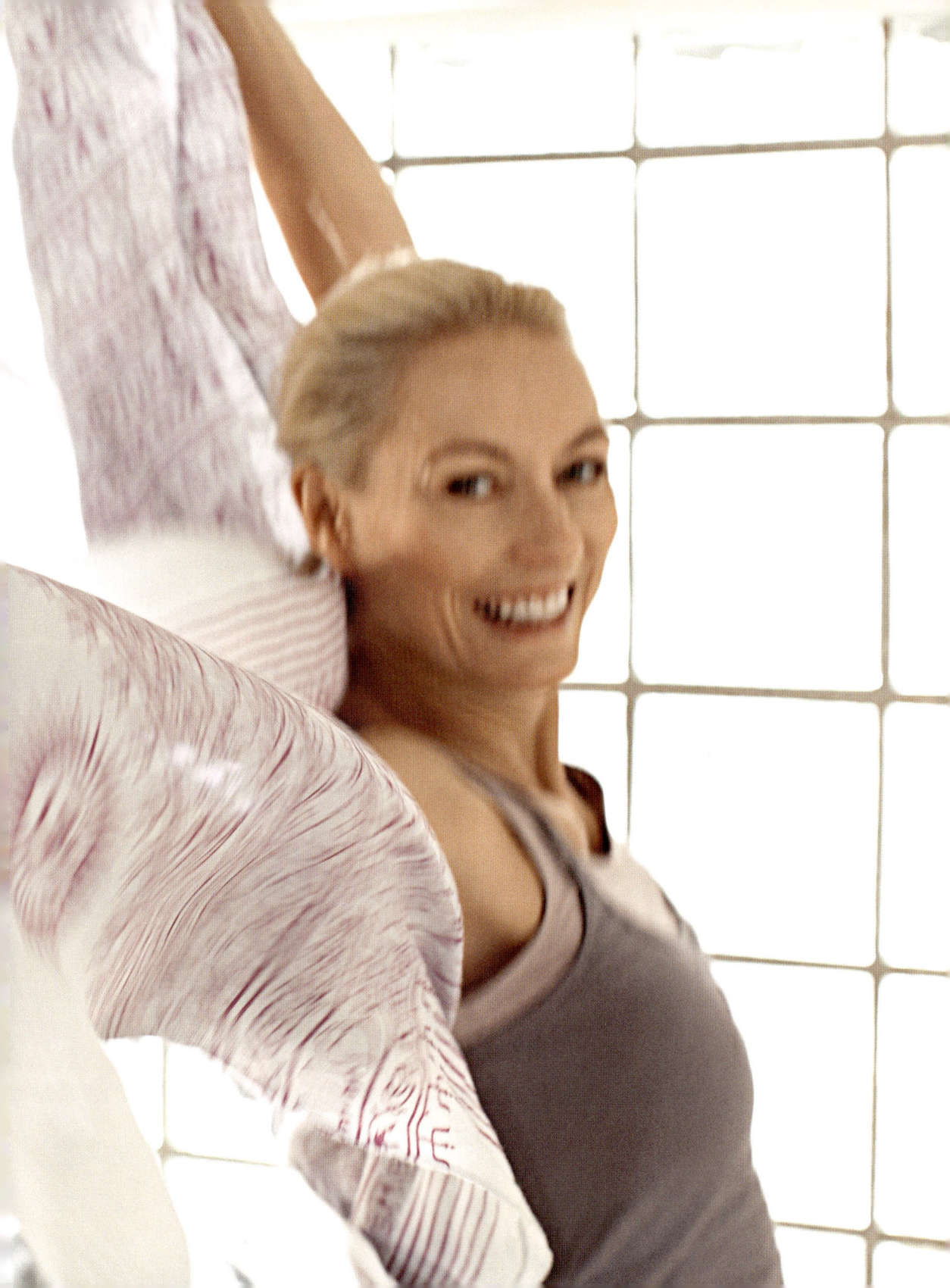

VOM HIPPIE-TREND ZUM FITNESS-WORKOUT

Wer glaubt, die Yoga-Übungen wären ein indischer Import aus vergangenen Zeiten, hat nur halb recht. Denn: Yoga basiert zwar auf einer jahrtausendealten Tradition, aber die Philosophie dahinter wurde rund um die Welt weiterentwickelt und immer wieder neu erfunden

Am Anfang war das Schaffell. Und es waren westliche Aussteiger, die Körper und Geist verrenkend die ultimative Selbsterfahrung suchten. Dann kam Woodstock, und die ersten Hippies merkten, dass man sich dank Yoga auch ohne Joint selber finden kann. Der Begriff »Stress« war gerade erst erfunden worden, und der befreite Zeitgeist der 60er öffnete die Menschen für spirituelle Selbstversuche. Yoga war damals vor allem eins: anders als heute. Mehr Meditation, weniger Transpiration. Mehr Bewusstseins-Erweiterung, weniger Bodyshaping. Mehr Sein, weniger Tun. Sogar die Beatles meditierten damals im indischen Ashram. Ein paar Jahrzehnte später heißen die Yoga-Ikonen Madonna oder

Schnell zum After-Work-Yoga

Sting. Nicht nur für sie ist Yoga längst ein Lifestyle-Accessoire geworden. In den Großstädten boomen die Yoga-Schulen. Menschen strömen zum After-Work-Yoga, tauschen die Business-Klamotten gegen den Yoga-Dress und den hektischen Bürotag gegen die Yoga-für-Stressgeplagte-Klasse. Sie können den Sonnengruß aus dem Effeff, waren kürzlich beim Yoga Retreat auf Bali und können problemlos den Unterschied zwischen Adho Mukha Svanasana* und Urdhva Mukha Svanasana* erklären. Yoga ist für viele mittlerweile business as usual.

Ein Sinneswandel, den Yoga vor allem unserer beschleunigten Lebens- und Arbeitswelt zu verdanken hat – aber auch der Tatsache, dass der Körper inzwischen zum beruflichen Prestigeobjekt geworden ist. In den Büroetagen sind heute nicht nur strahlende Bilanzen, sondern auch ein glänzendes Auftreten gefragt. Wer fit im Job sein will, muss in seine körperliche und geistige Fitness investieren. →

* Herab- und heraufschauender Hund

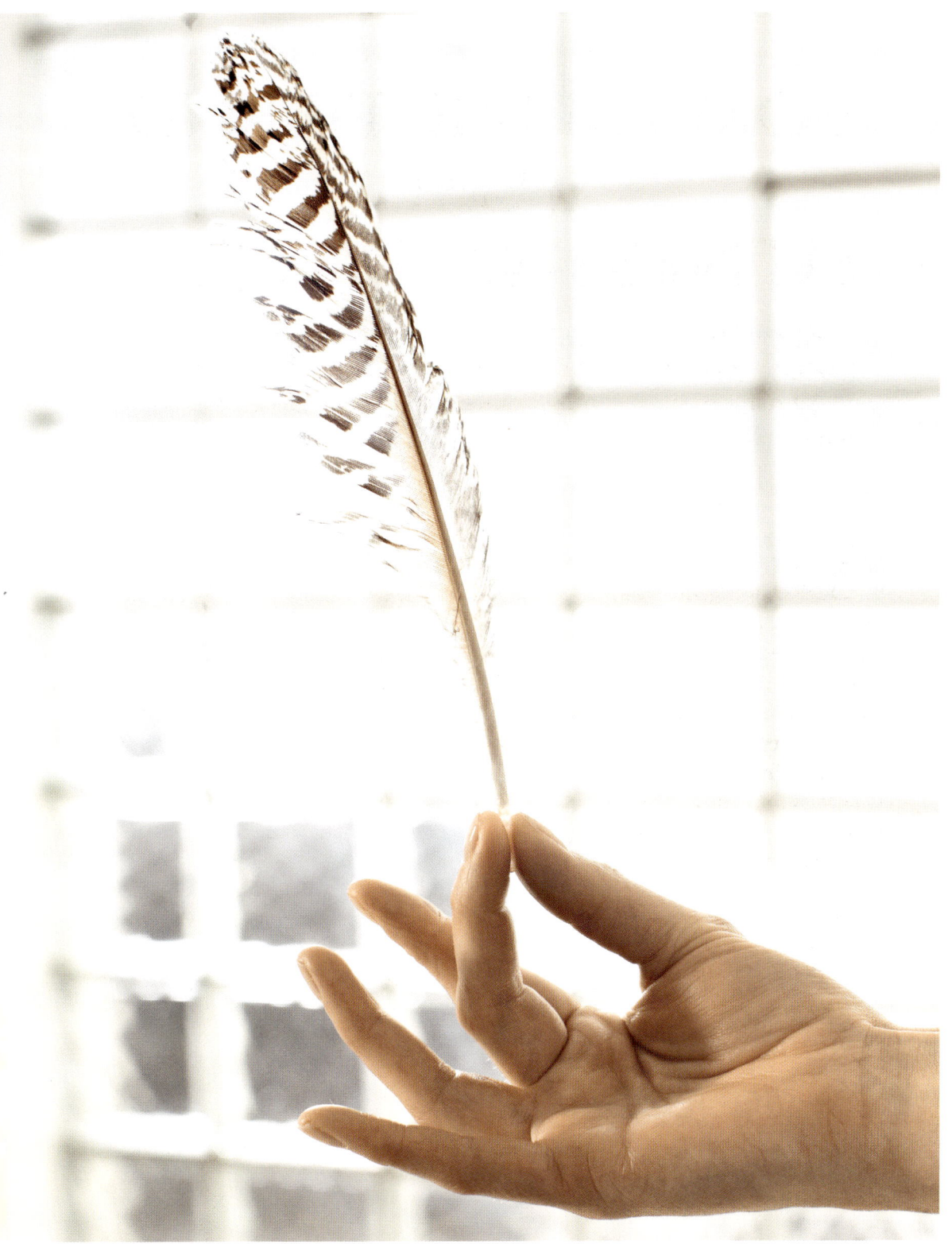

Wie praktisch, dass Yoga gleich dreifach hilft – mit einem effektiven Body-and-Mind-Training und Entschleunigung.

Pilates und andere Fitnessprogramme mögen zwar die Bauchgegend prima straffen – die eigene Mitte findet man dabei eher nicht. Yoga ist mehr als nur ein effektives Workout oder pure Entspannung. Mittlerweile interessiert sich laut einer Studie jeder vierte Deutsche für Yoga oder Meditation. Das sind 20 Millionen Menschen, die zumindest mit dem Gedanken spielen, sich im Hund, als Held oder per Halbmond zu stärken und sich gleichzeitig auf die Suche nach der Kraft im eigenen Inneren zu machen.

Denn darum geht es: Yoga lässt uns nicht nur unsere Muskeln spüren, sondern macht auch unser Selbst spürbar. Deshalb schwimmt diese Lebensweisheit ganz oben mit auf der Body-and-Mind-Welle. Ohne den Anspruch, ein Trend sein zu müssen. Denn Yoga überzeugt mit Leichtigkeit: Der Einklang von Körper, Geist und Seele, das konzentrierte Üben, die bewusste Atmung, die Beschäftigung mit unserer inneren Mitte – all das erfüllt

die Sehnsucht nach einem ruhigen Ausgleich zum stressigen Alltag. Und das funktioniert heute wie vor Tausenden von Jahren. Schließlich basiert das komplexe Übungssystem auf einer uralten Philosophie und liefert somit mehr als nur ein probates Fitnesstraining.

Ursprünglich stammt Yoga aus Indien, und alle heutigen Stile wurzeln in dieser Tradition. Trotzdem ist Yoga kein Direktimport aus dem alten Asien. Längst erobern neue Stile »Made in USA« unsere Matten. Fern vom Ursprungsland wurden die traditionellen Stile weiterentwickelt und an unsere westlichen Körper angepasst, die eben nicht auf einem indischen Lehmfußboden hocken, sondern stundenlang im Bürostuhl sitzen – Verspannungen und Verkürzungen inklusive. Diese »Verwestlichung« hat die uralte Wissenschaft vom Leben und das Know-how perfekt in unsere heutige Welt transformiert. Das Ergebnis: Moderne Stile wie Power-Yoga, Vinyasa Flow, Anusara und Jivamukti liefern einen Mix aus Tradition und Moderne, intensive Workouts mit spirituellem Touch und dazu viel Bewegung und Spaß. Die Körper-, Atem- und Meditationsübungen versprechen längst nicht mehr nur Glückseligkeit, sondern Fitness, Gesundheit und Wohlbefinden. Vermutlich auch ein Grund für den Karrieresprung vom Schaffell auf die Yoga-Matte.

Der Trend, der nie einer sein wollte

Die Programme in diesem Buch gehören zum Spirit-Yoga-Stil, der eine Brücke zwischen den traditionellen und den westlichen Yoga-Stilen bildet. Spirit-Yoga ist physiologisch sinnvoll aufgebaut und überzeugt mit philosophischem Tiefgang – es hat ganz einfach Seele.

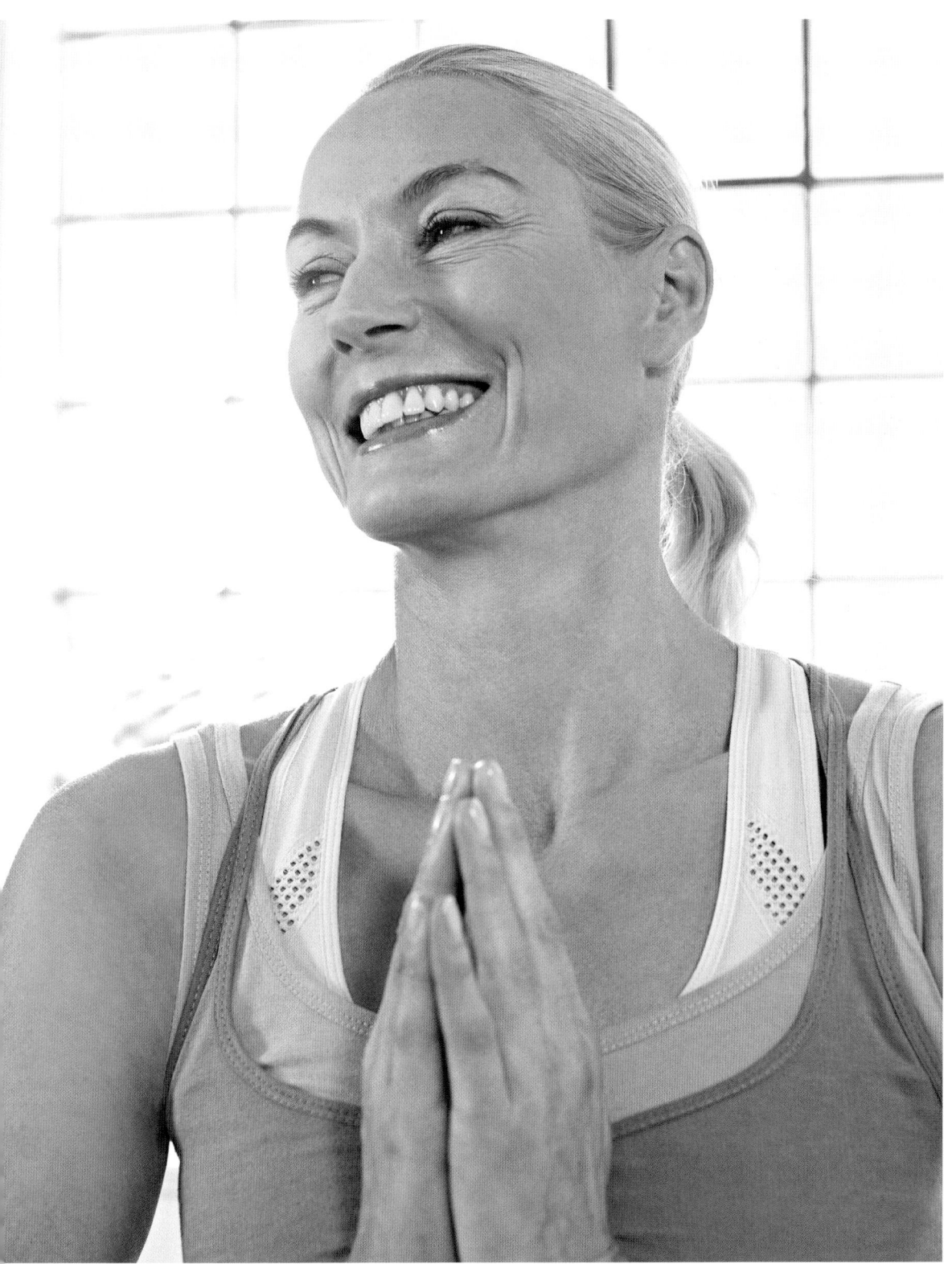

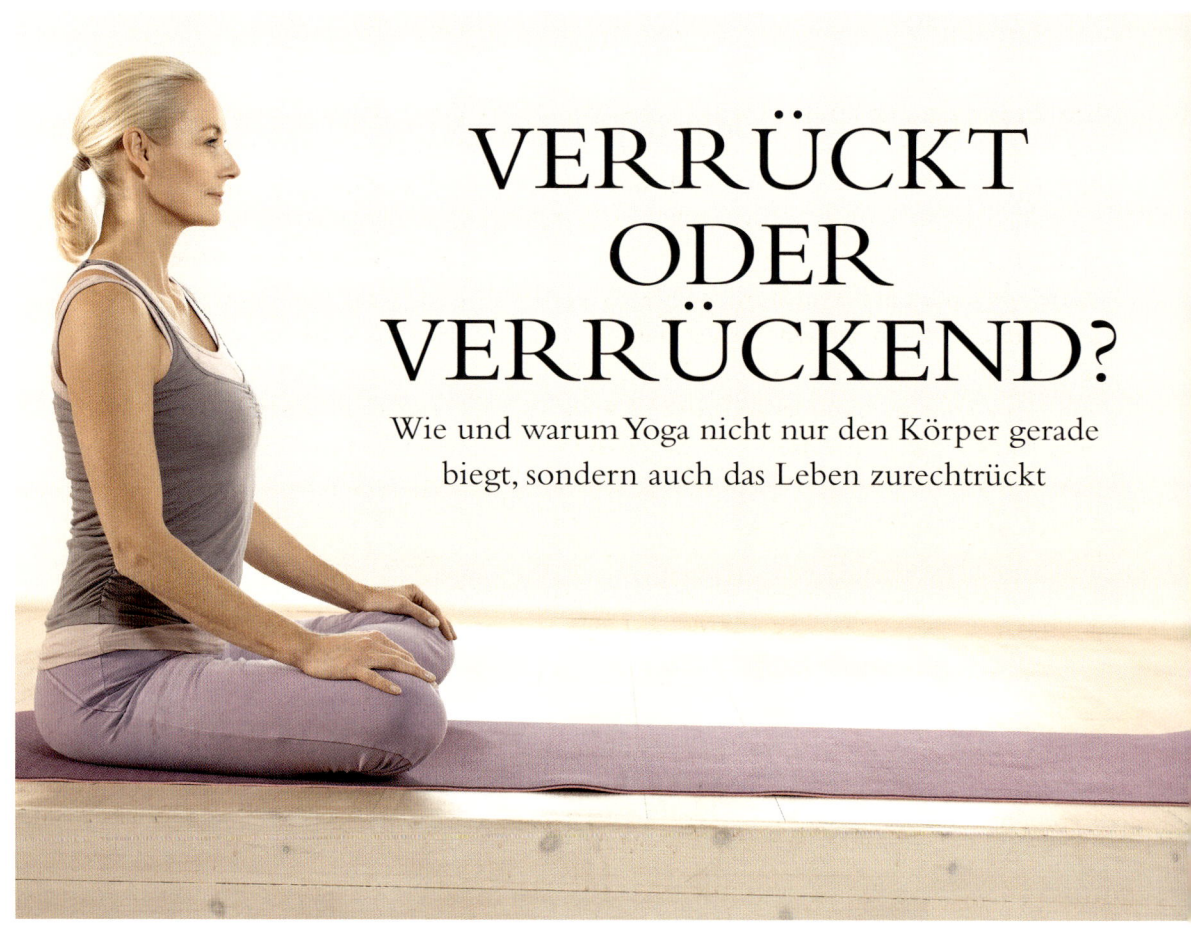

VERRÜCKT ODER VERRÜCKEND?

Wie und warum Yoga nicht nur den Körper gerade biegt, sondern auch das Leben zurechtrückt

Der erste Schritt auf die Matte hat oft profane Gründe. Ob zu viel Gewicht, Stress, Rückenschmerzen oder Schlafstörungen – meist will man etwas loswerden. Doch viele schlafen nicht nur bald besser, sondern wachen vor allem auf. Denn das ist das wahre Erfolgsgeheimnis: Yoga vermag es, jeden Einzelnen zu packen und ein wenig wachzurütteln – das macht die ungeheure Wirkung aus, die weit über das Körperliche hinausgeht.

Yoga überzeugt uns, ohne überzeugen zu wollen. Es spricht zu uns, ohne überreden zu wollen. Es rückt uns zurecht, ohne uns verbiegen zu wollen. Es ist ein Wegweiser, ohne uns eine Richtung vorgeben zu wollen. Denn Yoga ist ein Erfahrungsweg – will man ihn erleben, muss man ihn gehen und seine eigenen Erfahrungen auf der Matte machen. Lassen wir uns mit Leib und Seele darauf ein, berührt uns Yoga mit einer Weisheit, die nicht allein über den Verstand zu begreifen ist.

Man spürt es am eigenen Körper, wie das Leben größer wird, wenn man den Raum auf der Matte erobert. Wie sich Sichtweisen verändern, wenn man die Welt im Kopfstand aus einer neuen

Perspektive betrachtet. Wie sich die Achtsamkeit ins Denken schleicht, wenn man bewusster mit dem eigenen Körper umgeht. Wie lebendig sich das Leben anfühlt, wenn man sich einen uralten Wissensschatz aneignet.

Hinter dem Trio aus Asanas, Atemübungen und Meditation verbirgt sich eine uralte, aber zeitlose Lebensphilosophie. Liest man in den Yoga-Sutren – eine Sammlung von Sanskrit-Lehrsätzen des indischen Gelehrten Patanjali –, ist man erstaunt, wie treffend ein über 2.000 Jahre altes Buch das heutige Leben beschreiben kann. Die Grundprobleme des Mensch-Seins haben sich seit damals kaum geändert, nur die Stressoren sind heute andere. Der wohl wichtigste Vers lautet »yogas citta-vritti-nirodhah«. Und gibt die Essenz des Buches wieder: Man soll seinen Geist zur Ruhe bringen, um die Welt ein wenig klarer zu sehen.

Denn durch die Brille der Erfahrungen sehen wir die Welt wie ein Zerrbild. Damit die Informationsflut uns nicht überfordert, trickst der Geist die Realität aus und fischt aus den Infos nur das Bekannte heraus. Alles andere wird ausgeblendet – unsere selektive Wahrnehmung entspricht dadurch nicht der ganzen Realität. Yoga schult die Achtsamkeit für Dinge, die wir bislang nicht wahrgenommen haben, und rückt die »VERrückte« Sicht wieder zurecht. Die Yoga-Sutren liefern also vor allem ein Workout für den großen Muskel zwischen den Ohren. Die Asanas für alle anderen Muskeln wurden der Philosophie erst viel später hinzugefügt.

So ist es kein Wunder, dass immer mehr Menschen auf der Matte einen Lebens-Wegweiser finden, der ihrem Zeitgeist entspricht und den sie mit in ihre Alltagswelt tragen. Mit Konsequenzen. Denn Yoga will nicht indoktrinieren, nicht eingrenzen, nicht vorgeben, sondern viel mehr zum Nachdenken, Reflektieren und Handeln auffordern. Yoga kultiviert eine bewusste und positive Lebenseinstellung, nach der wir achtsam mit unserem Körper und seinen Signalen, unseren Gefühlen und Bedürfnissen umgehen und die Anforderungen des täglichen Lebens, Stress und Schwierigkeiten leichter annehmen können.

Dank dieser »inneren Geisteswissenschaft« spüren wir selber, was richtig für uns ist, übernehmen Eigenverantwortung, stärken nicht nur den Körper, sondern auch unser Selbstvertrauen und hören eher auf unser Bauchgefühl. Wir leben im Hier und Jetzt und werden nicht mehr so leicht zum Spielball von Emotionen, Gedanken und äußeren Umständen. Wir finden geistige Klarheit und innere Freiheit sowie das richtige Maß an Spannung, um in jeder Lebenssituation dem Druck von außen begegnen zu können. Wir tanken ganzheitlich Energie und Kraft für Körper, Geist und Seele, fühlen uns zurechtgerückt und am richtigen Ort angekommen – bei uns selbst.

Yoga lässt uns über den Mattenrand unseres Lebens hinausschauen

VERFLIXT, WO GEHT'S HIER ZUR ERLEUCHTUNG?

Yoga ist ein wahres Allround-Talent: Die Übungen machen Körper und Kopf fit, stärken und stretchen die Muskeln, verbessern die Selbstwahrnehmung und verleihen ein neues Lebensgefühl. Und manchmal geht uns dabei sogar ein Licht auf, weil wir merken, dass Yoga weit mehr als nur ein Körpertraining ist. Doch was bringt Yoga eigentlich genau?

Macht stark

Regelmäßiges Üben verbessert Koordination und Körpergefühl, kräftigt alle Muskelgruppen, festigt das Gewebe und bringt den Stoffwechsel auf Trab. **Der Figur-Effekt:** Ihr Körper wird straffer und schlanker.

Zeigt Haltung

Wirbelsäule und Gelenke werden korrekt ausgerichtet, der Körper wird kerzengerade, muskuläre Dysbalancen, Fehlhaltungen und Rückenschmerzen verschwinden. **Der Haltungs-Effekt:** Sie strahlen mehr Selbstbewusstsein aus.

Macht locker

Die Dehnpositionen lösen Verspannungen und Verkrampfungen, sorgen für lange geschmeidige Muskeln, mehr Beweglichkeit und Elastizität. **Der Coolness-Effekt:** Sie wirken entspannter.

Hält gesund

Yoga massiert die inneren Organe, verstärkt die Durchblutung, stärkt das Immunsystem, entlastet die Gelenke und festigt die Knochen. Körperfunktionen und Abwehr werden gestärkt, und Erkrankungen können gelindert oder sogar verhindert werden. **Der Benefit-Effekt:** Sie fühlen sich rundherum gesund.

Verschafft Luft

Das Üben vertieft und verlangsamt die Atmung, Gehirn und Zellen bekommen eine Extradosis Sauerstoff, die Lungenkapazität vergrößert sich. Die yogische Atmung beruhigt und hilft auch bei Atemwegserkrankungen wie Asthma oder Bronchitis. **Der Luft-Effekt:** Sie haben mehr Puste.

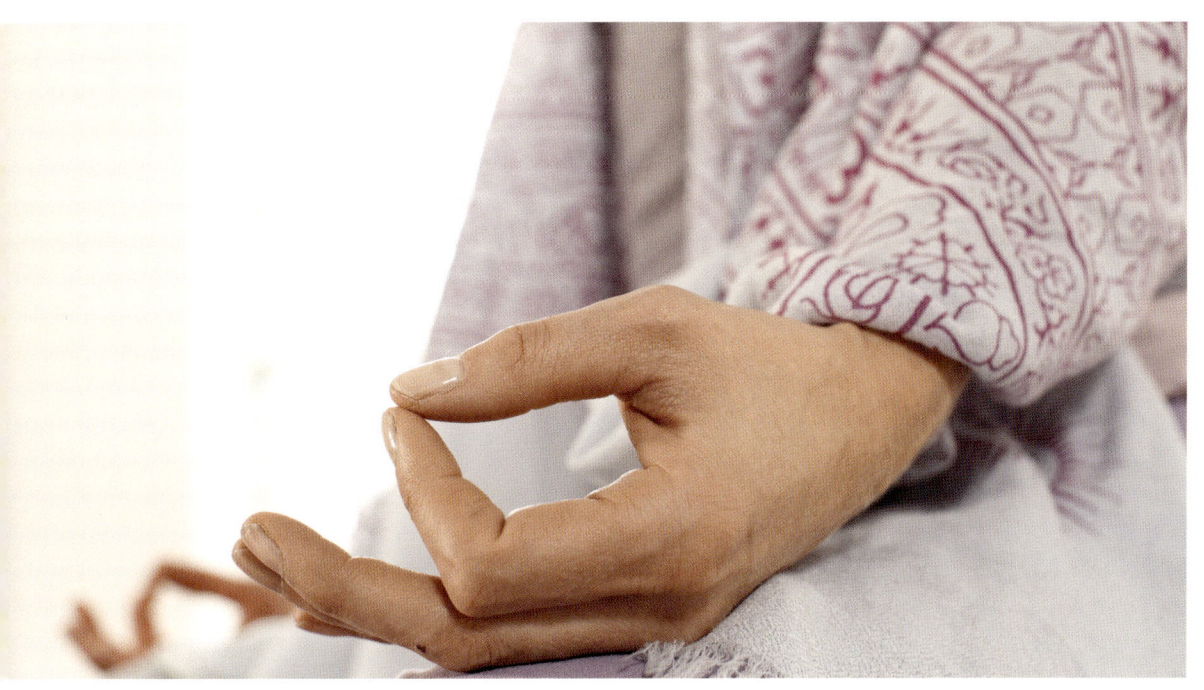

Hält jung

Der bewusste Umgang mit dem eigenen Körper sorgt für Lebendigkeit und jugendliche Ausstrahlung, zusätzlich balanciert Yoga das Hormonsystem aus und lindert frauentypische Beschwerden. **Der Anti-Aging-Effekt:** Sie bleiben länger jung.

Entstresst

Yoga senkt nachweislich den Nervositätspegel, vermindert die Ausschüttung von Stresshormonen, sorgt für Gelassenheit und mehr Geduld. **Der Anti-Stress-Effekt:** Sie gewinnen an innerer Ruhe.

Macht mutig

Das manchmal knifflige Üben auf der Matte verleiht mentale Stärke und Selbstvertrauen, fordert aber auch Eigenverantwortung. **Der Courage-Effekt:** Sie sind bereit, Grenzen zu überwinden – auch die in Ihrem Kopf.

Bringt Leichtigkeit

Die Yoga-Praxis füllt leere Energiespeicher wieder auf und schenkt neue Kraft. Dadurch hilft die yogische Seelenmassage bei Trübsinn, Endlos-Grübelschleifen, Schlafstörungen, Ängsten und sogar Depressionen. **Der Gute-Laune-Effekt:** Sie umschiffen jedes Stimmungstief.

Macht intuitiv

Yoga löst geistige Verspannungen, lenkt den Blick auf die wesentlichen Dinge des Lebens, macht die eigenen Verhaltensmuster und Bedürfnisse bewusst und schärft Achtsamkeit sowie Selbstwahrnehmung. **Der Bauchgefühl-Effekt:** Sie hören wieder mehr auf sich und machen sich unabhängig von der Meinung anderer.

MATTEN-KUNDE

Yoga ist immer und über-
all praktizierbar, aber ganz
ohne Equipment kommen
Sie beim Üben nicht aus –
die wichtigsten Yoga-Tools
fürs Home-Workout

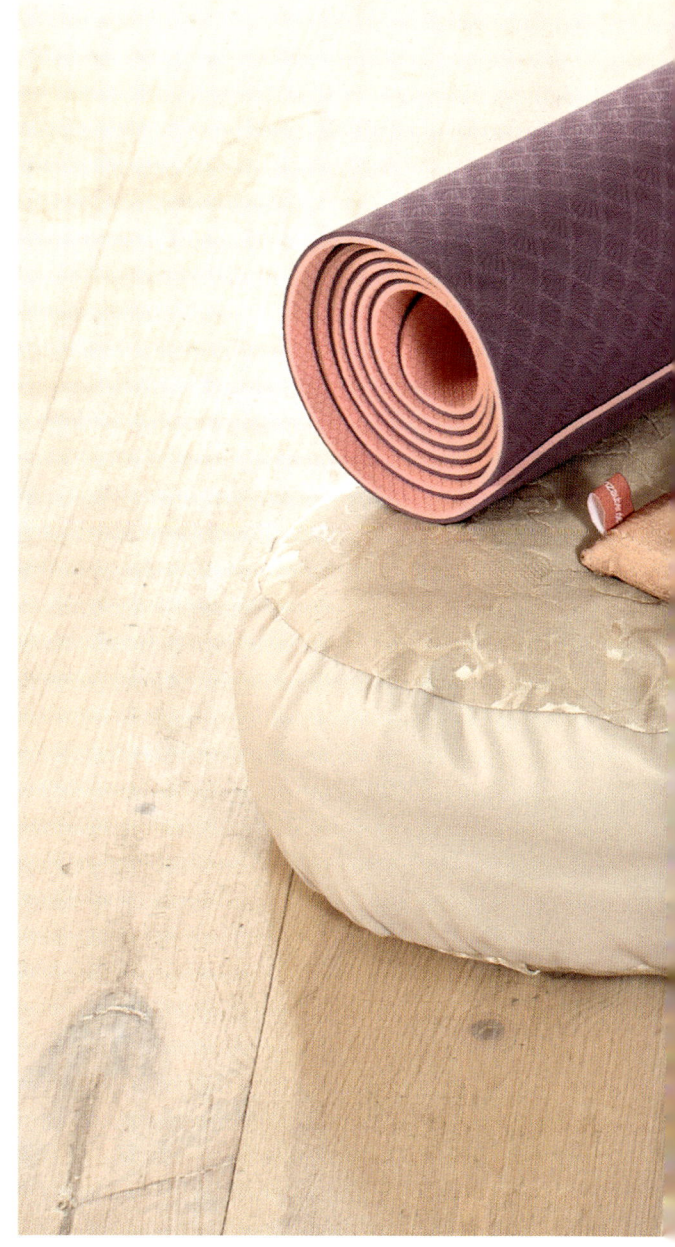

D er Start ins Yoga-Leben
ist einfach. Das Wichtigste halten Sie gerade in
Ihren Händen - das nötige Know-
how gibt Ihnen dieses Buch mit auf
den Weg. Damit die Programme
aber auch Spaß machen und Wirkung zeigen, ist die Anschaffung
einiger Accessoires sinnvoll. Zum
einen machen sie das Üben bequemer und leichter, zum anderen
helfen sie dabei, den Körper in den
Stellungen korrekt auszurichten
und Fehlhaltungen zu vermeiden.
Nicht jedes Yoga-Teil braucht man
von Anfang an, aber die eigene
Matte verleiht ein besonderes Gefühl – das ist das Must-have No. 1!
Die Unterlage schützt vor einem
harten Fußboden, vor Kälte →

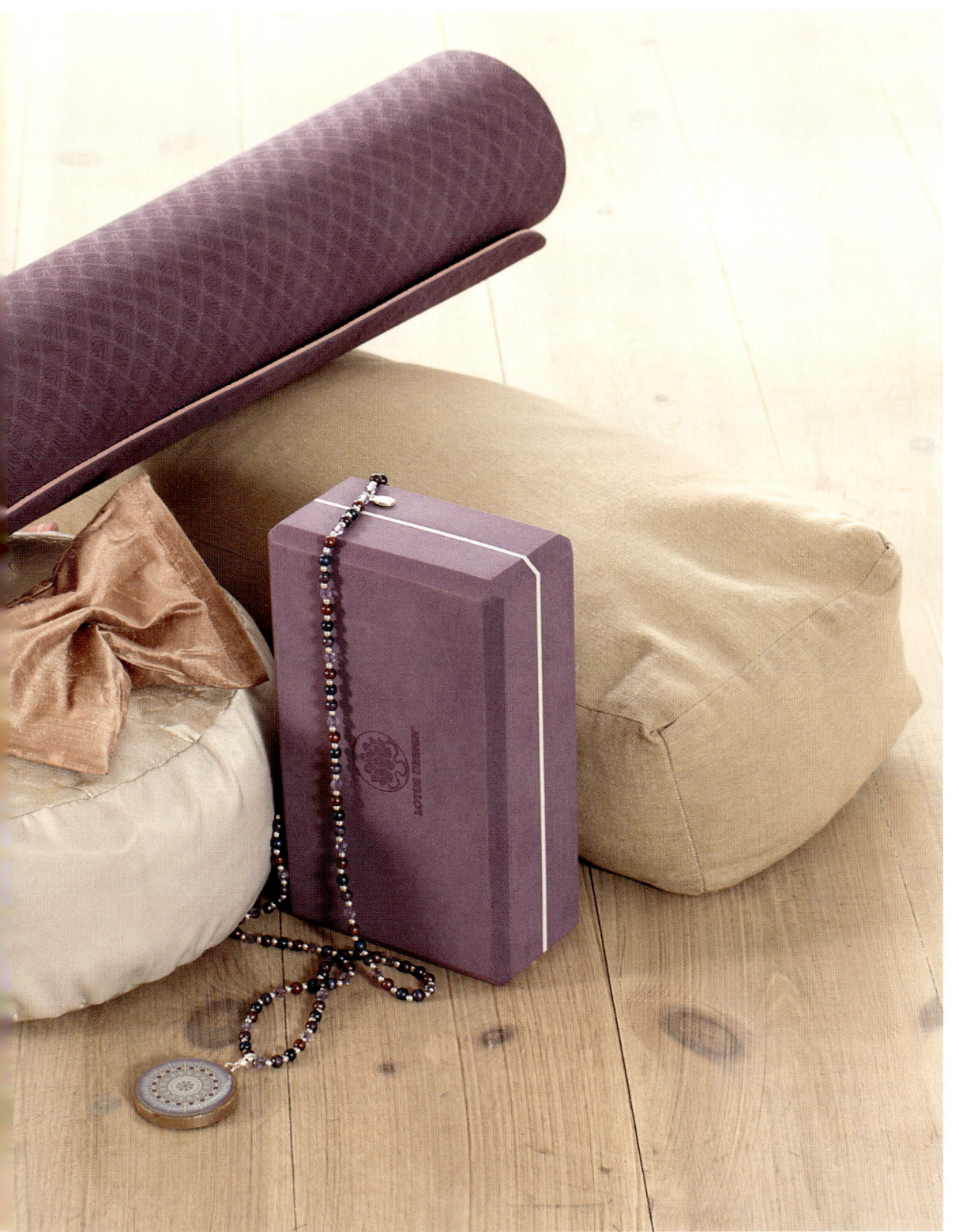

und vor allem vor dem Wegrutschen mit Händen und Füßen. Auf einem Teppich oder einer Decke ist das Üben nicht ideal.

Yoga-Matten gibt es in diversen Größen, Stärken, Farben und Mustern ab etwa 20 Euro. Für die Übungen in diesem Buch reicht eine Standardmatte von 1,80 Meter Länge und 60 Zentimeter Breite, für größere Menschen gibt es XL-Varianten. Normale Gymnastikmatten sind ungeeignet, weil sie zu dick sind – Sie verlieren in den Balance-Stellungen schnell das Gleichgewicht. Yoga-Matten sind in der Regel nur vier bis fünf Millimeter dick, für Druckempfindliche gibt es auch Matten in 6-Millimeter-Stärke. Tipp: Drückt es z. B. im Kniestand zu sehr, können Sie die Matte für diese Position einmal umklappen und die Knie dadurch mehr abpolstern.

Außerdem sollte Ihre Matte ein wenig rau sein und genügend »Grip« bieten, um auch mit verschwitzten Händen nicht wegzurutschen. Wer stark schwitzt, profitiert von einer zusätzlichen Mattenauflage aus Microfaser-Material – das saugt die Feuchtigkeit auf und lässt sich problemlos waschen. Die modernen Yoga-Matten sind ebenfalls in der Waschmaschine waschbar. Überlegenswert ist der Kauf einer Ökomatte aus Naturgummi, Baumwoll-Kokosfaser- oder Kautschuk-Jute-Mischungen, da die Zeitschrift Ökotest in vielen Sportmatten bedenkliche Stoffe wie PVC oder Weichmacher entdeckt hat. Für Allergiker gibt es entsprechende Matten, die z. B. frei von Latex sind.

Geübte Yogis können auch auf härtestem Untergrund in ihrer Meditation versinken. Schlafen aber die Beine ein oder schmerzt der Po, lenkt das sehr ab. Auch sind die wenigsten Menschen so beweglich, dass sie ohne Erhöhung entspannt auf dem Boden sitzen können. Deshalb sollten Sie insbesondere im Schneidersitz, aber auch in anderen Sitzpositionen leicht erhöht auf einem Kissen, der Kante einer gefalteten Decke oder einem Yoga-Klotz sitzen. Dadurch kippt das Becken nach vorn, und es entsteht eine natürliche Krümmung im unteren Rücken. Die Wirbelsäule lässt sich leichter aufrichten, und die Leisten können entspannen, weil sich die Knie tiefer als die Hüften befinden.

Spezielle, runde Meditations- oder Yoga-Kissen sind fest gepolstert und geben kaum nach. Ein Sofapolster oder ein dickes Kissen tun es aber auch. Die länglichen Yoga-Kissen sind prima für liegende Entspannungshaltungen geeignet, wahlweise können Sie hier aber auch einen Stapel gefalteter Decken nutzen – am besten feste Wolldecken. Eine Decke brauchen Sie ohnehin in einigen Stellungen zum Abpolstern und für die Schlussentspannung zum Zudecken.

Andere Hilfsmittel wie spezielle Yoga-Klötze oder -Gurte erleichtern und unterstützen die Übungen, sorgen für die passende Spannung oder Entspannung. Gerade Einstei-

Das kleinste Fitnessstudio der Welt: eine Yoga-Matte

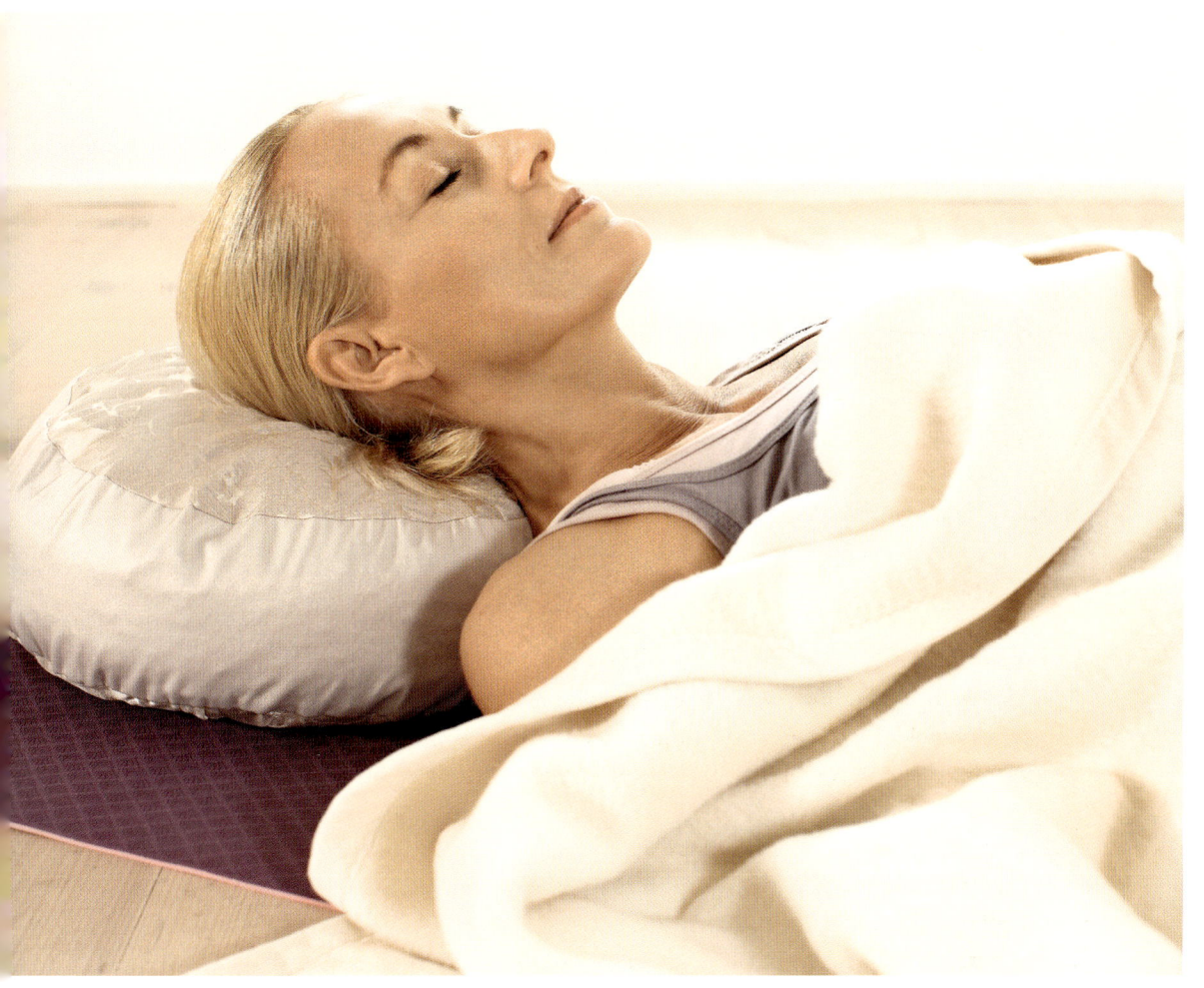

ger oder wenig bewegliche Menschen können in den Dehnpositionen damit gut die Lücke überbrücken, wenn die Hände z. B. noch nicht auf den Boden reichen. Dann einfach auf einem oder zwei Klötzen abstützen. Statt Klotz können Sie aber auch ein dickes und festes Buch nutzen, den Gurt ersetzen Sie durch ein langes und festes Tuch. Auch hilfreich: Ein Augenkissen lässt Sie bei der Schlussentspannung am Ende jedes Programms leichter zur Ruhe kommen.

Logisch, beim Yoga und insbesondere beim Meditieren sollte uns nichts behindern, was unsere Aufmerksamkeit ablenkt oder uns beim Atmen einengt. Die Kleidung sollte locker sitzen und bequem sein. Spezielle Yoga-Dresses bleiben selbst bei der kompliziertesten Asana in Form – sie sind oft aus Biobaumwolle mit Elastikanteil. Atmungsaktive Funktionsbekleidung ist empfehlenswert, wenn Sie viel schwitzen. Geübt wird barfuß, Kälteempfindliche ziehen bei der Schlussentspannung Socken an.

AUF DEN HUND GEKOMMEN

Wie funktioniert Yoga eigentlich?
Mit diesem kleinen Experiment werden Sie sofort zum Yogi
und lernen die drei wichtigsten Yoga-Basics kennen

Machen Sie einen Selbstversuch: Stützen Sie sich auf Ihren Händen und Füßen ab und strecken Sie den Po so weit wie möglich himmelwärts nach oben. Die Arme und Beine sind durchgedrückt, Ihr Körper steht wie ein Dreieck da. Spüren Sie, wie die Arm-, Schulter- und Rückenmuskulatur kräftig arbeitet. Ziehen Sie Ihre Fersen in Richtung Boden, bis Sie eine Dehnung in den Beinrückseiten fühlen. Nun halten Sie diese Übung und atmen dabei fünf Atemzüge lang tief ein und aus. Anstrengend? Dann dürfen Sie sich auf den Rücken legen und kurz entspannen. Voilà, schon haben Sie die drei wichtigsten Yoga-Basics kennengelernt! Und nicht nur das: Sie haben gerade Ihre erste Asana praktiziert – so heißen die Körperübungen im Stehen, Sitzen oder Liegen –, den »nach unten schauenden Hund«, der zugleich unterschiedliche Muskelgruppen stärkt und stretcht. Die Atemtechniken – Pranayama genannt – sind beim Yoga genauso wichtig wie die Asanas, denn gemeinsam liefern sie Energie – Prana genannt –, lösen Blockaden und aktivieren den Energiefluss im Körper. Und bei der abschließenden Meditation dürfen Sie nach der Yoga-Praxis entspannen, sich von der äußeren in die innere Welt zurückziehen und bei sich selber ankommen.

Zugegeben, ganz so simpel wie in diesem kleinen Selbsterfahrungs-Experiment ist Yoga dann doch nicht. Aber beim Yoga geht es um die Selbsterfahrung – mit unseren Programmen und den Anfänger-A's (die auch für Fortgeschrittene gelten) können Sie sich auf der Matte selber erkunden. →

Die drei Yoga-Basics: Asana, Pranayama und Meditation

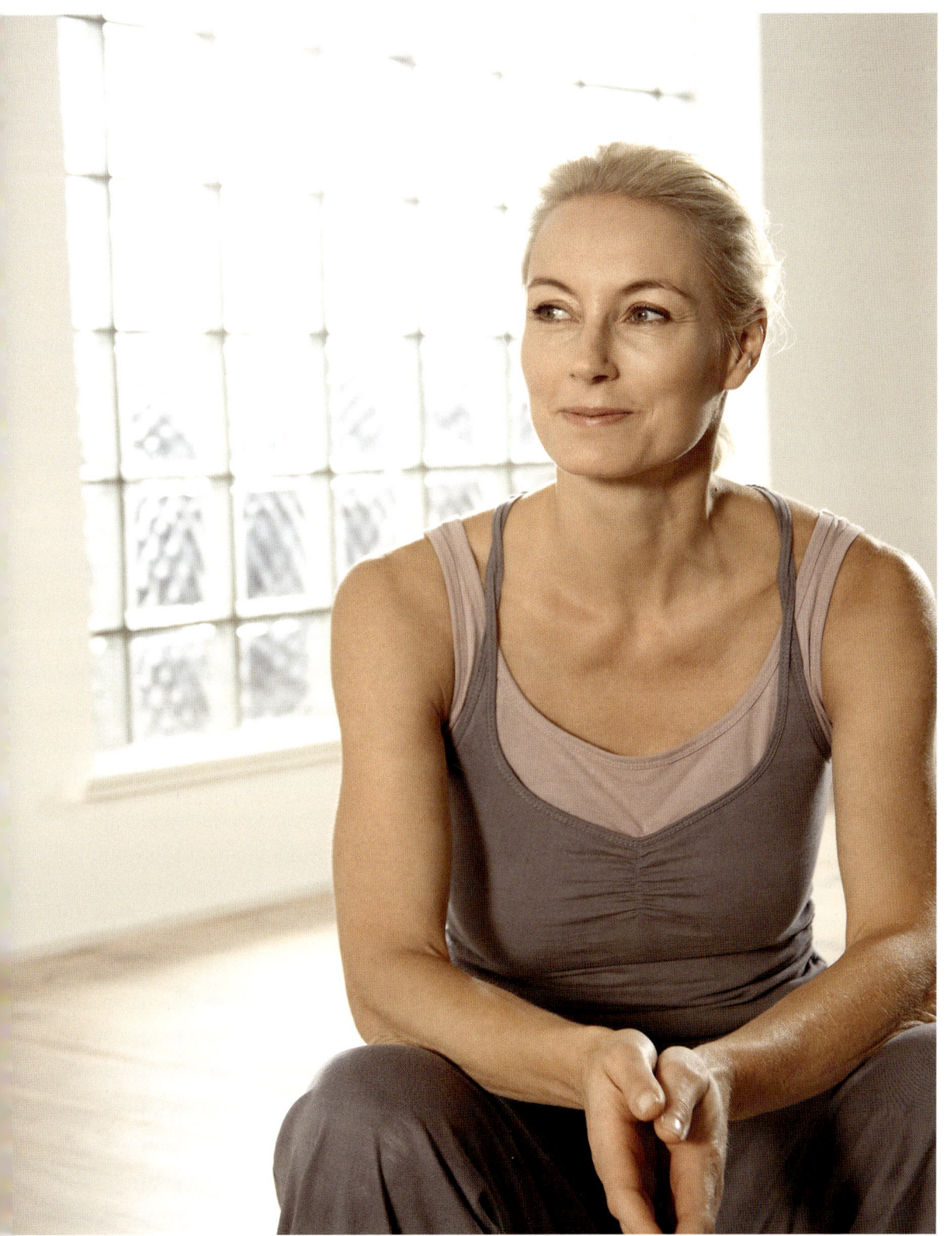

A WIE ...ANFANGEN!
Kleiner Übungs-Knigge für einen guten Start

A wie Abschalten

Yoga braucht Raum – am besten einen Ort der Stille, an den Sie sich vom Alltagstrubel zurückziehen und wo Sie ungestört üben und meditieren können. Schaffen Sie sich einen Wohlfühl-Platz in Ihrer Wohnung, schließen Sie die Tür hinter sich und sorgen Sie dafür, dass niemand Sie stört. Telefon und grelles Licht ausschalten, leise Musik und eine Kerze sorgen für die passende Stimmung.

A wie Anpassen

Auch der Zeitpunkt ist entscheidend – selbst wenn unser Alltag das perfekte Timing nicht immer zulässt. Grundsätzlich sind die energetisierenden Körper-Programme im zweiten und dritten Kapitel eher für den Morgen oder frühen Abend geeignet, zum Regenerieren oder kurz vor dem Schlafen sind das Anti-Stress- und Yoga-light-Programm, die Programme für mehr Konzentration und Flexibilität sowie Meditation empfehlenswert. Als Aufwach-Programm am Morgen eignet sich Fatburn-Yoga bestens.

TIPP: Essen Sie zwei Stunden vor dem Üben nichts mehr, um Unwohlsein oder Übelkeit zu vermeiden.

A wie Ausziehen

Und zwar die Socken – Yoga wird barfuß praktiziert, und die Füße bilden die Basis. Bei jeder Standübung alle zehn Zehen nach oben ziehen, das Körpergewicht auf den Außen- und Innenkanten von Fersen und den Groß- und Kleinzehen-Ballen verteilen und die Zehen möglichst gespreizt auf die Matte bringen. So stärken Sie das Fußgewölbe und verwurzeln sich im Boden für einen festen Stand. Analog dazu die Hände bei Stützpositionen immer mit breit gespreizten Fingern aufstellen und vor allem den Zeigefinger- und Daumenballen in den Boden drücken.

A wie Aufrichten

Zu Beginn jeder Asana den Rücken aufrichten: Die Lendenwirbelsäule befindet sich in ihrer natürlichen Krümmung, der Kopf in Verlängerung der Wirbelsäule, der Brustkorb ist angehoben, die Schultern nach hinten gezogen. Schieben Sie den Scheitel nach oben und pressen Sie gleichzeitig die Füße oder Sitzknochen in den Boden. Das sorgt für eine gute Grundspannung im Körper.

A wie Ausrichten

Auch Arme und Beine sollten in den Positionen immer gut ausgerichtet werden – meist »rotieren« sie in eine Richtung. Das bedeutet: Ziehen Sie die Schultern nach hinten unten, drehen Sie die Oberarme dazu nach außen, sodass der Brustkorb sich öffnet. Im Stehen und Sitzen drehen die Oberschenkelinnenseiten nach hinten – das stabilisiert den Stand bzw. lässt Sie auf den Sitzknochen sitzen.

A wie Adaptieren

Yoga ist individuell, eine Norm gibt es nicht. Deshalb gilt: Ihre Haltungen dürfen Sie durchaus abwandeln. Greifen Sie zu Hilfsmitteln wie Klotz, Gurt oder Kissen – sie unterstützen die optimale Ausrichtung und erleichtern die Ausführung sowie die Atmung.

TIPP: Wird der Atem unregelmäßig und verkrampfen Sie im Gesicht, sollten Sie die jeweilige Position ändern.

A wie Achtsamkeit

Um die Aufmerksamkeit in den Körper zu lenken, können Sie Ihre Augen bei den Asanas und insbesondere bei den Entspannungsübungen sanft schließen. Richten Sie Ihren Fokus auf diesen Moment und diese Übung – die Konzentration auf den eigenen Atem hilft dabei. Per Introspektive spüren Sie in sich hinein und werden achtsam für Ihre Befindlichkeit.

A wie Akzeptieren

Yoga ist kein Wettkampf! Vielmehr sollen Sie Ihre eigenen Grenzen besser kennenlernen, an ihnen arbeiten, sie aber auch akzeptieren. Das Motto: Sie sind Ihr eigener Lehrer und wissen selber am besten, wie weit Sie gehen können – deshalb ist Yoga sowohl für Untrainierte als auch Trainierte geeignet. Klappt eine Übung nicht auf Anhieb, lassen Sie sich Zeit und tasten Sie sich langsam heran.

TIPP: Bei Unwohlsein oder Schwindel auf die linke Körperseite legen und tief durchatmen.

A wie Auflösen

Die Körperspannung, die Sie für die Asanas aufgebaut haben, sollten Sie am Ende nicht ad hoc loslassen. Lösen Sie die Übung konzentriert in umgekehrter Reihenfolge Schritt für Schritt bis zur Startposition wieder auf. Erst dann eventuell die Seite wechseln und nach jeder Übung »nachspüren« – in bequemer Haltung kurz in den Körper hineinhorchen, wie er sich anfühlt.

DIE PERFEKTE WELLE

Ob Krieger, Kobra oder Katze – beim Üben atmen Sie wie das Meer

Stellen Sie sich vor, Sie stehen am Meer. Lauschen Sie den Wellen, die gleichmäßig und unaufhaltsam an den Strand rauschen und sich ebenso wieder ins Meer zurückziehen – ein natürlicher Rhythmus des Kommens und Gehens. So sollten Sie atmen. Ihr Atem fließt gleichmäßig, ruhig und tief ohne Stocken wie eine Welle, die sanft in Ihre Lunge hinein- und herausströmt. Ziehen Sie die Atemphasen in die Länge, als ob Sie die Meeresluft tief einsaugen möchten. Mit der Einatmung frische Energie aufnehmen, mit der Ausatmung schlechte Energie und Ballast loswerden.

Lassen Sie nun bei der Ausatmung das Meeresrauschen mit einem lang gezogenen »Haaa« in Ihrer Kehle ertönen – als ob Sie einen Spiegel anhauchen. Dann den Mund schließen und entspannt durch die Nase ein- und ausatmen. Lassen Sie den Meeresrauschen-Atem – Ujjayi genannt – sowohl bei der Ein- als auch bei der Ausatmung leise hörbar werden. Beim Einatmen die Lunge von unten nach oben mit Luft füllen. Zuerst in den Bauch, dann in den Brustkorb und zuletzt in die Schlüsselbeine einatmen, ausatmen in umgekehrter Reihenfolge.

Praktizieren Sie diese langsame Atemtechnik beim Üben. Der eigene Atem ist »Tempomacher« für die Asanas – Bewegung und Atem werden synchronisiert. Entweder werden die Übungen für eine bestimmte Zahl von Atemzügen statisch gehalten oder mit der Atmung in einer fließenden Bewegungsabfolge durchgeführt – mit jeder Ein- und Ausatmung erfolgt eine Bewegung.

Der Ujjayi-Atem vertieft die meist flache Alltagsatmung, lässt die Lebensenergie – Prana genannt – frei strömen, versorgt den Körper mit Sauerstoff, bringt Körper und Geist in Einklang und beruhigt die Gedanken. Außerdem erzeugt er Hitze im Körper und löst Verspannungen. Stellen Sie sich beim »Haaa« vor, Sie atmen in diese verspannten Körperbereiche hinein, um sie zu lösen.

Tipp: Falls Sie beim Üben gedanklich auschecken oder der Atem verflacht – per Ujjayi können Sie sich auf die Matte zurückholen. Bei der Entspannung hilft der Atem, ruhig zu werden. In den Programmen finden Sie Anleitungen zur Atmung.

Praktizieren Sie diese Atemtechnik beim Üben der Programme

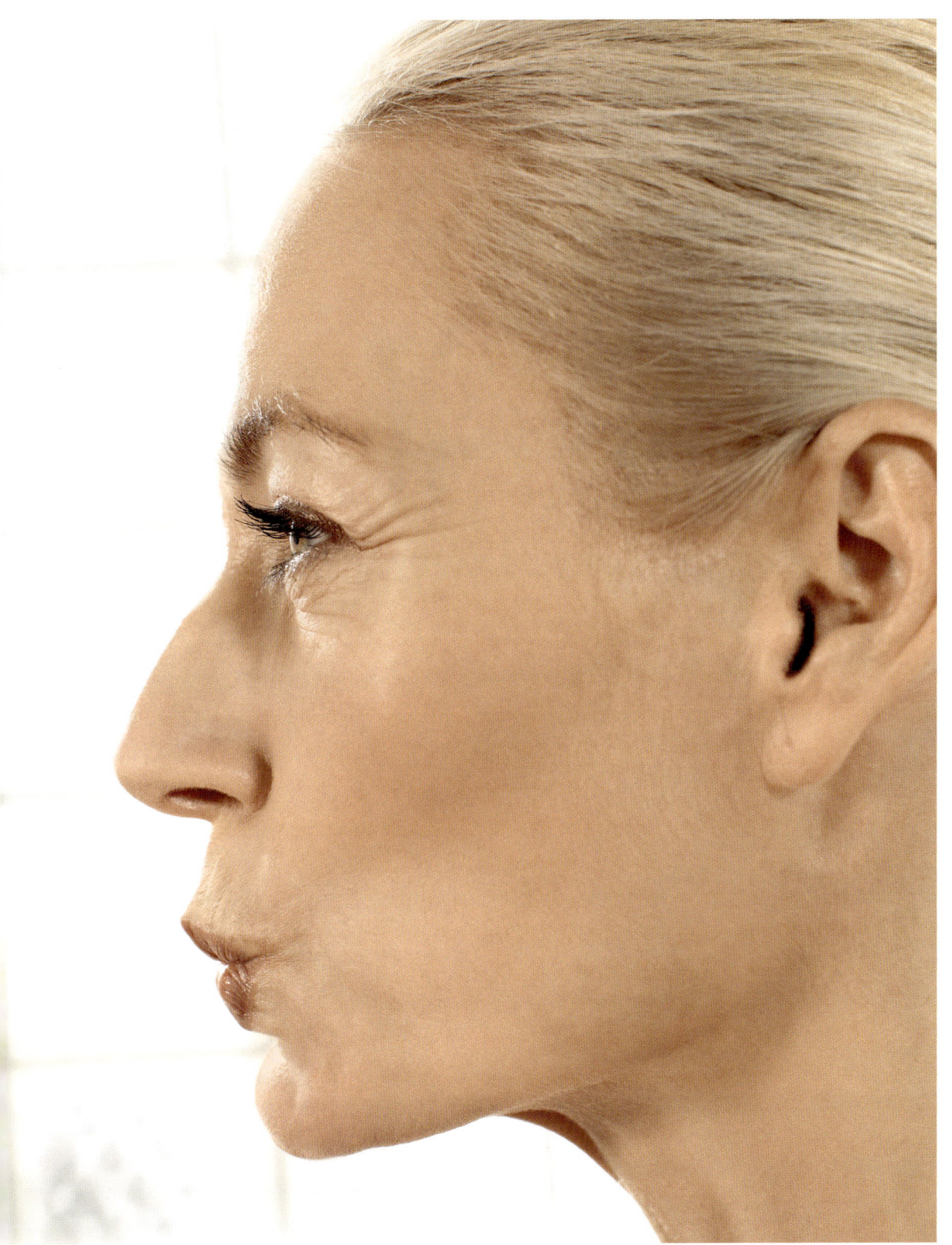

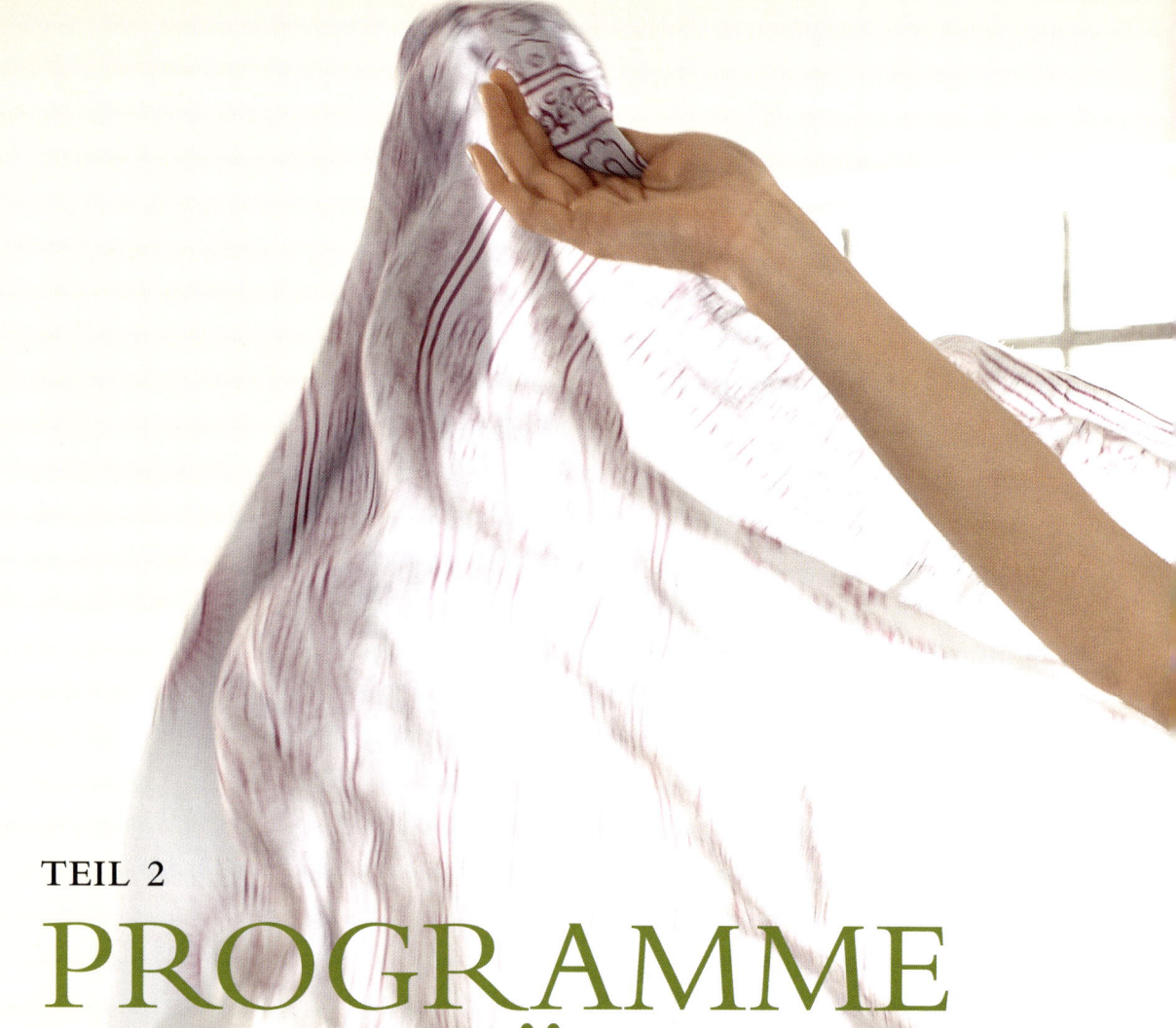

TEIL 2

PROGRAMME FÜR DEN KÖRPER

Bodyforming, Fatburning, Anti-Aging – acht Programme kräftigen Ihren Körper von Kopf bis Fuß, bringen Stoffwechsel, Entgiftung und Hormone auf Trab, sorgen für eine starke Mitte und eine tolle Ausstrahlung

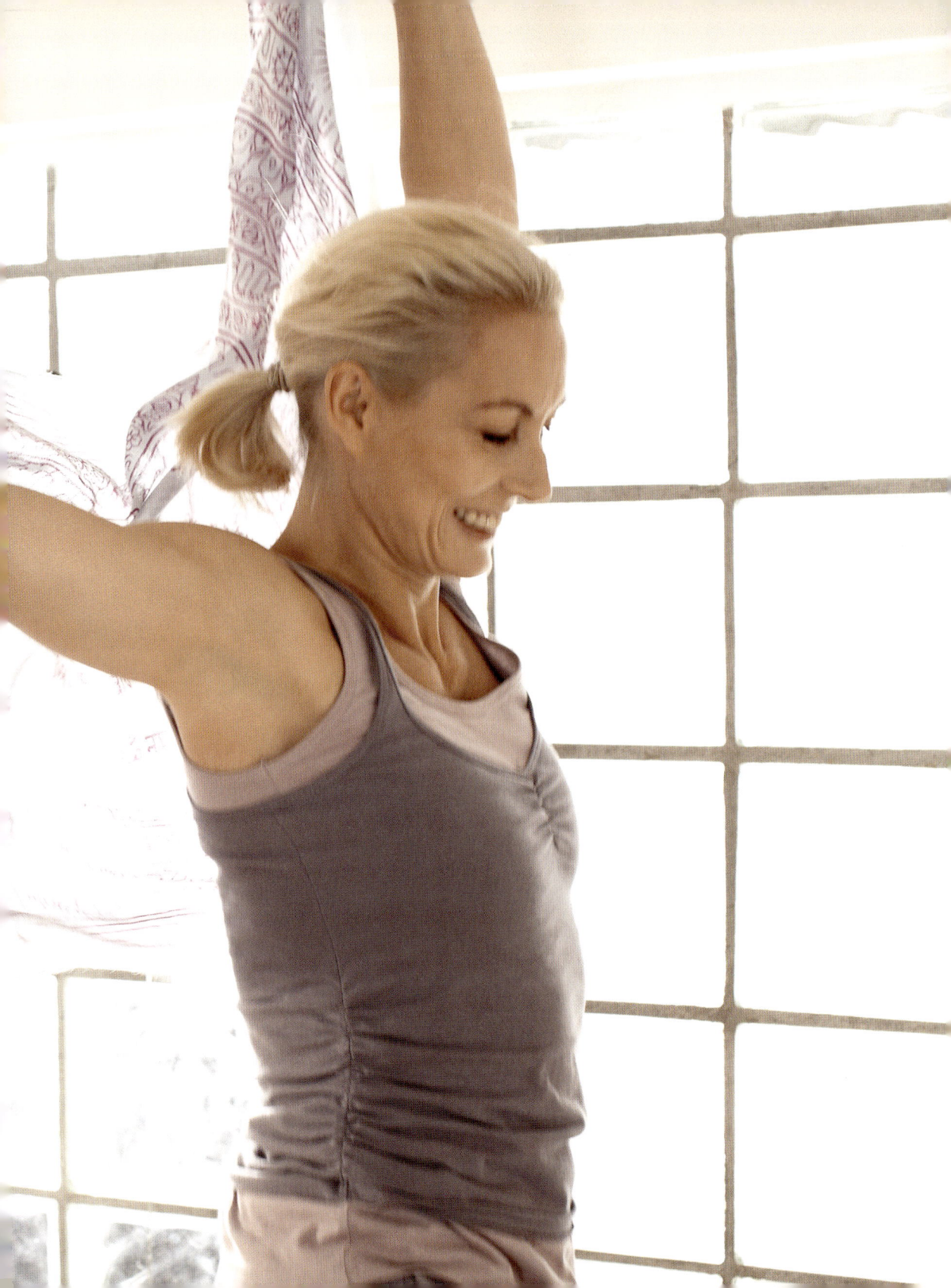

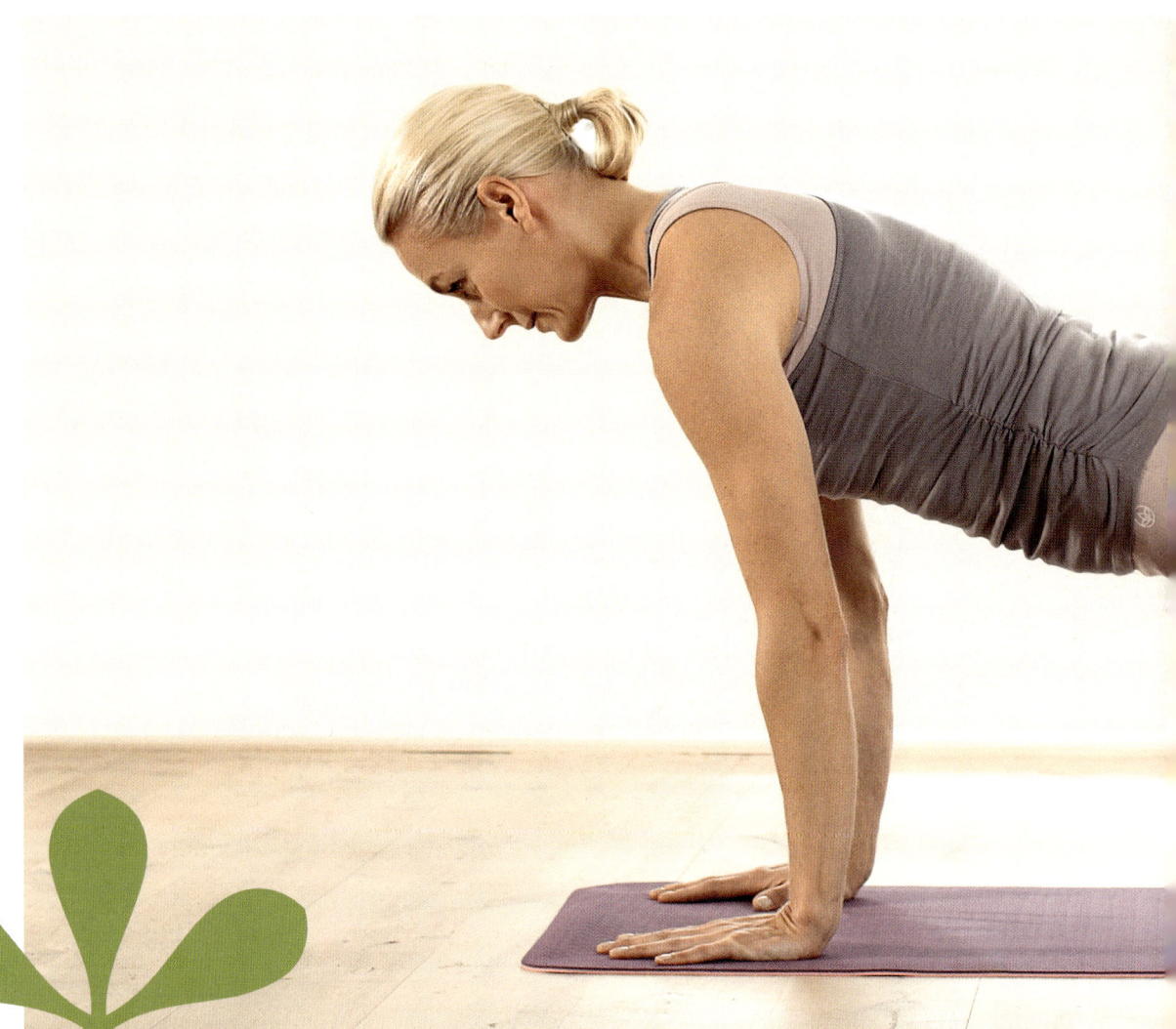

FATBURN-YOGA

Ausdauersport ist bekanntlich DER Fatburner schlechthin – aber mit Flow-Yoga klappt die Fettverbrennung auch! Denn dieses Programm bringt den Stoffwechsel in Schwung, formt die Figur, entstresst und liefert Energie. Das Geheimnis: Die Asanas werden nicht einzeln praktiziert, sondern gehen langsam-fließend ineinander über. Fast jede Ein- und Ausatmung ist mit einer Bewegung verbunden, Haltepositionen sind selten, und der Körper ist ständig im Fluss. Das bringt nicht nur

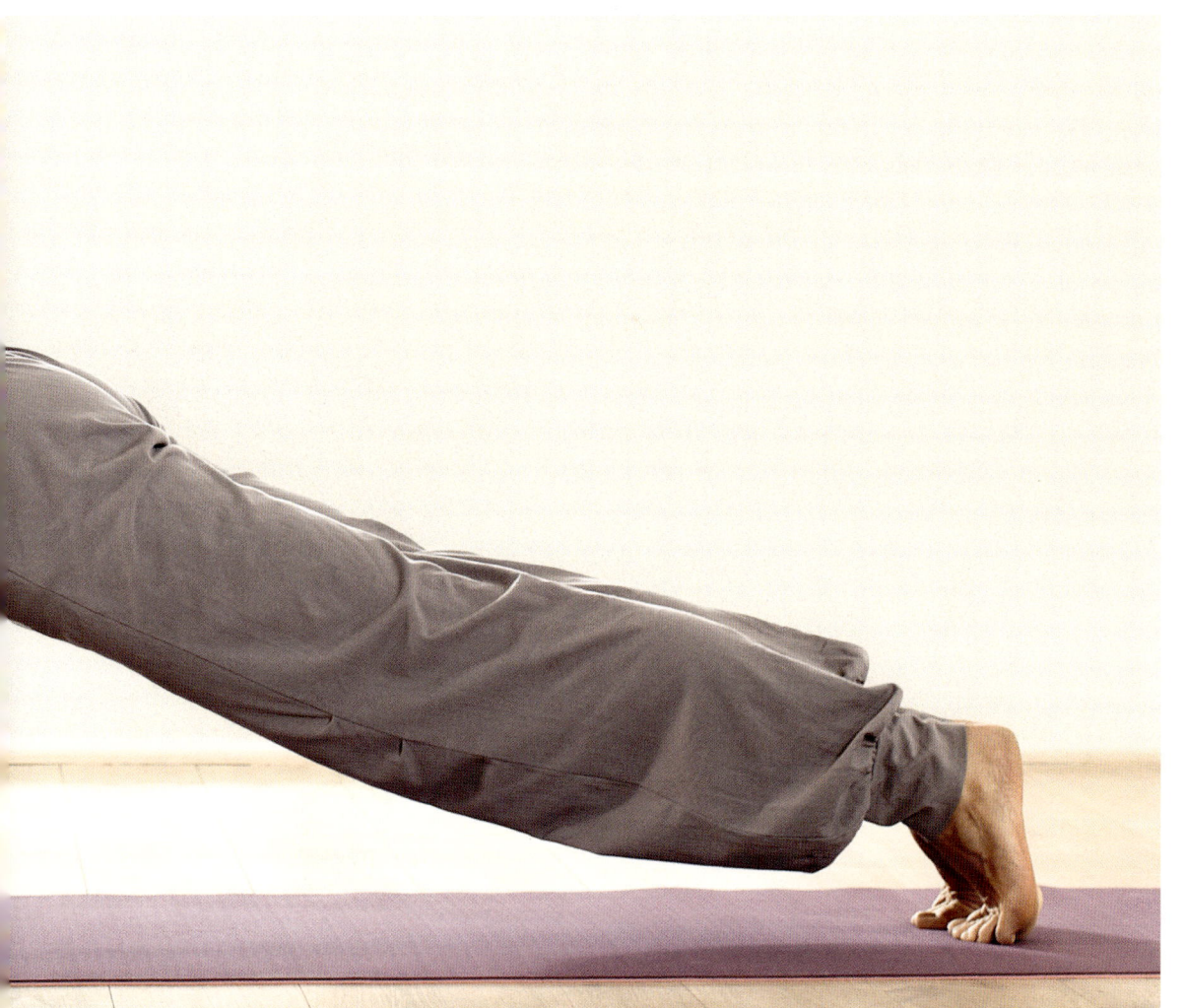

Kraft für alle Muskelgruppen, sondern auch Ausdauer. Dafür sollten Sie allerdings mindestens 15, besser 30 Minuten lang üben. Das funktioniert so: Das Programm beginnt und endet in der Berghaltung, sodass Sie daraus ein yogisches Zirkeltraining machen und immer wieder ohne Pause von vorne beginnen können. Die Sequenz ist anspruchsvoll, trotzdem sollten Sie nicht aus der Puste geraten. Verbinden Sie Atem und Bewegung zu einer harmonischen Einheit und forcieren Sie die Intensität, nicht das Tempo. Übrigens eignet sich diese Flow-Sequenz auch als Warm-up für alle anderen Programme – einfach einen Durchgang vorab machen.

1. Berghaltung (Tadasana)

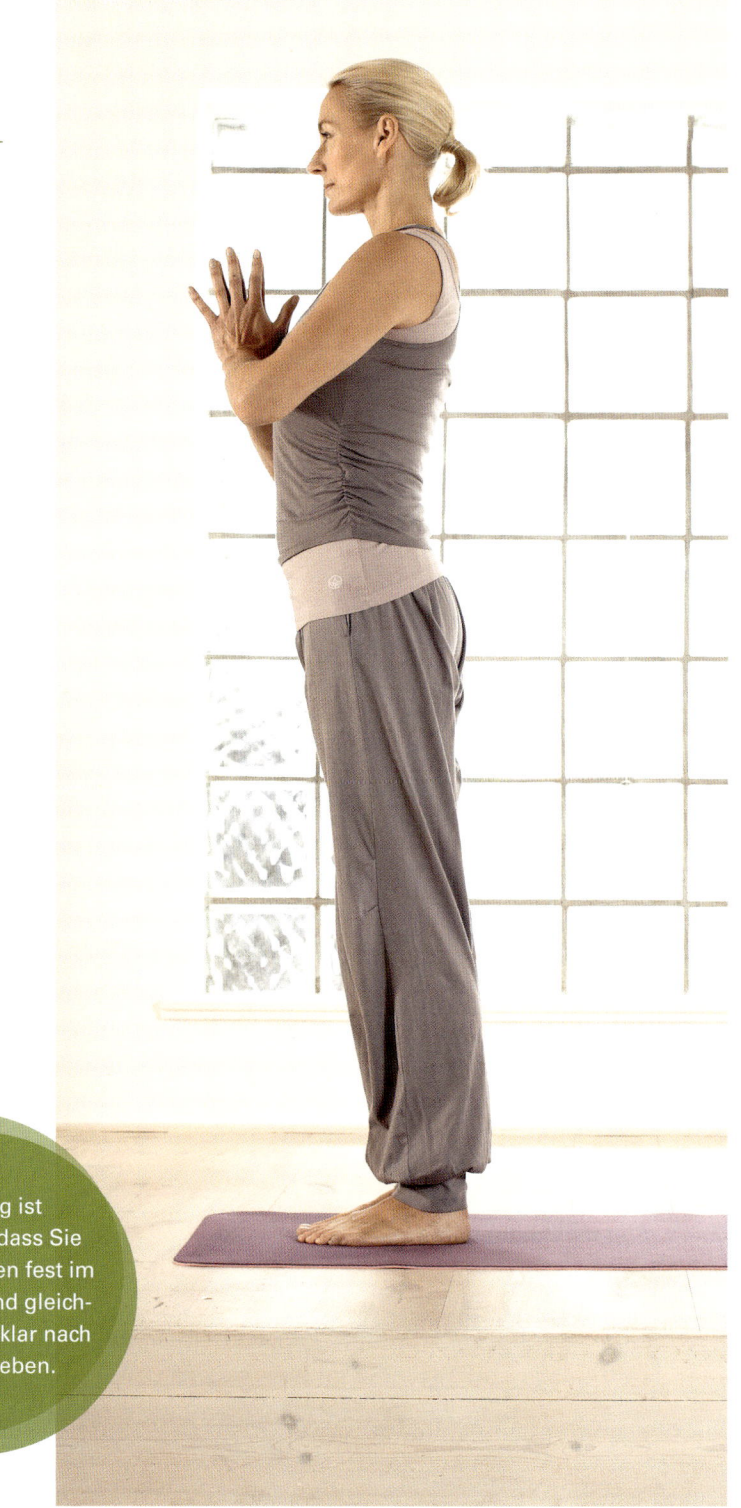

✳ Am vorderen Ende der Matte im aufrechten Stand eine Grundspannung im Körper herstellen: die Füße dicht beieinander, die großen Zehen berühren sich, die Fersen stehen ein wenig offen. Die Fußsohlen fest in den Boden pressen – als würden Sie Wurzeln schlagen wollen – und gleichzeitig mit dem Scheitel nach oben zum Himmel streben. Die Hände vor dem Herzen (also vor dem Brustbein) sanft aneinanderlegen. Mit jeder Einatmung die Wirbelsäule aufrichten, mit jeder Ausatmung den Bauchnabel in Richtung Wirbelsäule ziehen. 3 tiefe Atemzüge lang. Diese Asana mag einfach erscheinen, aber sie ist eine der lehrreichsten im Yoga überhaupt – sie vereint Gegensätze wie Kraft und Loslösung, oben und unten, Disziplin und Hingabe.

Die Berghaltung ist Symbol dafür, dass Sie mit beiden Beinen fest im Leben stehen und gleichzeitig wach und klar nach Höherem streben.

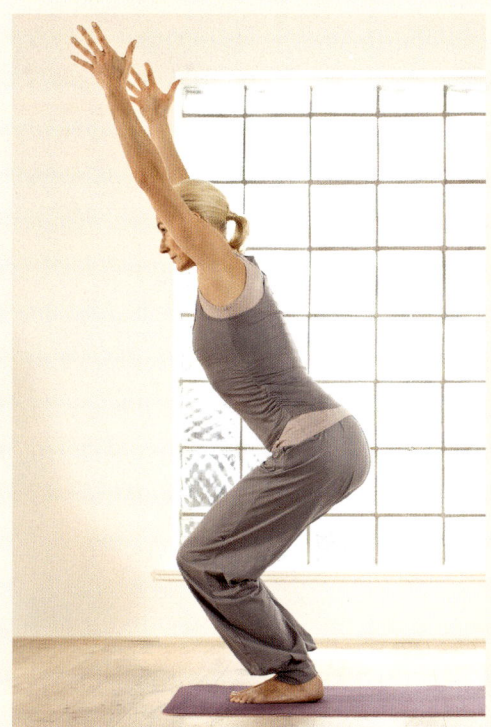

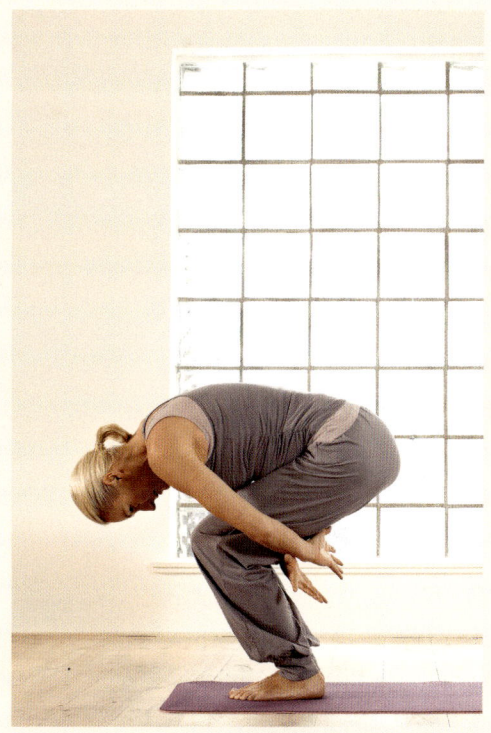

2. Stuhl (Utkatasana)

3. Stuhl-Flow

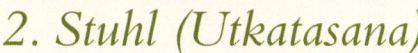

✳ Mit der Ausatmung die Knie beugen, den Po nach hinten schieben und tief auf einen imaginären Stuhl setzen. Die Arme gleichzeitig schulterbreit nach oben strecken, die Schultern ziehen nach unten, der Bauchnabel zieht in Richtung Wirbelsäule. Nicht ins Hohlkreuz gehen und die unteren Rippen ein wenig zurückbringen. Einatmen und die Position halten.

✳ Mit der nächsten Ausatmung den Oberkörper absenken und die Handgelenke unter den Oberschenkeln kreuzen. Mit der Einatmung den Oberkörper aufrichten, die Knie dabei tief gebeugt lassen und die Arme wieder nach oben strecken. **Insgesamt dreimal wiederholen und zum Schluss in den Stuhl kommen.**

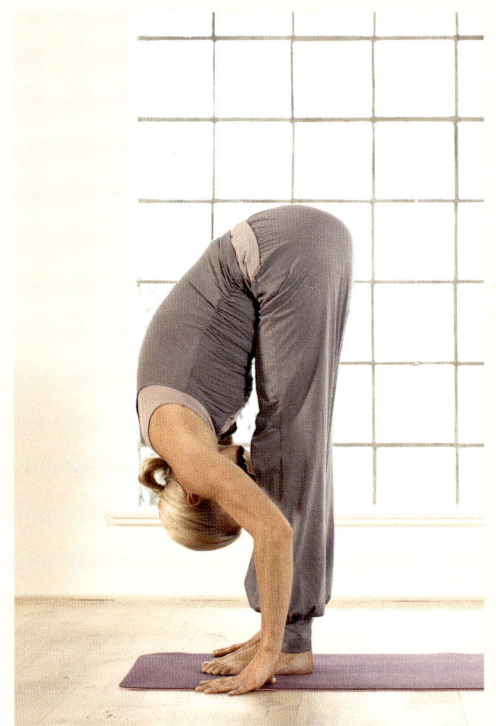

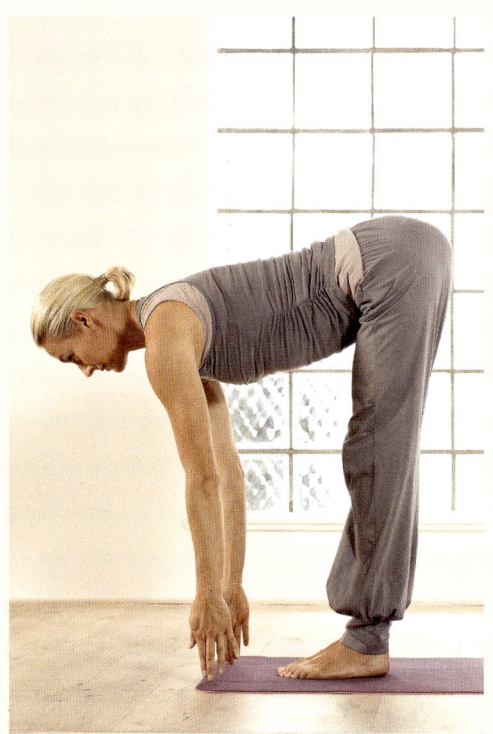

4. Vorbeuge
(Uttanasana)

5. Halbe Vorbeuge
(Ardha Uttanasana)

✳ Mit der Ausatmung den Bauchnabel zur Wirbelsäule ziehen, die Beine wieder strecken und den Oberkörper aus der Hüfte nach unten beugen. Gleichzeitig die Arme über die Seiten neben dem Körper absenken, die Handflächen neben den Fußspitzen auf dem Boden absetzen. Sind die Beinrückseiten nicht so dehnfähig, dürfen die Knie leicht gebeugt sein. Der Nacken ist lang, die Nase strebt Richtung Knie.

✳ Mit der Einatmung den Rücken lang machen, auf die Fingerspitzen kommen und den Blick auf den Boden richten. Das Brustbein nach vorne schieben, die Schultern zurückziehen. Kopf nicht in den Nacken nehmen, die Halswirbelsäule bildet die Verlängerung der Brustwirbelsäule.

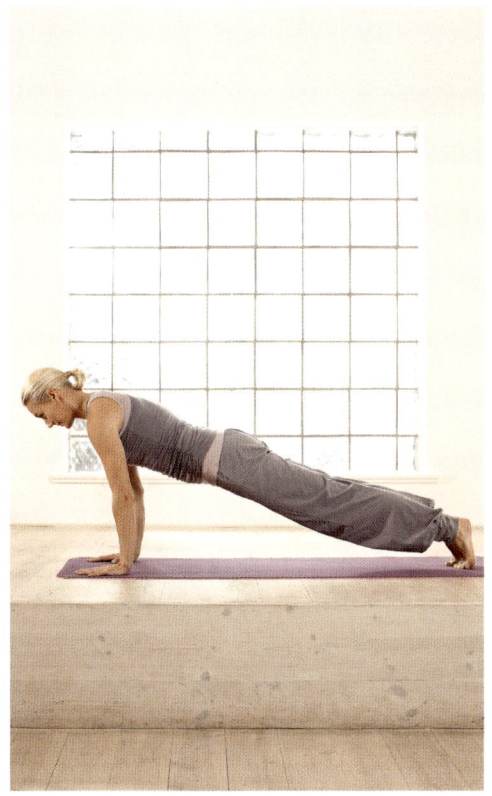

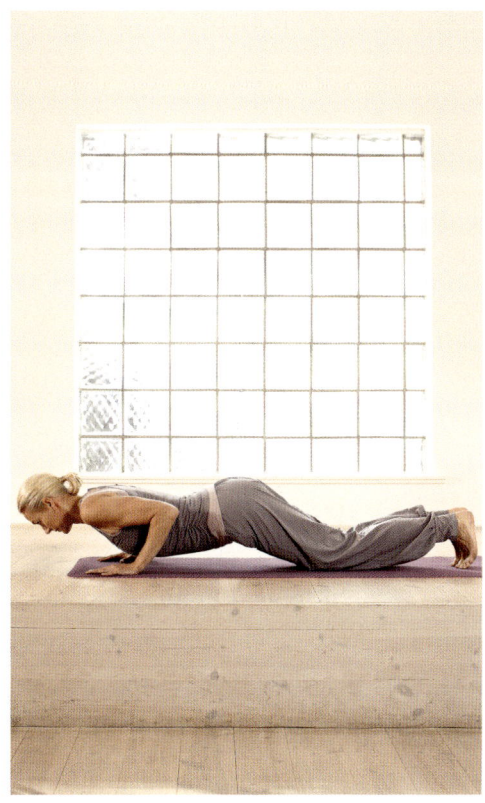

6. Schiefe Ebene (Chaturanga Dandasana)

7. Knie, Brust und Kinn

✱ Mit der Ausatmung erst mit dem einen, dann mit dem anderen Bein in die Liege-stützposition zurücktreten. Die Schultern befinden sich über den Händen, die Finger sind gespreizt. Bauchnabel in Richtung Wirbelsäule ziehen, der Blick geht etwas vor die Hände. Der Körper bildet vom Kopf bis zu den Fersen eine Linie. Einatmen und diese Position halten.

✱ Mit der Ausatmung die Knie auf dem Boden absetzen, die Fußspitzen bleiben auf-gestellt. Die Ellenbogen eng neben dem Rumpf beugen und den Oberkörper langsam zu Boden sinken lassen. Zuerst berühren Brust und Kinn die Matte, zuletzt das Becken ablegen und die Beine lang nach hinten strecken.

8. Kobra (Bhujangasana)

✳ Stirn zum Boden bringen,
Schambein, Fußrücken und alle
Zehennägel in den Boden pressen. Mit der Einatmung den Oberkörper aus der Kraft der Rückenmuskulatur (nicht aus den Armen)
anheben. Das Brustbein strebt
nach vorne, der Nacken ist lang.
Bis zu den Schlüsselbeinen hoch
einatmen. Mit der Ausatmung den
Oberkörper mit langem Rücken
langsam wieder senken und die
Stirn ablegen.

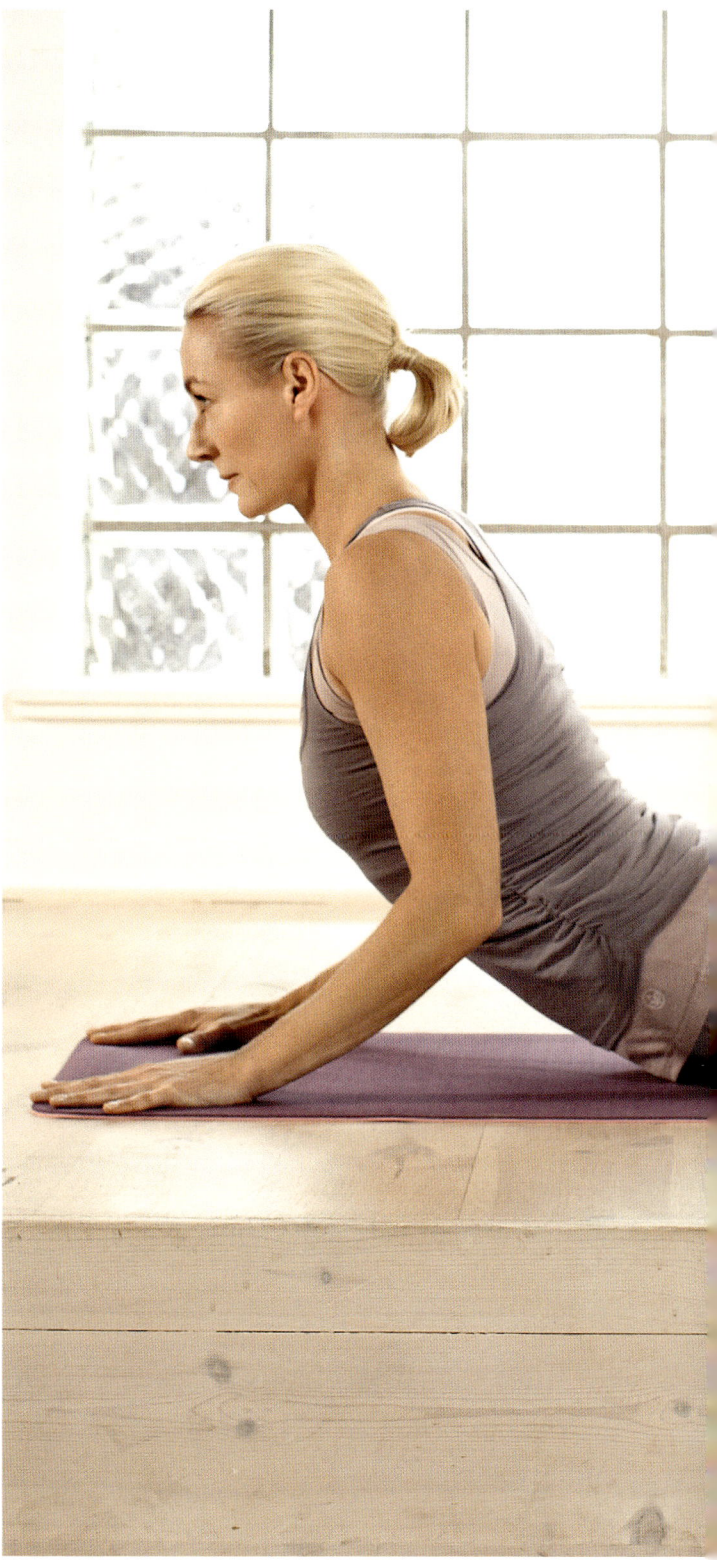

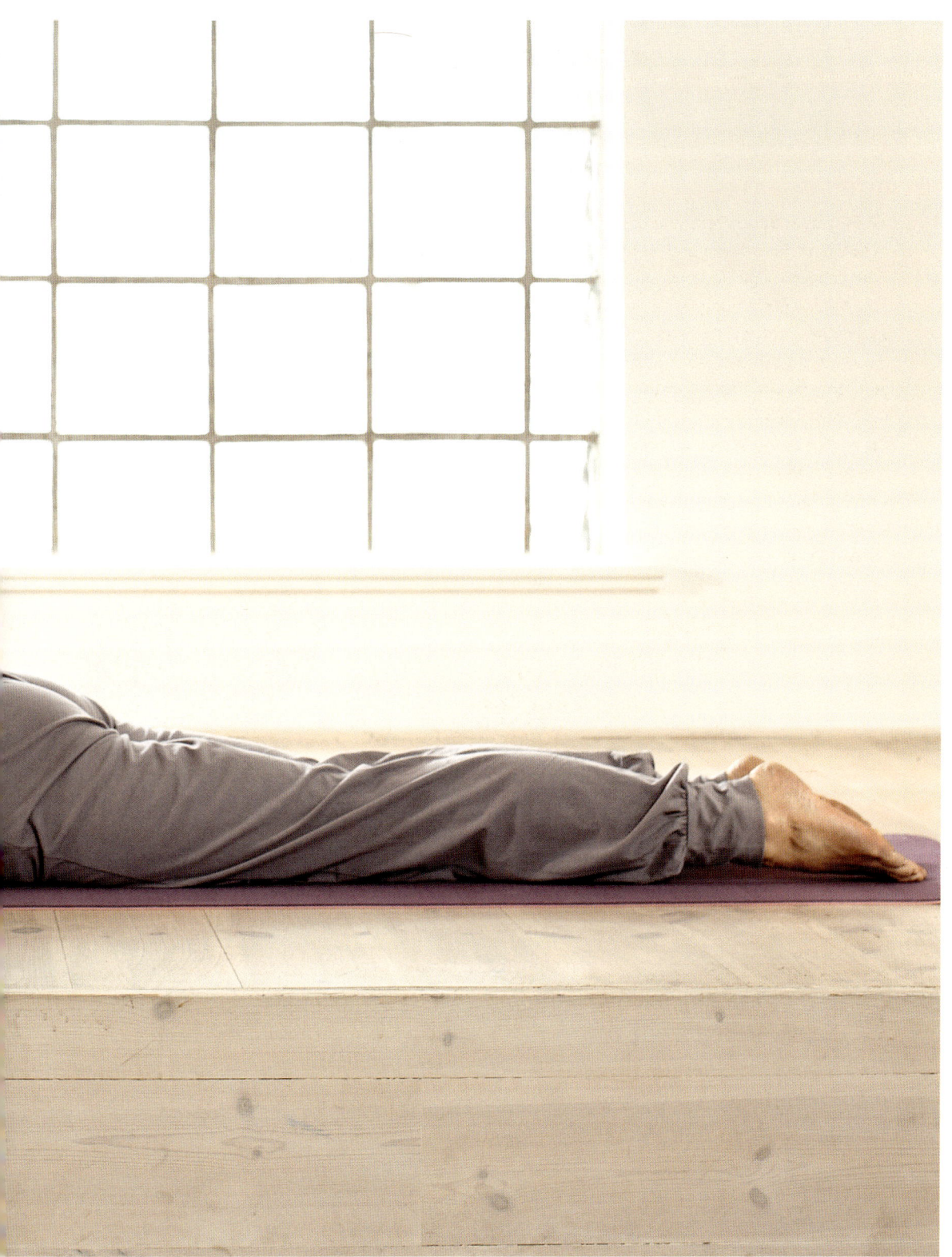

9. Den Hund vorbereiten

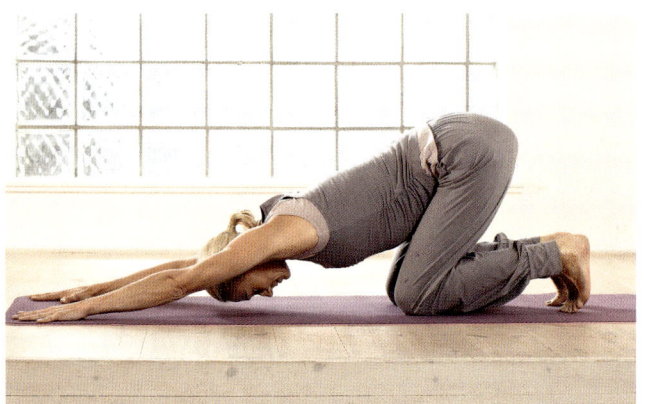

✱ Mit der Einatmung die Zehen aufstellen, den Körper zurück in Richtung Fersen schieben und die Arme lang strecken.

10. Abwärts schauender Hund (Adho Mukha Svanasana)

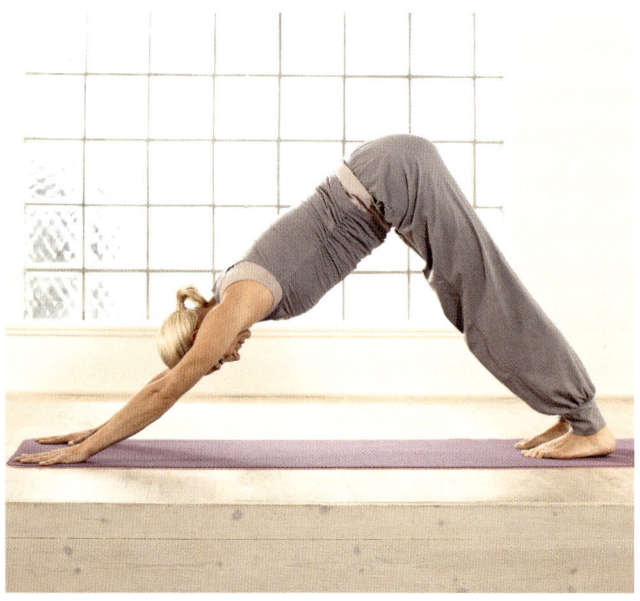

✱ Mit der Ausatmung die Beine strecken, die schulterbreit geöffneten Hände in den Boden pressen, die Finger spreizen und den Körper mit Druck in Richtung der Fersen schieben. Die Sitzknochen streben nach oben, die Schienbeine nach hinten und die Fersen in Richtung Boden. Der Kopf hängt entspannt, der Blick geht nach unten auf die Matte. Bauchnabel in Richtung Wirbelsäule und Schultern zurückziehen. Die Oberarme sind von außen nach innen rotiert und tragen das Gewicht.

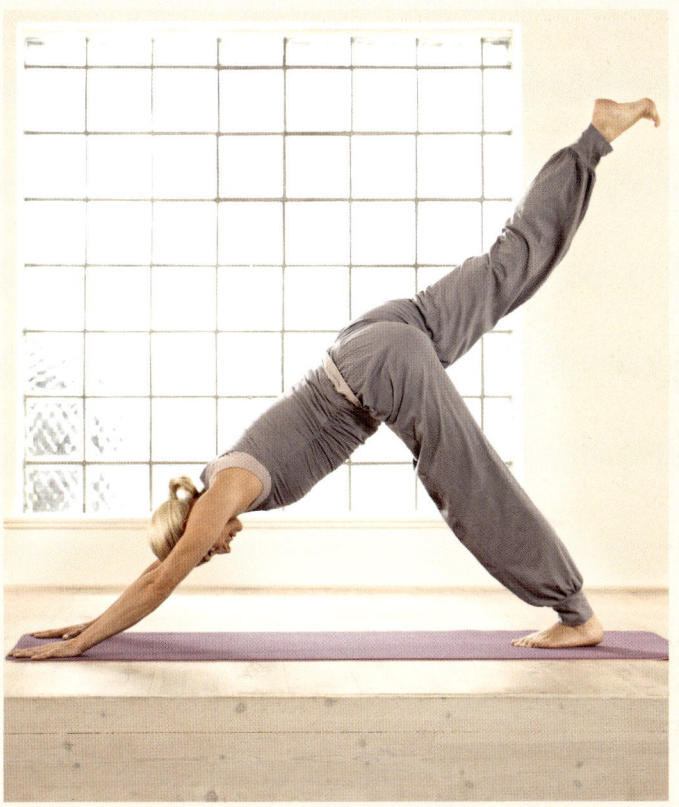

11. Einbeiniger Hund

✳ Mit der Einatmung das rechte Bein nach hinten oben strecken. Das Sprunggelenk ist gestreckt, die Zehen sind angezogen. Der Körper bildet von den Händen bis zum erhobenen Fuß eine Linie.

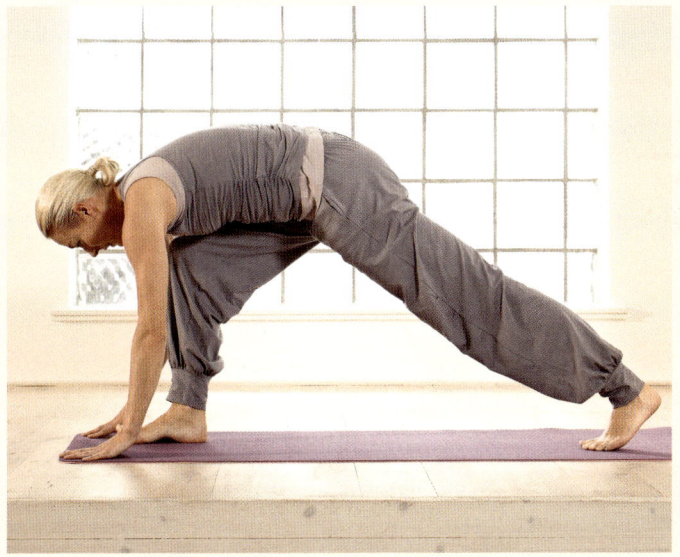

12. Ausfallschritt

✳ Mit der Ausatmung das rechte Bein nach vorne schwingen und zwischen den Händen abstellen. Einen Blick zum hinteren Fuß werfen und kontrollieren, ob die Füße in einer gedachten Linie hüftbreit auseinander sind. Das vordere Schienbein ist senkrecht, im Knie ist ein rechter Winkel.

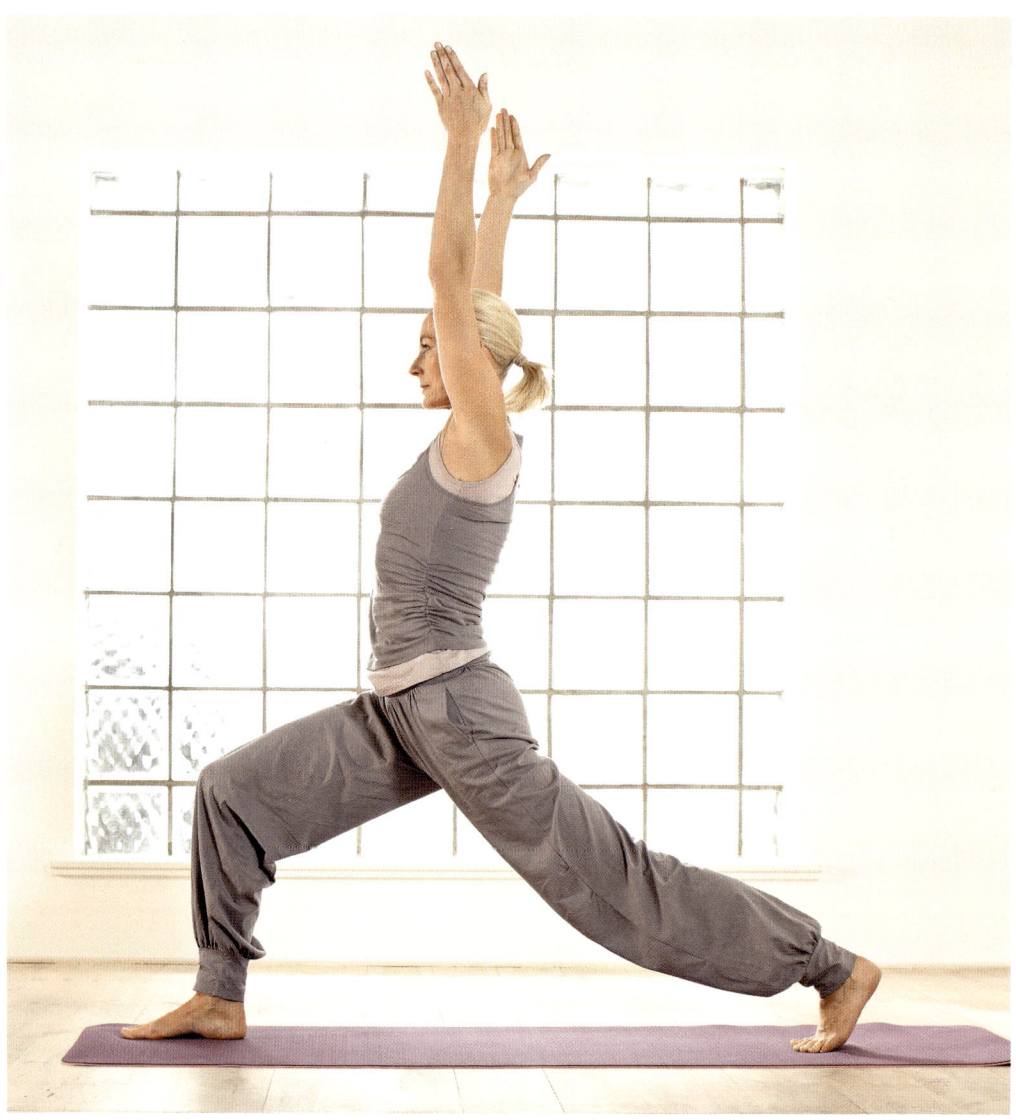

13. Krieger 1 (Virabhadrasana 1)

✳ Mit der Einatmung die Hände vom Boden lösen, langsam und kontrolliert den Oberkörper aufrichten und die Arme schulterbreit nach oben strecken. Die Handflächen zeigen zueinander, die Finger ziehen nach oben, die Rippen ziehen weg von der Taille. Bauchnabel in Richtung Wirbelsäule ziehen und das rechte Knie nicht nach innen ausweichen lassen. Das hintere Bein steht auf den Zehenspitzen und ist gestreckt. Entsteht ein Hohlkreuz, das hintere Knie ein wenig anbeugen, Becken aufrichten und Steißbein nach unten ziehen.

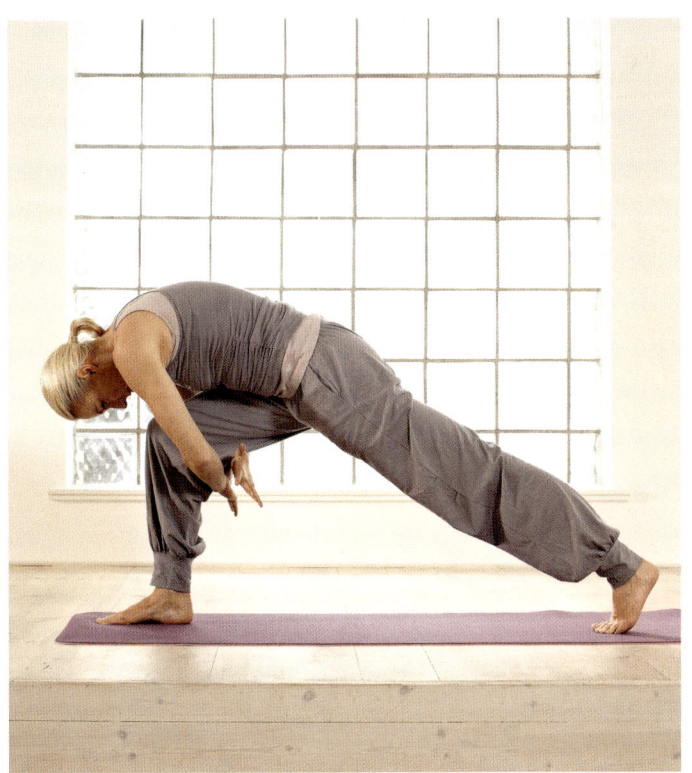

14. Krieger-1-Flow

✳ Mit der Ausatmung den Oberkörper nach vorne unten absenken, Arme in einem Halbkreis über die Seiten nach unten führen und die Handgelenke unter dem rechten Oberschenkel kreuzen. Mit der Einatmung den Oberkörper aus eigener Muskelkraft und ohne Schwung aufrichten und die Arme wieder nach oben strecken. **Insgesamt dreimal den Oberkörper senken und heben**.

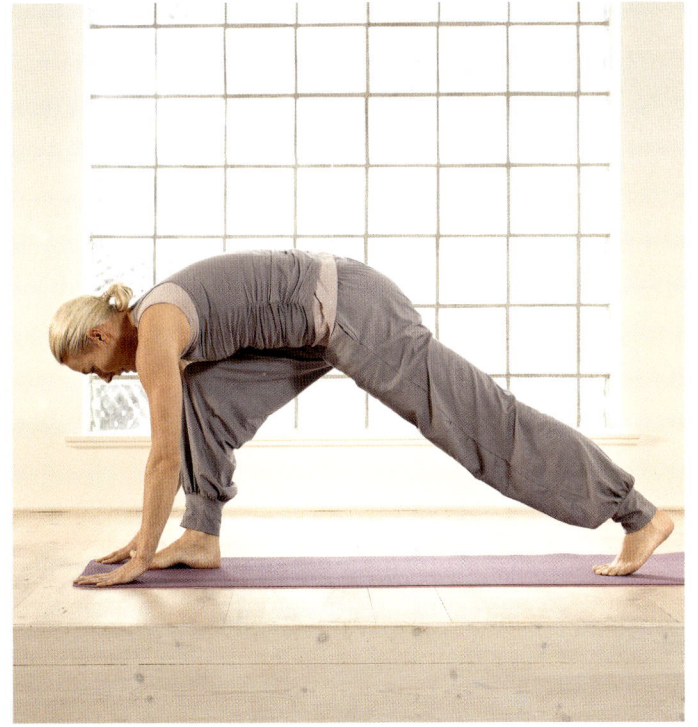

15. Ausfallschritt

✳ Mit der Ausatmung die Hände schulterbreit rechts und links vom Fuß absetzen, den rechten Fuß hüftbreit neben den linken stellen und in den herabschauenden Hund zurückkommen.

Jetzt geht der Fatburn-Flow mit den bisherigen Übungen weiter und zurück in die Berghaltung.

✳ Aus dem Hund (1) einatmend in die schiefe Ebene kommen (2). Ausatmend Knie, Brust und Kinn zu Boden bringen (3), einatmend den Oberkörper in die Kobra hochheben (4), ausatmend den Oberkörper wieder ablegen. Einatmend den Körper zu den Fersen schieben (5).

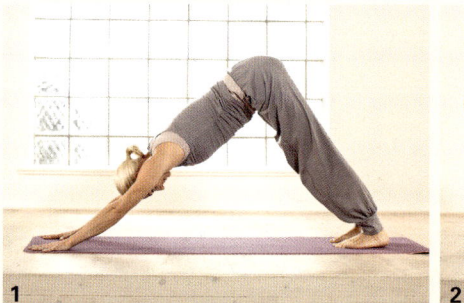
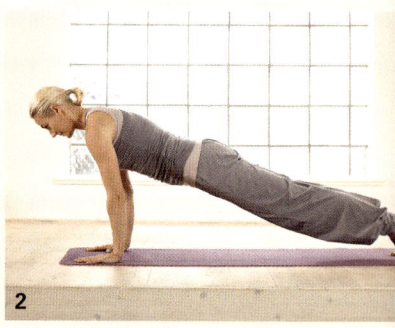

✳ Ausatmend in den Hund kommen (6), einatmend das LINKE Bein (Achtung: Seitenwechsel!) nach hinten oben in den einbeinigen Hund (7) strecken. Ausatmend das linke Bein nach vorne in den Ausfallschritt (8) bringen. Einatmend in den Krieger 1 (9) kommen und den Krieger-1-Flow (10) dreimal wiederholen, diesmal steht das linke Bein vorne. Ausatmend über den Ausfallschritt (11) in den Hund (12) zurückkommen.

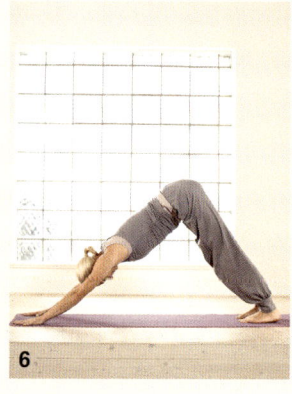
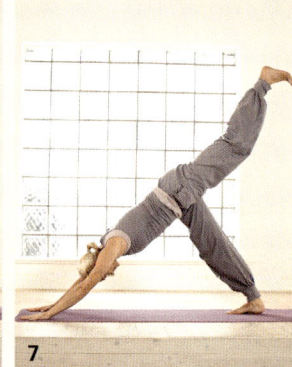
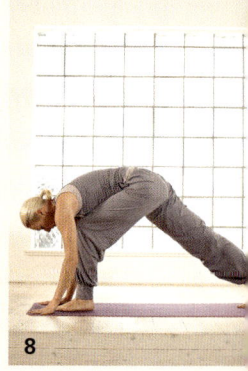

✳ Einatmend über den Ausfallschritt in die Vorbeuge kommen (13), dort ausatmen. Einatmend halbe Vorbeuge (14), ausatmend Vorbeuge (15). Einatmend in den Stuhl aufrichten (16), ausatmend in die Berghaltung (17) mit den Händen vor dem Herz kommen. Augen schließen, dreimal tief durchatmen, dann von vorne beginnen.

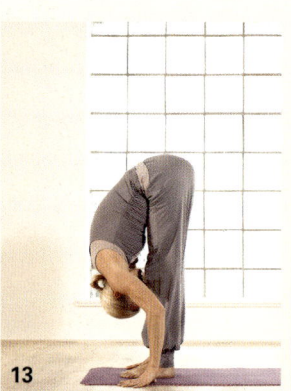
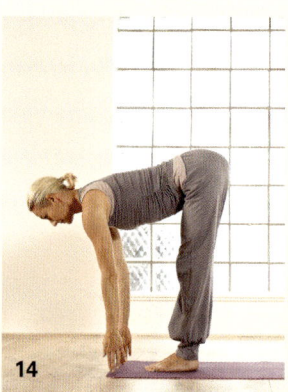
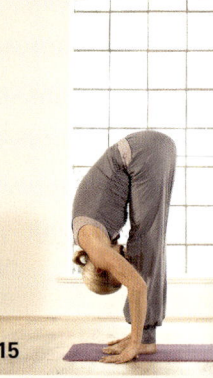

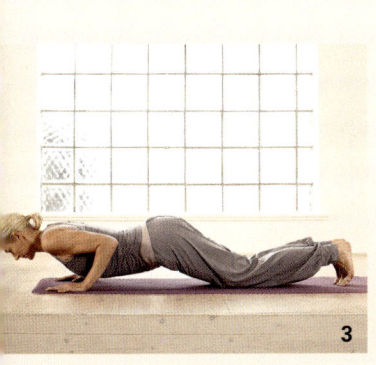

3

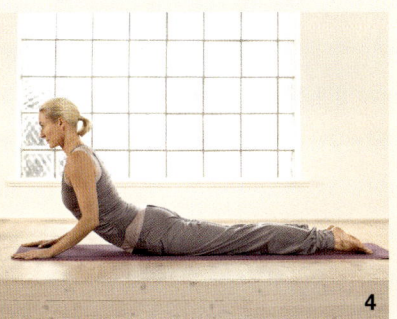

4

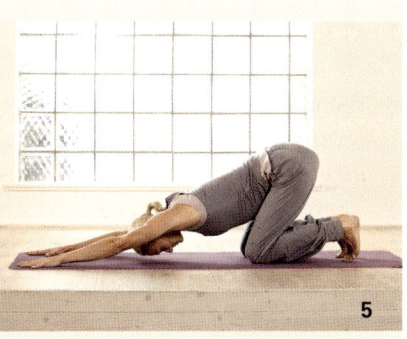

5

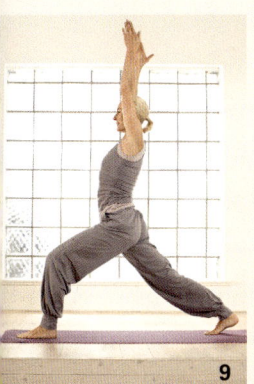

9

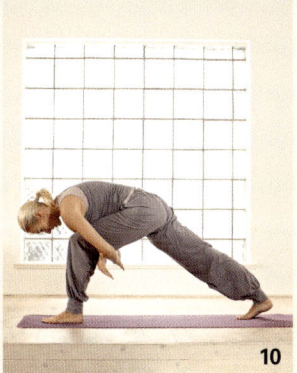

10

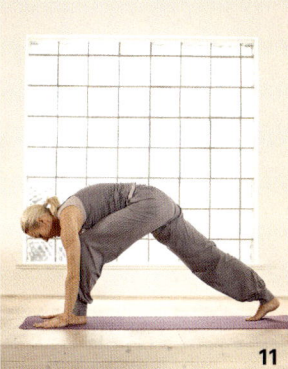

11

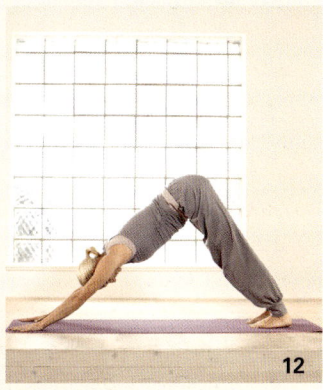

12

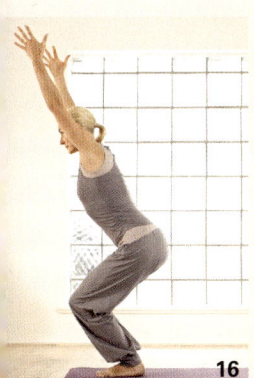

16

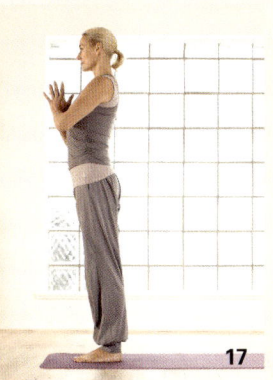

17

✳ NACH DEM FATBURN-YOGA ...

... die liegende Drehung und Shavasana absolvieren – die Übungs-beschreibungen finden Sie ab Seite 152. Falls Sie die Flow-Sequenz als Warm-up nutzen, schließen Sie nach der Berg-haltung direkt Ihr Programm an und machen die liegende Drehung und Shavasana erst danach.

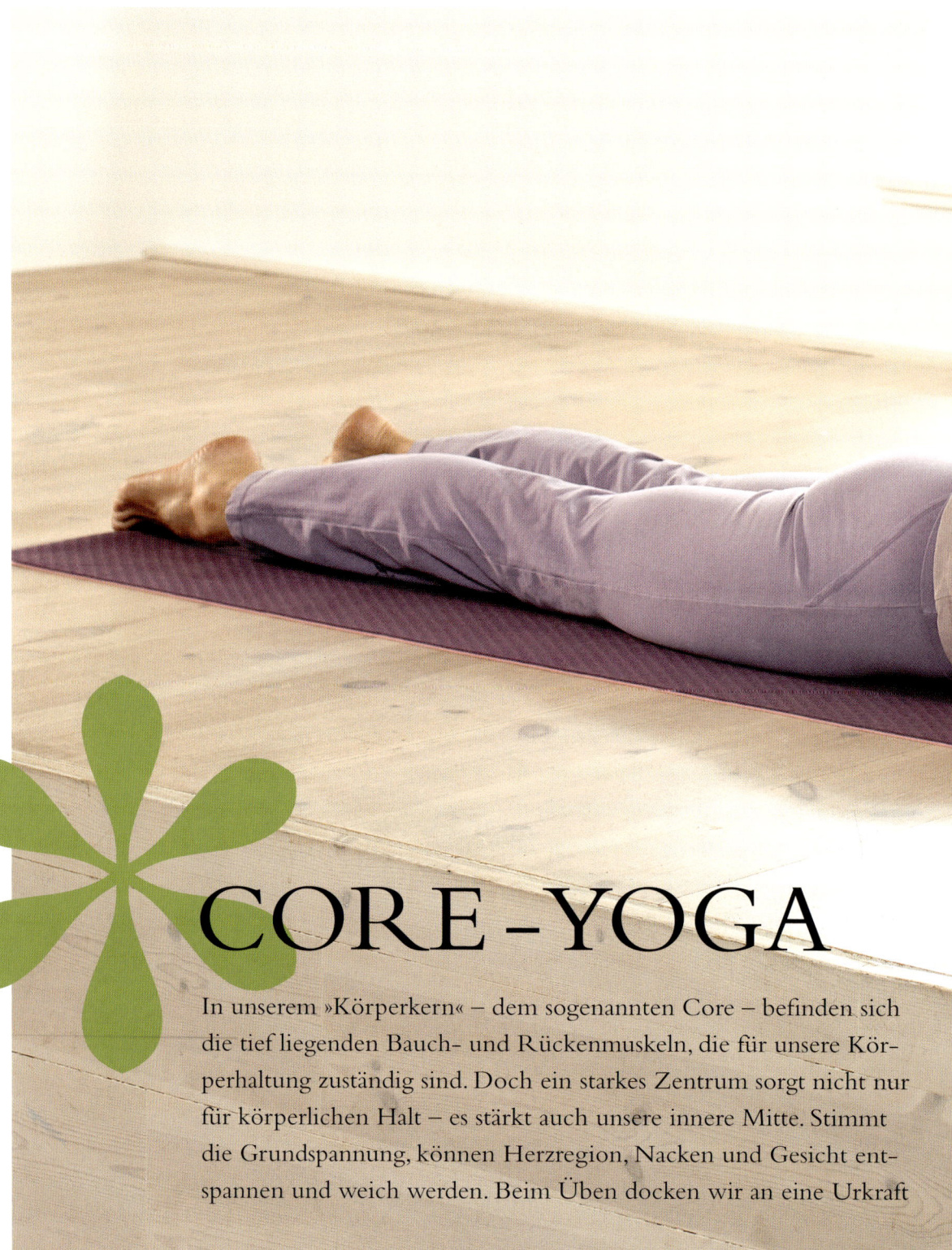

CORE - YOGA

In unserem »Körperkern« – dem sogenannten Core – befinden sich die tief liegenden Bauch- und Rückenmuskeln, die für unsere Körperhaltung zuständig sind. Doch ein starkes Zentrum sorgt nicht nur für körperlichen Halt – es stärkt auch unsere innere Mitte. Stimmt die Grundspannung, können Herzregion, Nacken und Gesicht entspannen und weich werden. Beim Üben docken wir an eine Urkraft

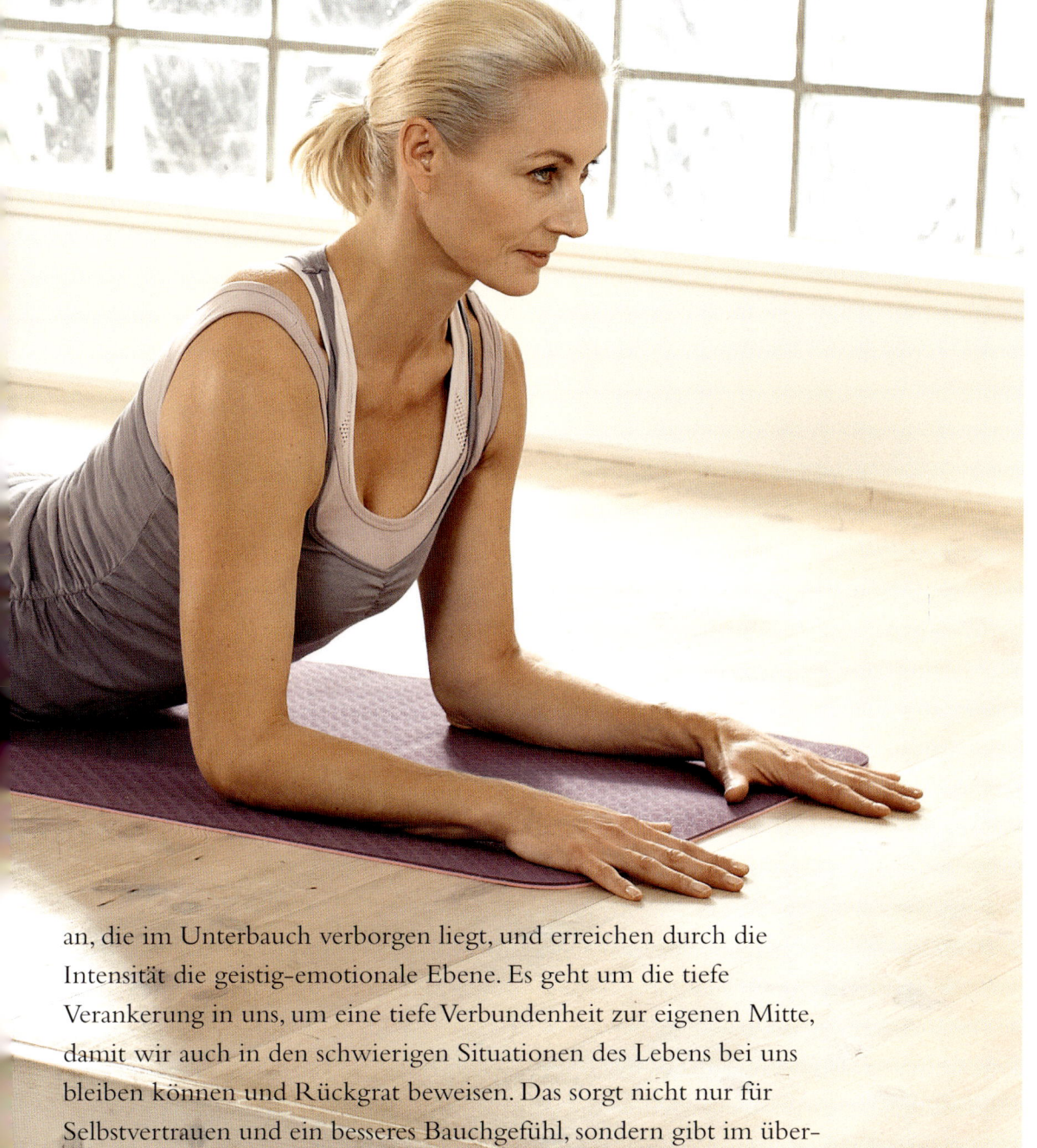

an, die im Unterbauch verborgen liegt, und erreichen durch die
Intensität die geistig-emotionale Ebene. Es geht um die tiefe
Verankerung in uns, um eine tiefe Verbundenheit zur eigenen Mitte,
damit wir auch in den schwierigen Situationen des Lebens bei uns
bleiben können und Rückgrat beweisen. Das sorgt nicht nur für
Selbstvertrauen und ein besseres Bauchgefühl, sondern gibt im über-
tragenen Sinne auch Halt und Sicherheit. Außerdem kräftigen Sie
mit den acht Asanas auch Ihr muskuläres Zentrum. Der Erfolg:
eine aufrechte Haltung, ein flacher Bauch und eine schmale Taille.

Vorübung: Zentrum spüren

✳ STARTPOSITION:

In der Rückenlage die Beine aufstellen und die Mattenrolle nah am Schritt zwischen den Oberschenkeln positionieren. Die Füße nicht zu nah am Po aufstellen. Die Arme liegen seitlich ausgestreckt locker auf dem Boden, die Handflächen zeigen nach oben.

✳ LOS GEHT'S:

Beim Einatmen das Brustbein heben, sodass man unter dem mittleren Rücken hindurchgreifen könnte, die Schultern am Boden lassen. Beim Ausatmen die Matte mit den Innenschenkeln zusammenpressen, das Brustbein wieder absenken, gleichzeitig den unteren Rücken in den Boden drücken und den Bauchnabel Richtung Wirbelsäule ziehen. Kurz halten, dann die Spannung lösen und das Brustbein mit der nächsten Einatmung wieder anheben. **10 Wiederholungen**.

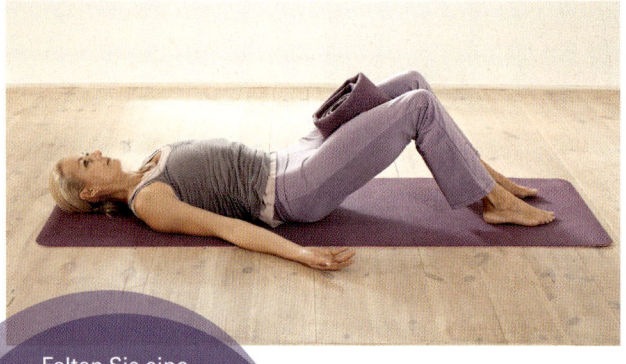

Falten Sie eine Matte der Länge nach zweimal (also dritteln) und rollen Sie sie dann vom kurzen Ende her fest zusammen. Machen Sie die ersten beiden Übungen auf einer Decke, wenn Sie keine zweite Matte haben.

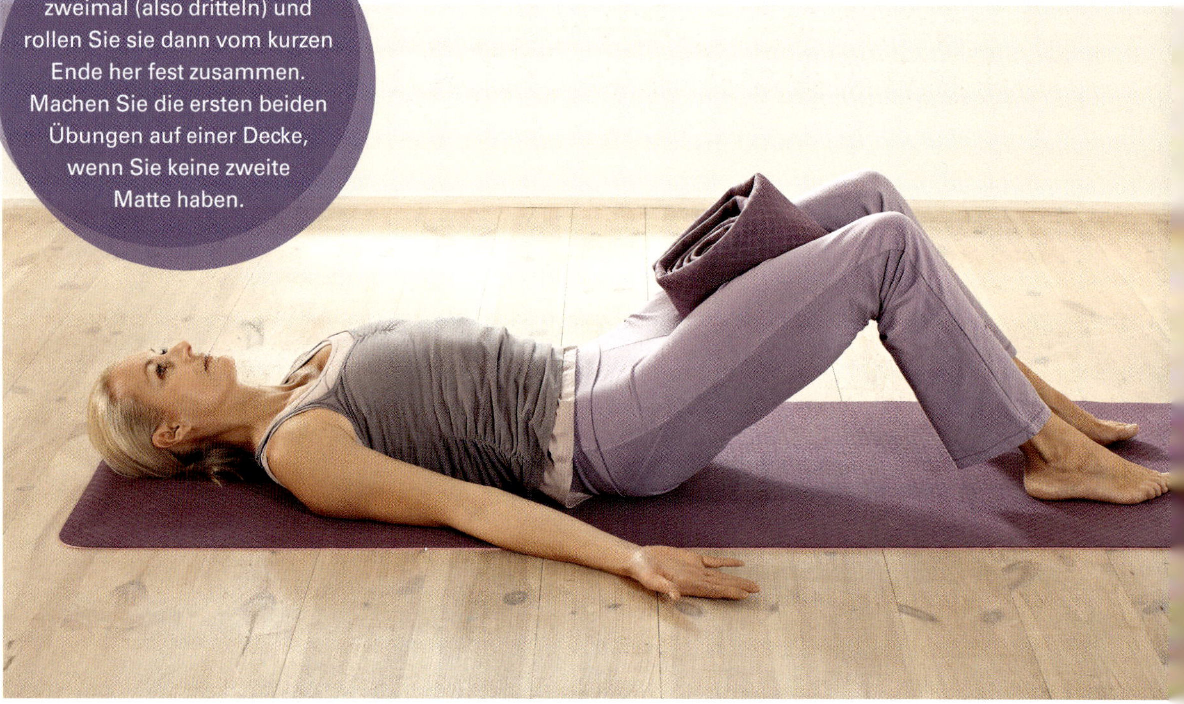

Quetschmatten-Crunch

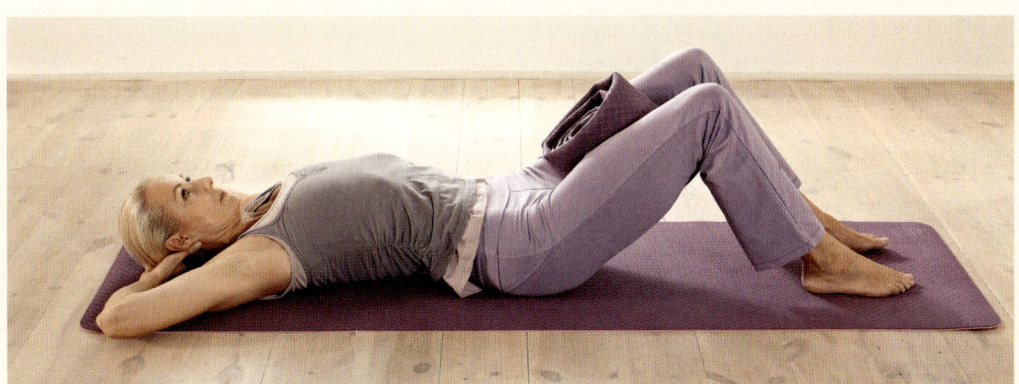

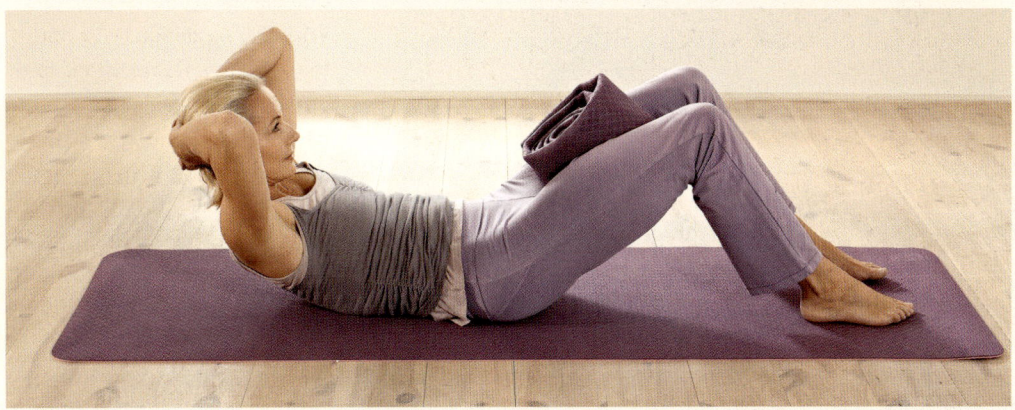

✳ STARTPOSITION:

In der Rückenlage die Füße nicht zu dicht am Po aufstellen und die Mattenrolle nah am Schritt zwischen den Oberschenkeln positionieren. Die Finger unter dem Hinterkopf verschränken, die Ellenbogen zeigen nach außen.

✳ LOS GEHT'S:

Beim Einatmen das Brustbein heben und in ein leichtes Hohlkreuz kommen, den Atem halten und mit den Innenschenkeln die Matte kräftig zusammenpressen. Beim Ausatmen langsam den Oberkörper aufrollen, dabei nicht mit den Händen am Kopf ziehen, den Bauchnabel Richtung Wirbelsäule ziehen und den unteren Rücken in den Boden pressen. Nicht die Höhe ist entscheidend, sondern dass Sie den Bauch fest anspannen und in die gerade Bauchmuskulatur hineinspüren. Beim Einatmen den Oberkörper wieder abrollen, absenken und den Atem anhalten, Matte zusammenpressen und von vorne beginnen. **10 bis 20 Wiederholungen.** *Wichtig: Im Zeitlupentempo ohne Schwung auf- und abrollen – wie gegen einen imaginären Widerstand.*

Schräger Crunch

✱ STARTPOSITION:

In der Rückenlage die Füße aufstellen, dann den rechten Fuß auf dem linken Knie ablegen. Die linke Hand liegt unter dem Hinterkopf, der rechte Arm ist etwas über Schulterhöhe zur Seite gestreckt.

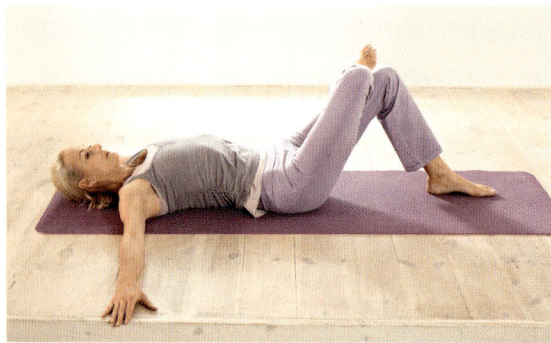

✱ LOS GEHT'S:

Tief einatmen, den Atem halten und den unteren Rücken in den Boden pressen. Beim Ausatmen den Oberkörper langsam diagonal aufrollen und das Brustbein in Richtung rechtes Knie schieben. Den linken Ellenbogen dabei nicht nach vorne reißen – der Kopf ruht in der Hand. Beim Einatmen den Oberkörper kontrolliert wieder absenken, aber nicht ablegen. **10 bis 20 Wiederholungen, dann die Seite wechseln.**

Wichtig: In Zeitlupe wie gegen einen Widerstand trainieren und dabei in die schrägen Bauchmuskeln hineinspüren.

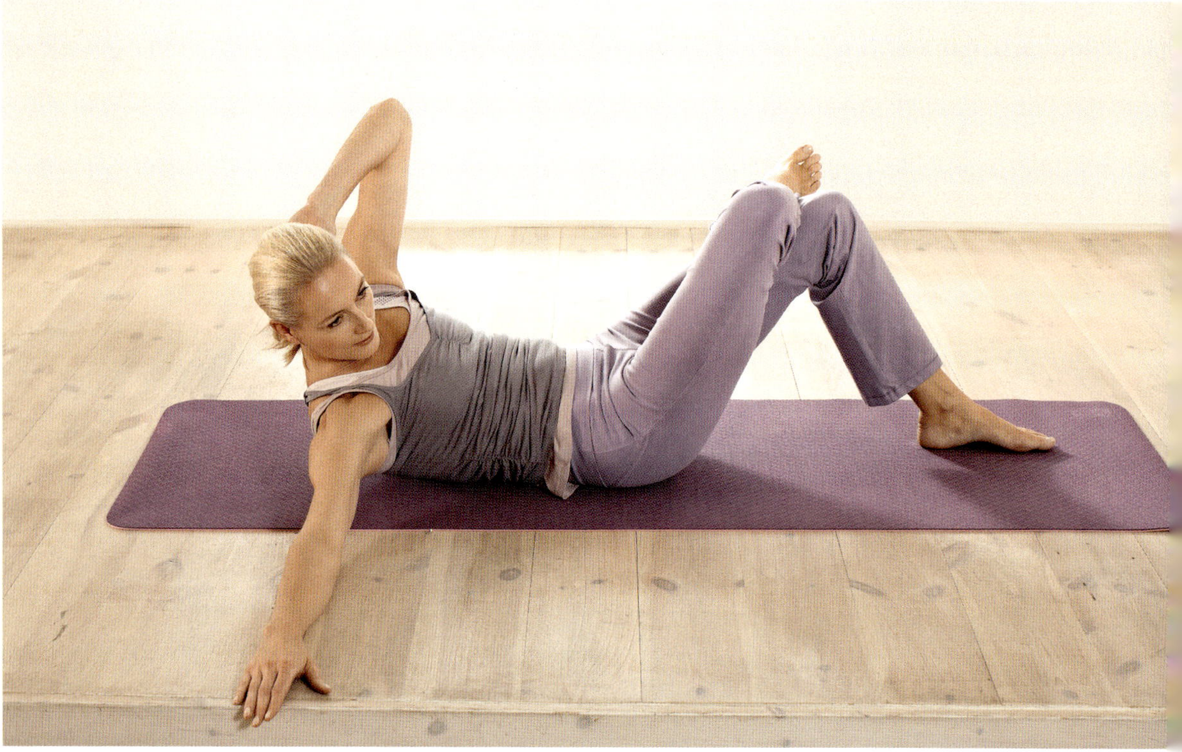

Biker's Crunch

✱ STARTPOSITION:

In der Rückenlage die Finger hinter dem Kopf verschränken und beide Beine anheben. Hüften und Knie bilden etwa rechte Winkel, die Knie befinden sich über den Hüften, die Fußspitzen sind angezogen. Einatmen und dabei den Oberkörper gerade anheben.

✱ LOS GEHT'S:

Mit der Ausatmung den Oberkörper diagonal zum rechten Knie drehen, Bauchnabel Richtung Wirbelsäule ziehen. Linkes Bein schräg nach vorne oben strecken und mit dem Fußballen gegen ein imaginäres Pedal treten. Nicht am Kopf reißen und das gebeugte Knie nicht heranziehen oder zur Seite ausweichen lassen, sondern senkrecht über der Hüfte halten. Je höher das gestreckte Bein ist, umso leichter lässt sich der Rücken stabilisieren und der Bauch anspannen. Fortgeschrittene halten das Bein knapp über dem Boden gestreckt. Einatmen und dabei kontrolliert zurück zur Mitte kommen und das linke Bein in die Startposition zurückbringen. Mit der nächsten Ausatmung die andere Seite gegengleich trainieren, im Wechsel fortfahren und den Oberkörper zwischendurch nicht absenken. **5 bis 10 Wiederholungen pro Seite.**

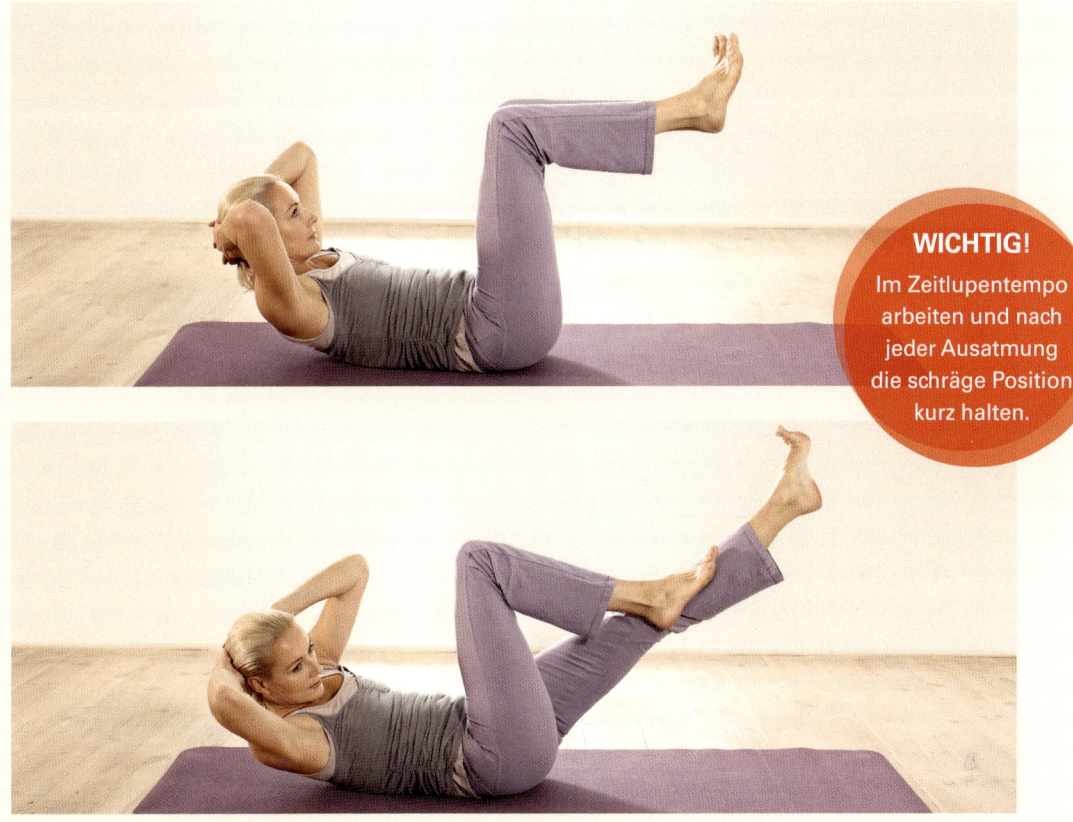

WICHTIG!
Im Zeitlupentempo arbeiten und nach jeder Ausatmung die schräge Position kurz halten.

Leglift-Crunch

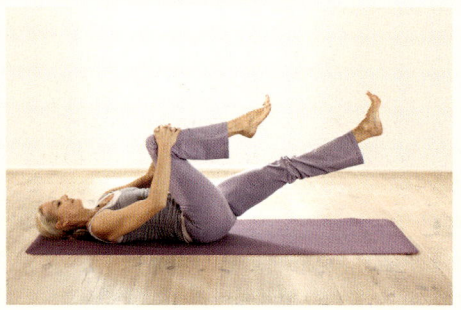

✱ **STARTPOSITION (FOTO LINKS):**
In der Rückenlage das rechte Bein zur Brust ziehen und das linke Bein knapp über dem Boden strecken. Beide Füße sind gestreckt und die Zehen gleichzeitig angezogen, die Fußballen zeigen nach vorn. Der Kopf liegt auf dem Boden, der Nacken ist lang. Schultern von den Ohren weg und den Bauchnabel Richtung Wirbelsäule ziehen.

✱ **LOS GEHT'S:**
Das rechte Knie zuerst senkrecht über die Hüfte bringen und mit beiden Händen gegen das Knie drücken, das Knie drückt gegen die Hände (Foto Mitte). **5 tiefe Atemzüge lang halten,** mit jeder Ausatmung erneut den Bauchnabel Richtung Wirbelsäule ziehen, um die Mitte mehr und mehr zu stärken. Dann die linke Hand hinter den Kopf führen und die rechte Hand außen am rechten Bein vorbei (Foto rechts). Ausatmen und dabei den Oberkörper aufrollen, das gestreckte linke Bein ein wenig höher heben und den Körper aus der Mitte heraus **für 5 tiefe Atemzüge halten.** Dann den Körper wieder ablegen und die Übung zur anderen Seite wiederholen.

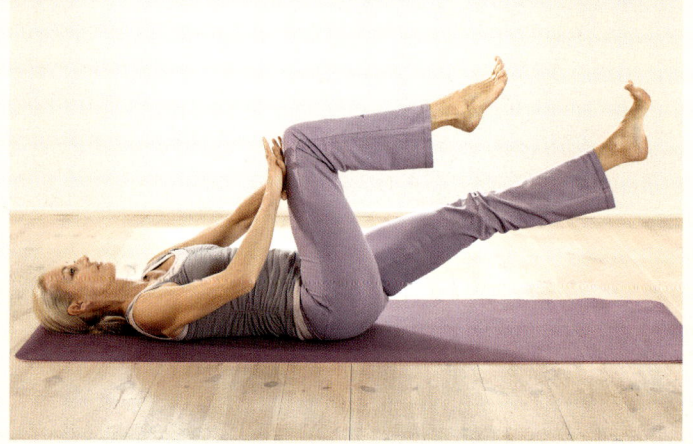

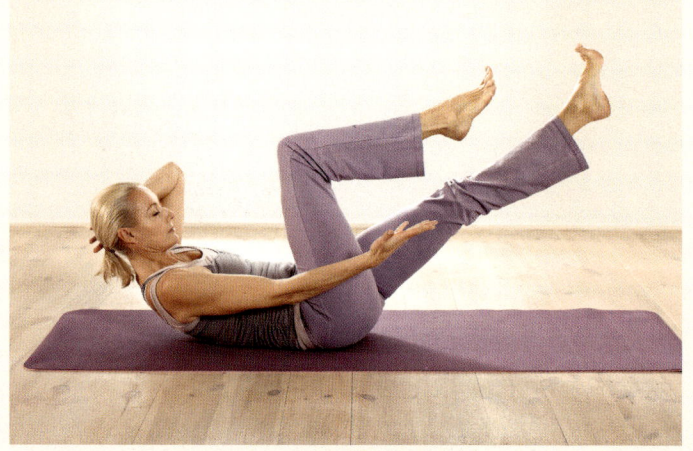

Boot (Navasana)

✳ STARTPOSITION:

Im Sitzen die Beine angewinkelt auf den Boden stellen und die Hände neben den Hüften ablegen. Das Brustbein heben und den Rücken gerade aufrichten, die Schultern nach unten ziehen.

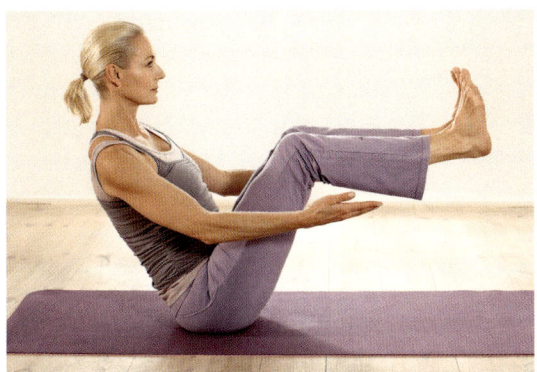

✳ LOS GEHT'S:

Die Füße vom Boden lösen, die gebeugten Beine anheben und die Unterschenkel in die Waagerechte bringen. Die Hände vom Boden lösen, die Arme neben den Knien ausstrecken und den Bauchnabel Richtung Wirbelsäule ziehen. Das Gesicht ist entspannt, der Rücken aufgerichtet und lang, das Brustbein angehoben (Foto links). Geübte strecken die Beine und Fußspitzen, ohne dabei einen Rundrücken zu machen (Foto unten). **5 tiefe Atemzüge lang halten,** dann die Füße absetzen, die angestellten Beine umarmen und den Oberkörper kurz auf den Knien ablegen. Und das Ganze noch einmal von vorn.

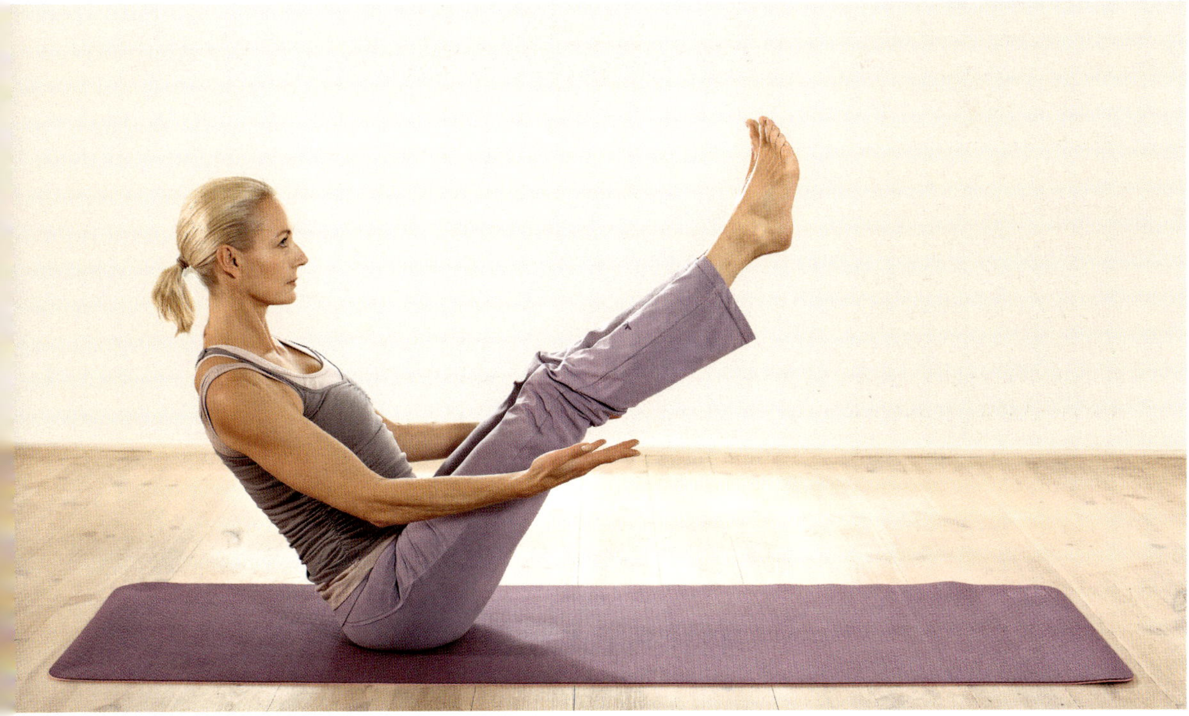

Sphinx mit Bauchwelle (Bhujangasana 2)

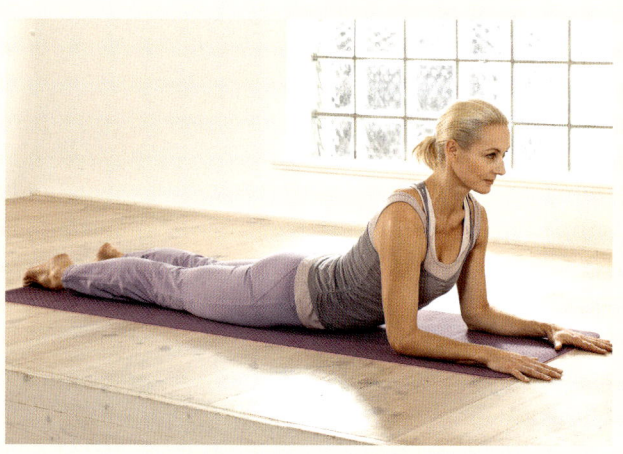

✳ STARTPOSITION:

In der Bauchlage auf den gerade nach vorne zeigenden Unterarmen abstützen, die Ellenbogen befinden sich unter den Schultern. Die gestreckten Füße liegen hüftbreit auf dem Spann, Füße und Schambein drücken in die Matte. Beim Einatmen das Brustbein anheben und nach vorne oben schieben, Kopf in Verlängerung der Wirbelsäule halten, die Schultern entspannen und nach vorne schauen (Foto oben).

✳ LOS GEHT'S:

Ausatmen und dabei das Becken leicht vom Boden anheben, sodass ein Ball darunter hindurchrollen könnte. Die Knie bleiben am Boden, der Rücken ist rund, der Blick geht zum Bauch, der Bauchnabel Richtung Wirbelsäule – diese Position kurz halten (Foto unten). Einatmen, dabei das Becken langsam senken und das Brustbein nach vorne oben anheben in die Startposition (Foto oben). **10 bis 15 Wiederholungen im langsamen Atemrhythmus.** *Wichtig: Beim Anheben das Becken nicht nach hinten schieben, sondern mit dem Gewicht eher vorne bleiben – das trainiert die Bauchmuskulatur besser.*

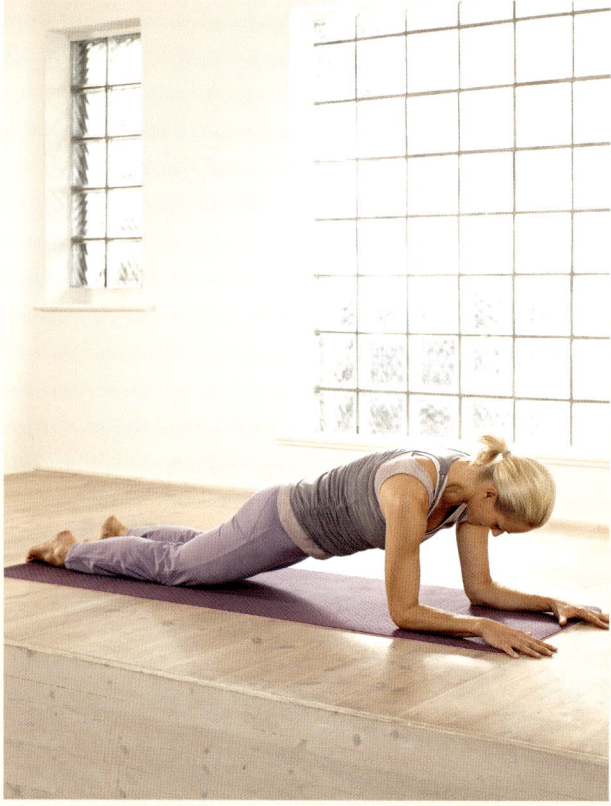

Liegende Berghaltung

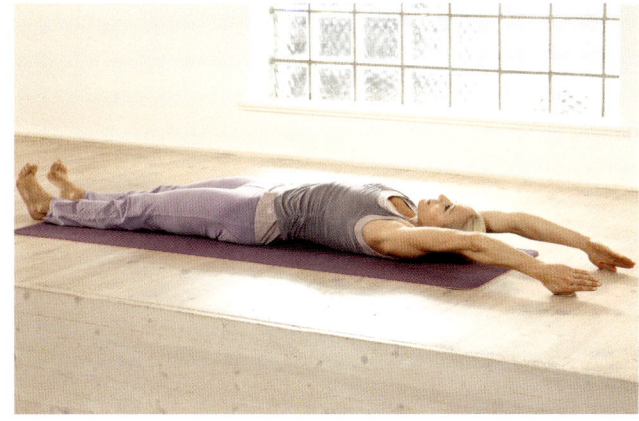

✳ STARTPOSITION:

In der Rückenlage beide Arme nach hinten knapp über dem Boden ausstrecken und die Fußspitzen anziehen. Die Oberschenkel von außen nach innen rotieren – als würden die Knie schielen.

✳ LOS GEHT'S:

Den gesamten Rücken in den Boden pressen und den Bauchnabel Richtung Wirbelsäule ziehen. Die unteren Rippen dabei nicht nach außen wölben, sondern in den Körper sinken lassen. **5 tiefe Atemzüge lang halten.** Dann über dem Kopf die Ellenbogen mit den Händen greifen und Richtung oberes Mattenende ziehen. Die Länge im Bauch spüren und weiterhin den Rücken in die Matte pressen. **Wieder 5 tiefe Atemzüge lang halten.**

Wichtig: Gesicht und Kiefer sind entspannt.

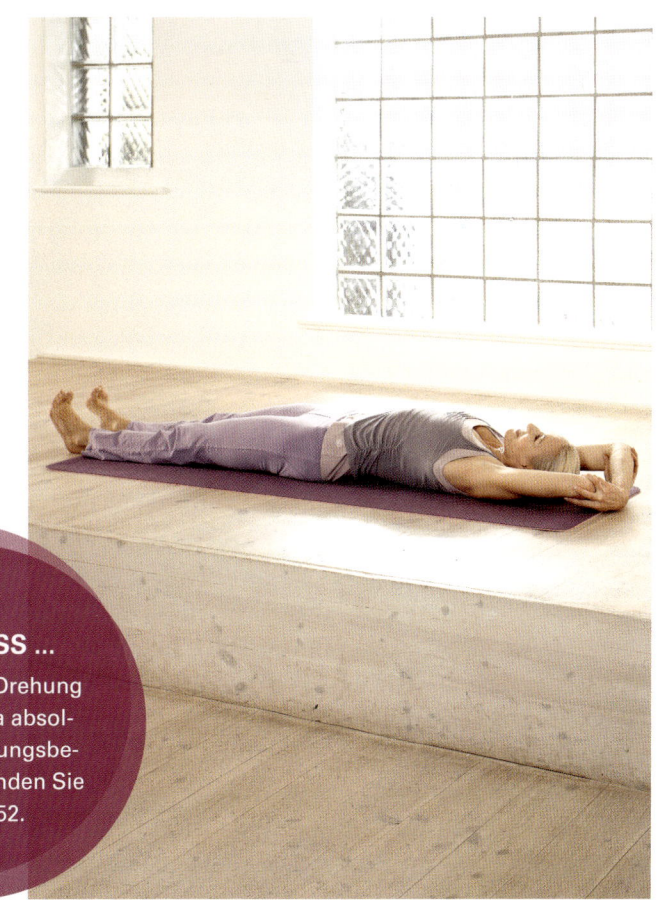

✳ ZUM ABSCHLUSS ...

... die liegende Drehung und Shavasana absolvieren – die Übungsbeschreibungen finden Sie ab Seite 152.

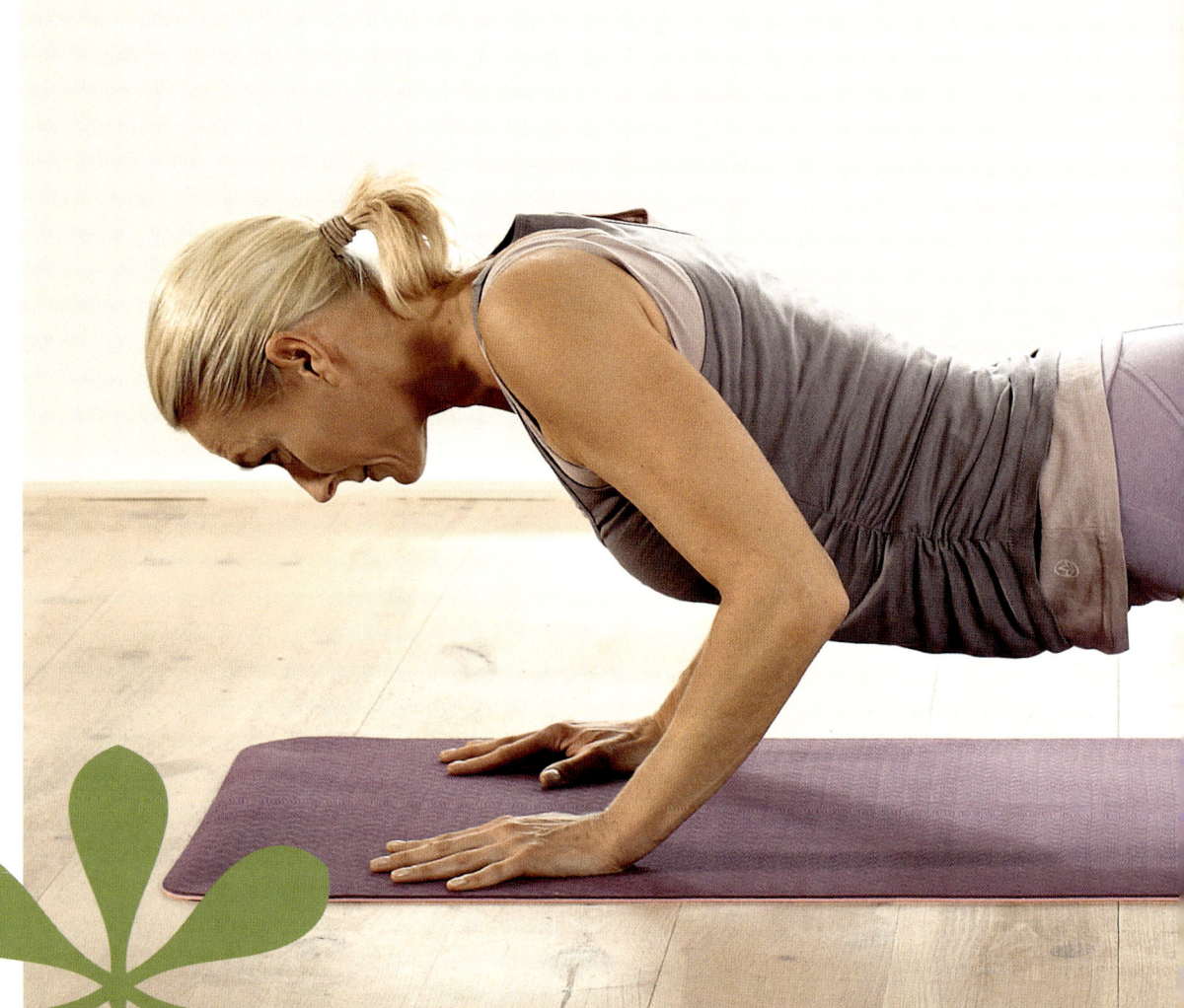

UPPER-BODY-YOGA

Jetzt geht's auf der Matte um den Oberkörper: Mit diesem Programm straffen Sie Ihre Arme, stärken die Schultern und kräftigen
außer dem Nacken auch Rücken und Bauch – das sorgt für eine
aufrechte und selbstbewusste Körperhaltung. Damit schaffen Sie

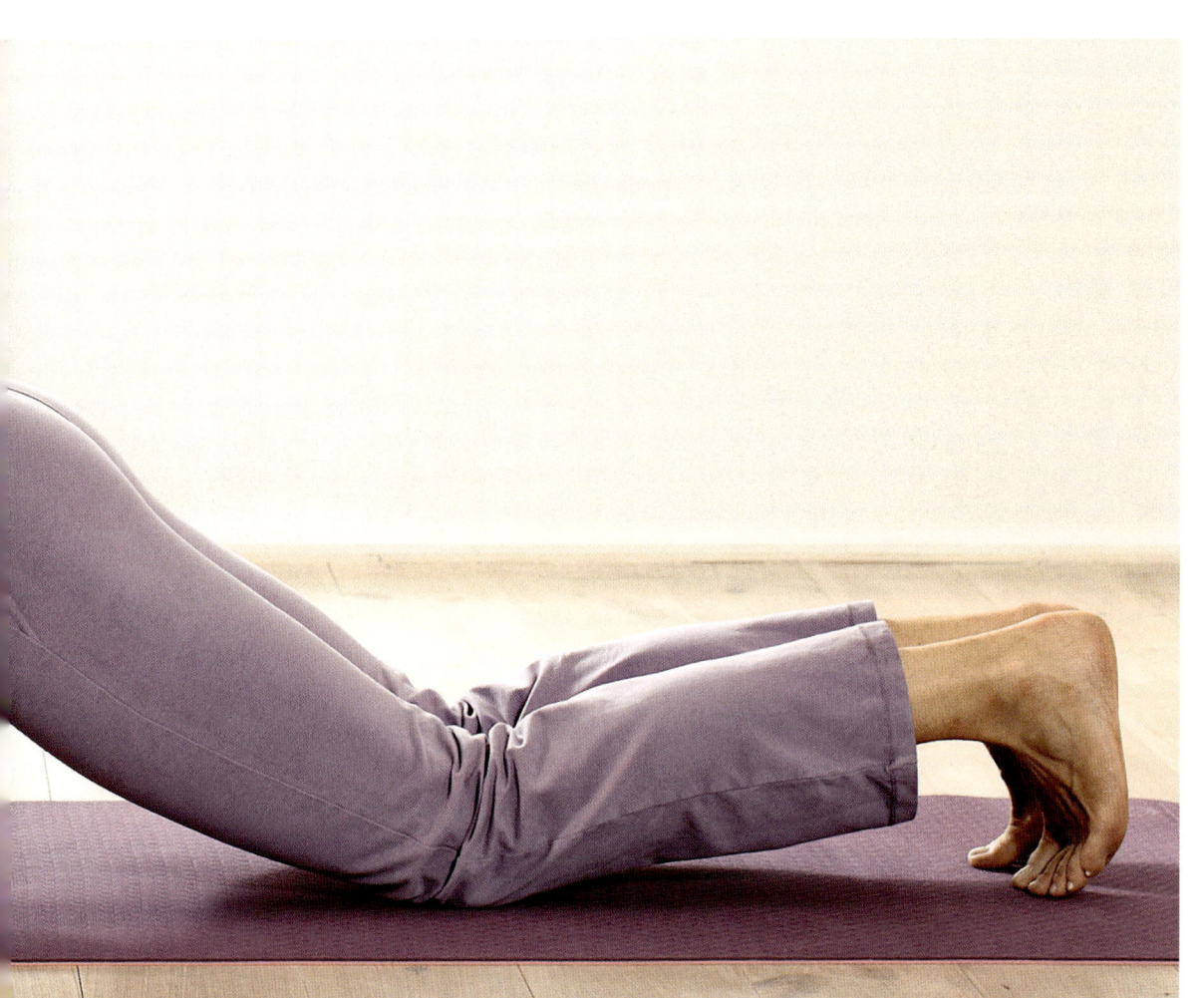

einen gezielten Ausgleich zu den anderen Programmen, die schwer-
punktmäßig eher Rumpf und Unterkörper beanspruchen. Doch
gerade die Armkraft ist essenziell, um in einigen (fortgeschrittenen)
Übungen wie im Handstand oder in der Krähe das eigene Gewicht
halten zu können – dieses Programm bereitet Sie also darauf vor.
Außerdem lernen Sie hier, dass Sie sich selber (er)tragen können:
In den herausfordernden Momenten werden Sie nicht so sehr mit
purer Kraft stemmen, sondern die Schwerkraft bewusst annehmen,
den Körper danach ausrichten und dabei den Gegenpol – die
Leichtigkeit – entdecken.

Turbo-Hund (Adho Mukha Svanasana)

✱ STARTPOSITION:

Im Fersensitz die Oberarme parallel nach vorne bringen, die Unterarme leicht nach oben abgewinkelt und die Finger gespreizt, als würden Sie »Halt« signalisieren. Die Ellenbogen näher zusammenbringen, die Schultern nach unten ziehen und die Kraft in den Armen spüren. Mit dieser Armhaltung die gespreizten Finger auf den Boden bringen und in den Vierfüßerstand gehen – die Hände sind unter den Schultern, die Knie unter den Hüften.

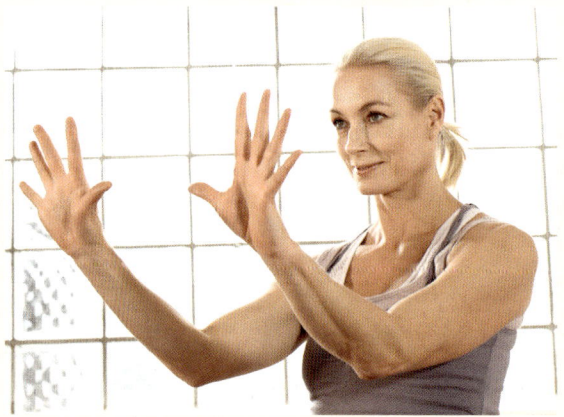

✱ LOS GEHT'S:

Die Ellenbogen leicht gebeugt und nah am Körper halten, die Oberarme von außen nach innen rotieren und die Schultern von den Ohren weg ziehen. Mit der Ausatmung in den Turbo-Hund kommen – Zehen aufstellen, Beine strecken, die Sitzknochen nach hinten oben und die Schienbeine nach hinten schieben, die Fersen Richtung Boden streben lassen. Der Rücken ist lang, der Kopf hängt locker, der Blick geht auf die Matte nach unten. Die Handballen zwischen Daumen und Zeigefinger drücken in die Matte. **5 tiefe Atemzüge lang halten,** dann zurück auf die Knie in den Vierfüßerstand kommen. *Wichtig: Die Arme permanent gebeugt halten (im Gegensatz zum »normalen« Hund) und die Schultern und Arme arbeiten lassen. Gesicht, Kiefer und Nacken sind entspannt.*

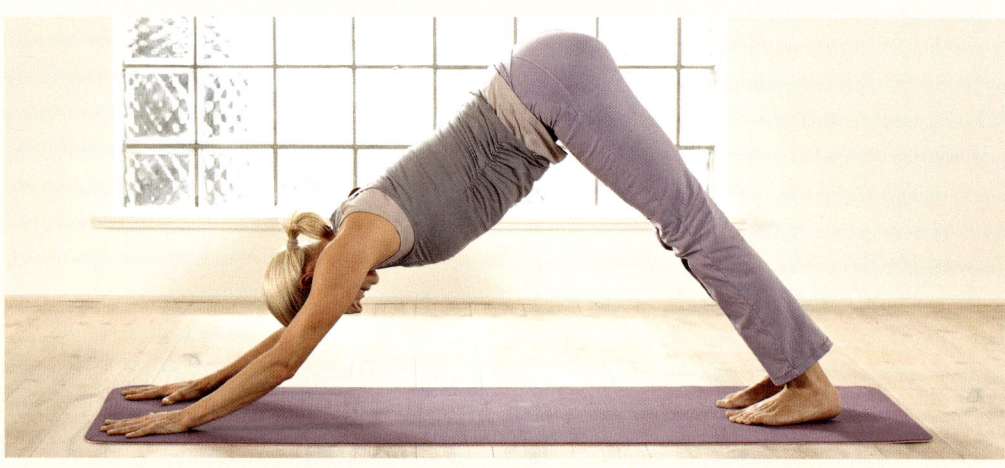

Einbeiniger Hund mit Flow
(Eka Pada Adho Mukha Svanasana)

✳ STARTPOSITION:

Aus dem Vierfüßerstand in den Hund kommen – Zehen aufstellen, Beine strecken, die Sitzknochen nach hinten oben und die Schienbeine nach hinten schieben, die Fersen Richtung Boden streben lassen. Der Rücken ist lang, die Arme sind gestreckt, der Kopf hängt locker, Gesicht und Kiefer sind entspannt, der Blick geht auf die Matte nach unten. Die Handballen zwischen Daumen und Zeigefinger drücken in die Matte.

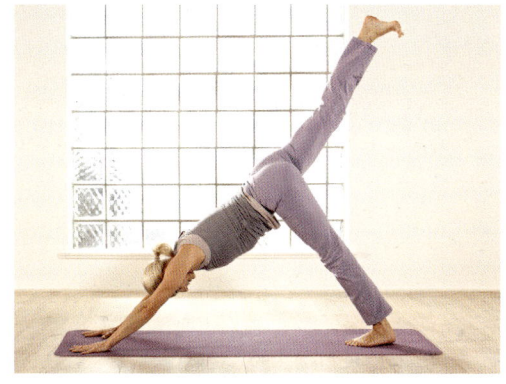

✳ LOS GEHT'S:

Beim Einatmen das rechte Bein mit gestrecktem Fuß und angewinkelten Zehen nach hinten oben strecken (Foto oben). Ausatmen und dabei das Gewicht nach vorne auf die Arme verlagern und das rechte Knie unter dem Körper bis zur Brust ziehen, aber nicht auf dem Boden absetzen, die Zehen dabei strecken (Foto unten). Den Bauchnabel Richtung Wirbelsäule ziehen, die Position kurz halten. Mit der Einatmung das Bein wieder nach hinten oben wegstrecken, den Fuß strecken und die Zehen anwinkeln.

Insgesamt dreimal mit dem rechten Bein wiederholen, dann die Seite wechseln und mit dem linken Bein dreimal wiederholen.

Wichtig: Die Bewegungen nicht mit Schwung, sondern mit Muskelkraft ausführen.

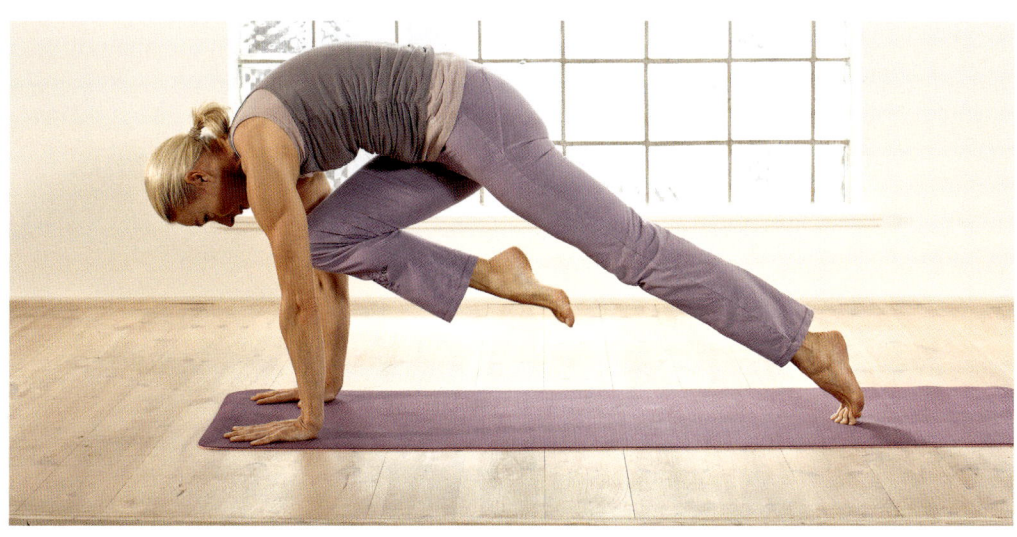

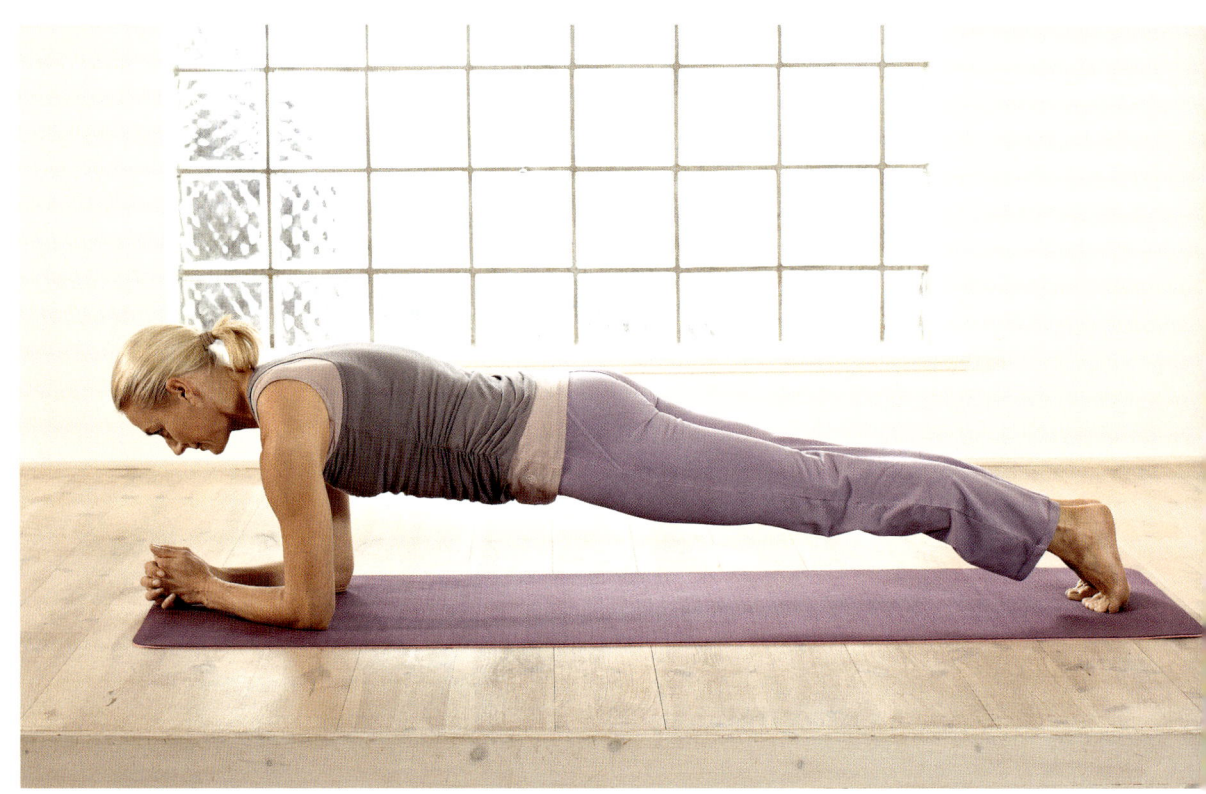

Schiefe Ebene auf den Unterarmen (Kumbakhasana)

✳ STARTPOSITION:

Ausgestreckt auf den Bauch legen und auf die Unterarme stützen – die Ellenbogen sind unter den Schultern. Die Oberarme mit den Händen umfassen, damit der Abstand zwischen den Armen stimmt. Hände wieder lösen und die Finger miteinander verschränken.

✳ LOS GEHT'S:

Zehen aufstellen und den gesamten Körper vom Boden abdrücken – das Gewicht ruht auf den Zehenballen und vor allem auf den Unterarmen. Vom Kopf bis zu den Füßen eine Linie bilden, den Bauchnabel Richtung Wirbelsäule und die Schultern zurückziehen. **5 bis 10 tiefe Atemzüge lang halten.** Beim Ausatmen den Körper wieder langsam auf dem Boden ablegen.

Wichtig: Der Körper darf nicht durchhängen, Bauch- und Rückenmuskulatur stabilisieren die Haltung.

Seit-Liegestütz (Vasisthasana)

✳ STARTPOSITION:

Aus der Bauchlage in die schiefe Ebene auf die Hände (Liegestützposition) kommen – den Körper in einer Linie anheben, die Hände mit gespreizten Fingern befinden sich unter den Schultern, der Bauchnabel ist Richtung Wirbelsäule gezogen.

✳ LOS GEHT'S:

Die rechte Hand mittig (also etwas weiter nach links) positionieren und in den Boden pressen. Den Körper nach links drehen und den linken Fuß auf den rechten legen. Die Fußspitzen sind angezogen, die Füße angewinkelt. Sprunggelenke nicht abknicken! Das Gewicht ruht auf der rechten Fußaußenkante und auf der rechten Hand, der Halt kommt aus der starken Mitte. Den linken Arm senkrecht nach oben strecken, sodass beide Arme eine Gerade bilden. Die untere Hüfte nach oben heben, dabei das Becken nicht nach vorne oder hinten kippen – es befindet sich zwischen zwei imaginären Scheiben und kann nicht ausweichen. *Wichtig: Die untere Hüfte nicht nach unten sinken lassen, sondern beim Einatmen immer wieder hochbringen.* **3 bis 5 tiefe Atemzüge lang halten,** dann die linke Hand kontrolliert zum Boden führen, mittig aufstellen und die Übung zur anderen Seite wiederholen.

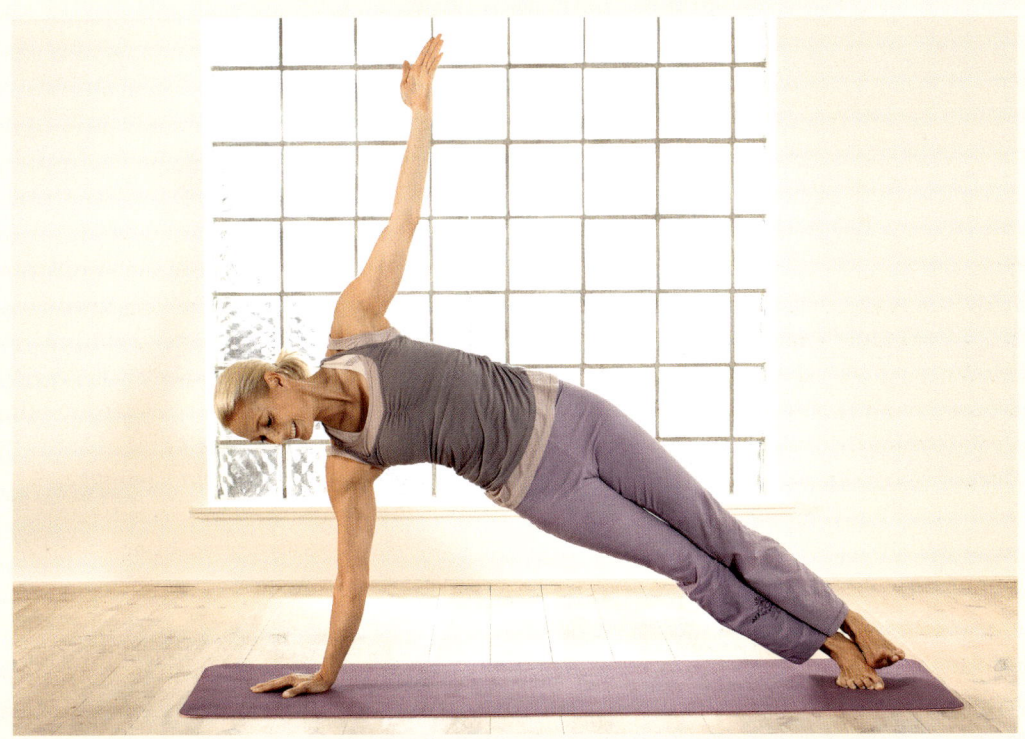

Yoga-Liegestütz mit Knien am Boden (Chaturanga Dandasana)

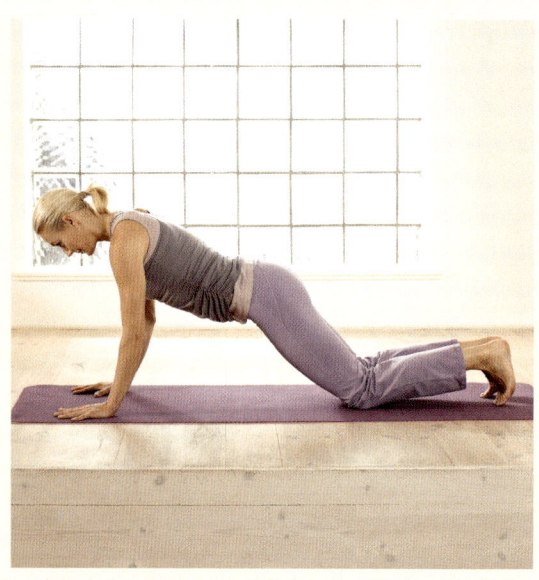

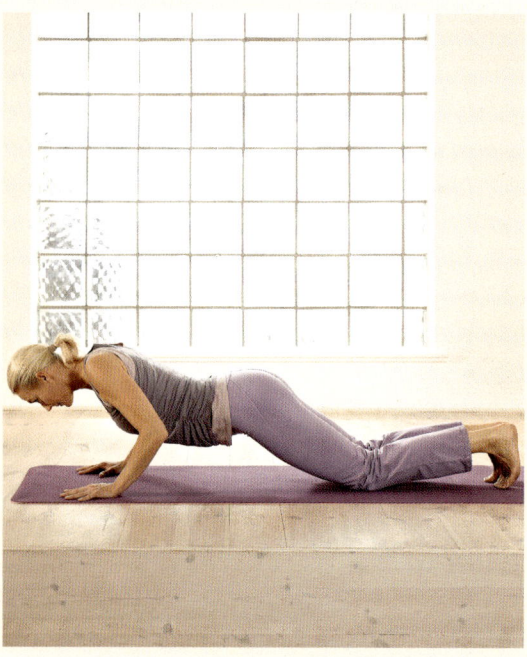

✳ STARTPOSITION:

Aus der Bauchlage mit aufgestellten Zehen in die schiefe Ebene auf die Hände kommen (Liegestützposition), den Körper in einer Linie anheben, die Hände mit gespreizten Fingern sind unter den Schultern, der Bauchnabel ist Richtung Wirbelsäule gezogen.

✳ LOS GEHT'S:

Beim Ausatmen beide Knie auf dem Boden absetzen – so stimmt der Winkel zwischen Rumpf und Oberschenkeln, und das Gewicht ruht hauptsächlich auf den Armen. Die Hände befinden sich unter den Schultern, und der Blick geht schräg nach vorne (Foto oben). Einatmen und die Position halten, dann beim Ausatmen die Arme beugen und den Körper langsam Richtung Boden absenken. Die Ellenbogen sind nah am Körper, die Schultern nach hinten gezogen, der Bauchnabel geht Richtung Wirbelsäule (Foto unten). Mit der nächsten Einatmung die Hände in den Boden pressen und kontrolliert langsam wieder nach oben kommen. Die Arme oben nicht ganz durchdrücken, sondern leicht gebeugt lassen. Mit der nächsten Ausatmung wieder absenken. **10 bis 15 Wiederholungen.**

Wichtig: Aus der Kraft der Arme (nicht aus dem Becken) arbeiten und nur so tief heruntergehen, wie Sie sich souverän wieder hochdrücken können.

Krähe (Bakasana)

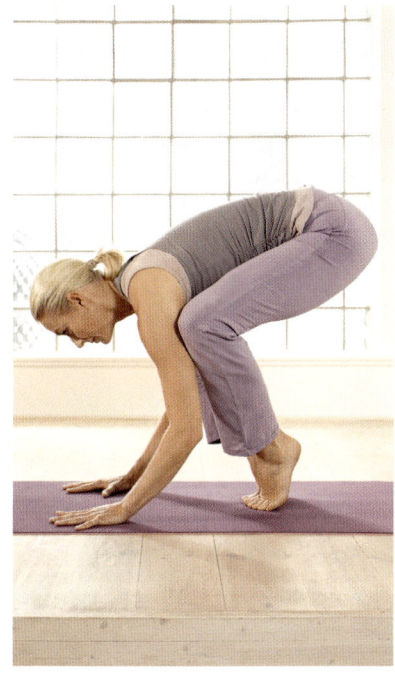

❋ STARTPOSITION:

In der Mitte der Yoga-Matte in die Hocke gehen, die Hände etwa schulterbreit mit gespreizten Fingern auf der Matte platzieren.

❋ LOS GEHT'S:

Eine gute Fußlänge hinter den Händen etwa hüftbreit auf die Zehen kommen, den Po weit nach oben bringen, die Beine ein bisschen mehr strecken und das Körpergewicht nach vorne auf die Hände verlagern. Beide Schienbeine auf den Oberarm-Rückseiten absetzen. Dann vorsichtig erst den einen, dann den anderen Fuß vom Boden lösen – **so lange wie möglich halten, zwischendurch ruhig kurz absetzen.** Dabei nach vorne schauen, um das Gleichgewicht besser zu halten. Übrigens: Vielleicht klappt es anfangs auch nur mit einem Fuß oder nur für einen kurzen Moment. Die Krähe ist ein Klassiker – man lernt, dass das Unmögliche doch irgendwann möglich ist.

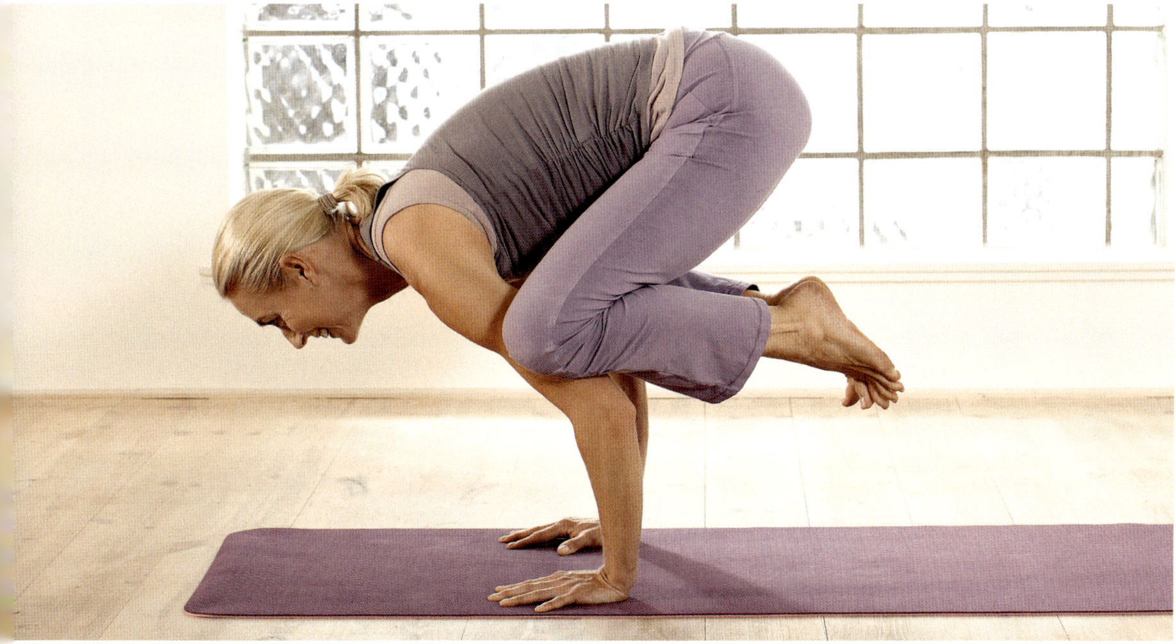

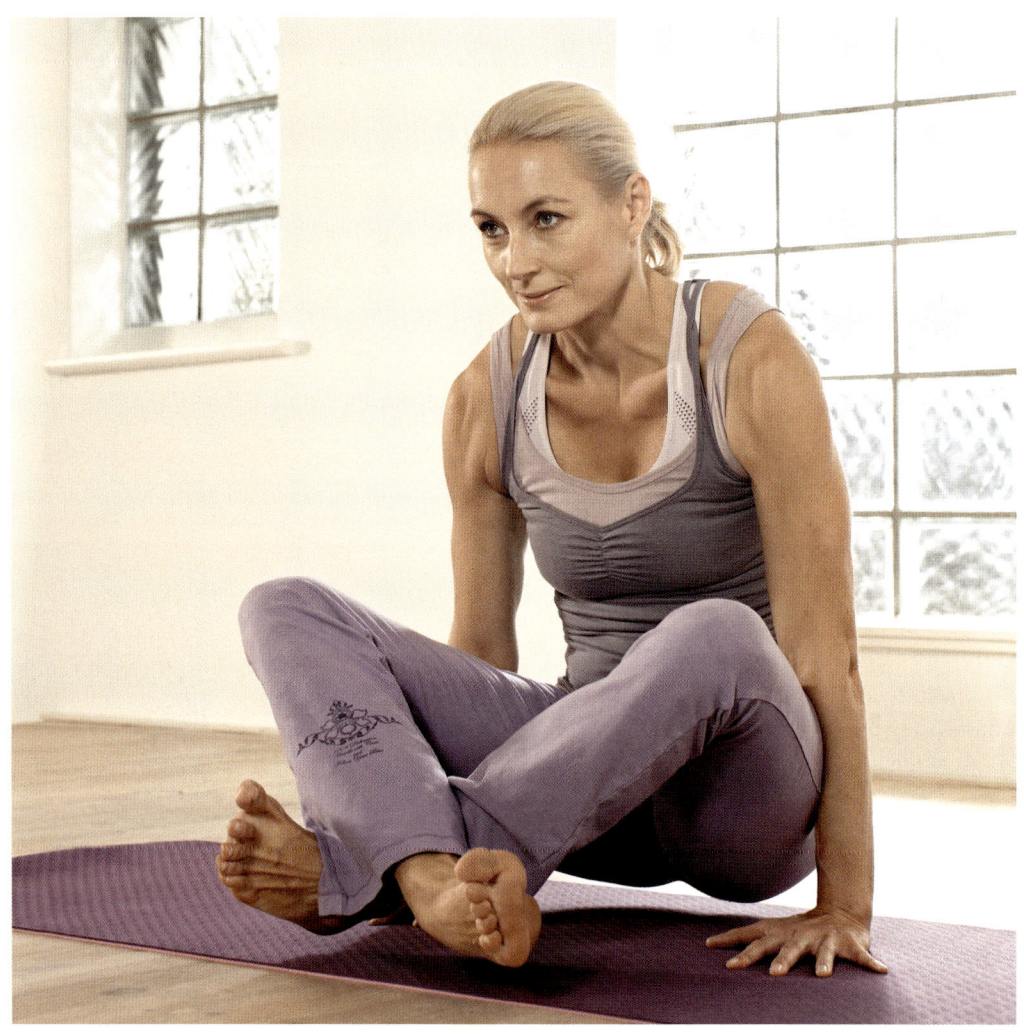

Schneidersitz-Lift (Sukhasana)

✳ STARTPOSITION:

In den Schneidersitz kommen und beide Hände seitlich kurz vor den Hüften absetzen, die Finger gespreizt.

✳ LOS GEHT'S:

Einatmen und dabei die Hände in die Matte drücken, um das Becken und möglichst auch die Füße vom Boden zu lösen. Bauchnabel Richtung Wirbelsäule und den Beckenboden nach innen oben ziehen. **Diese Position 2 bis 3 tiefe Atemzüge lang halten,** dann das Becken wieder absenken. Auch wenn die Füße anfangs am Boden bleiben – wichtiger sind der innere Lift der Bauch- und Beckenboden-muskulatur und die Kraft der Arme.

Im Schneidersitz nachspüren (Sukhasana)

✳ STARTPOSITION:

Auf die Kante einer Decke
oder eines Kissens setzen,
die Beine im Schneidersitz
kreuzen. Sind die Hüften
noch nicht so beweglich,
eventuell die Oberschenkel
mit zwei Kissen unterstützen.

✳ LOS GEHT'S:

Die Augen schließen, die
Sitzknochen im Boden verankern, die Wirbelsäule und den
Kopf aufrichten. Die Hände
ruhen in entspannter Haltung
auf den Oberschenkeln, die
Handinnenflächen zeigen
nach unten oder oben. **Einige
tiefe Atemzüge lang den
Übungen nachspüren und
zur Ruhe kommen**.

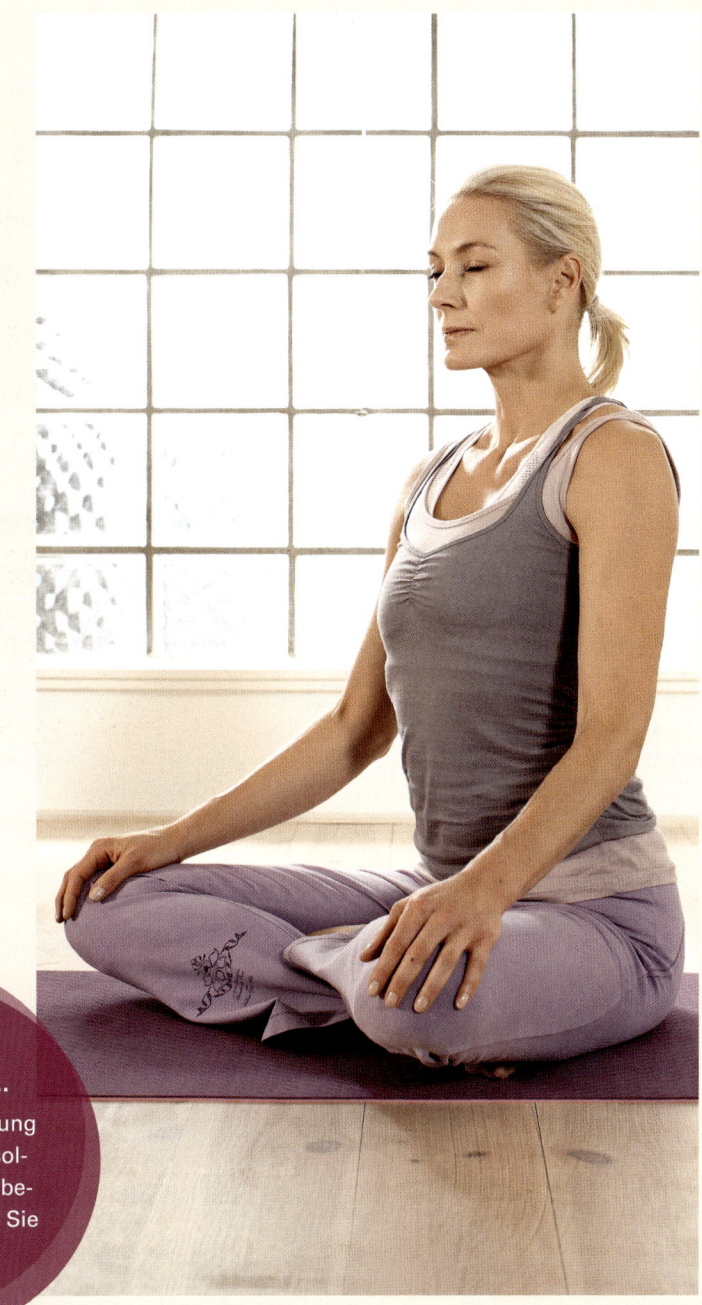

**✳ ZUM
ABSCHLUSS ...**

... die liegende Drehung
und Shavasana absol-
vieren – die Übungsbe-
schreibungen finden Sie
ab Seite 152.

LOWER – BODY–YOGA

Damit sorgen Sie für eine gute Basis: Dieses Programm kräftigt vor allem Ihre Bein- und Pomuskulatur, aber auch Bauch, Rücken und Schultern. Gleichzeitig werden die gesamte Beinmuskulatur, die Leisten und Hüftbeuger, der Rücken und die Schultern gedehnt, und die Bauchorgane bekommen nebenbei eine kleine Massage. Das Üben verbessert Durchhaltevermögen, Standfestigkeit und Haltung, bringt Koordination und Balance. Spüren Sie außerdem, wie wunderbar Kraft und Hingabe sich ergänzen können – beim Üben schließen sich diese Gegensätze nicht aus. Wichtig: Absolvieren Sie alle Standübungen vom »Krieger 2« bis zum »stehenden Spagat« zunächst nur mit dem einen Bein, beim zweiten Durchgang dann mit dem anderen Bein – so wird das Workout noch effektiver.

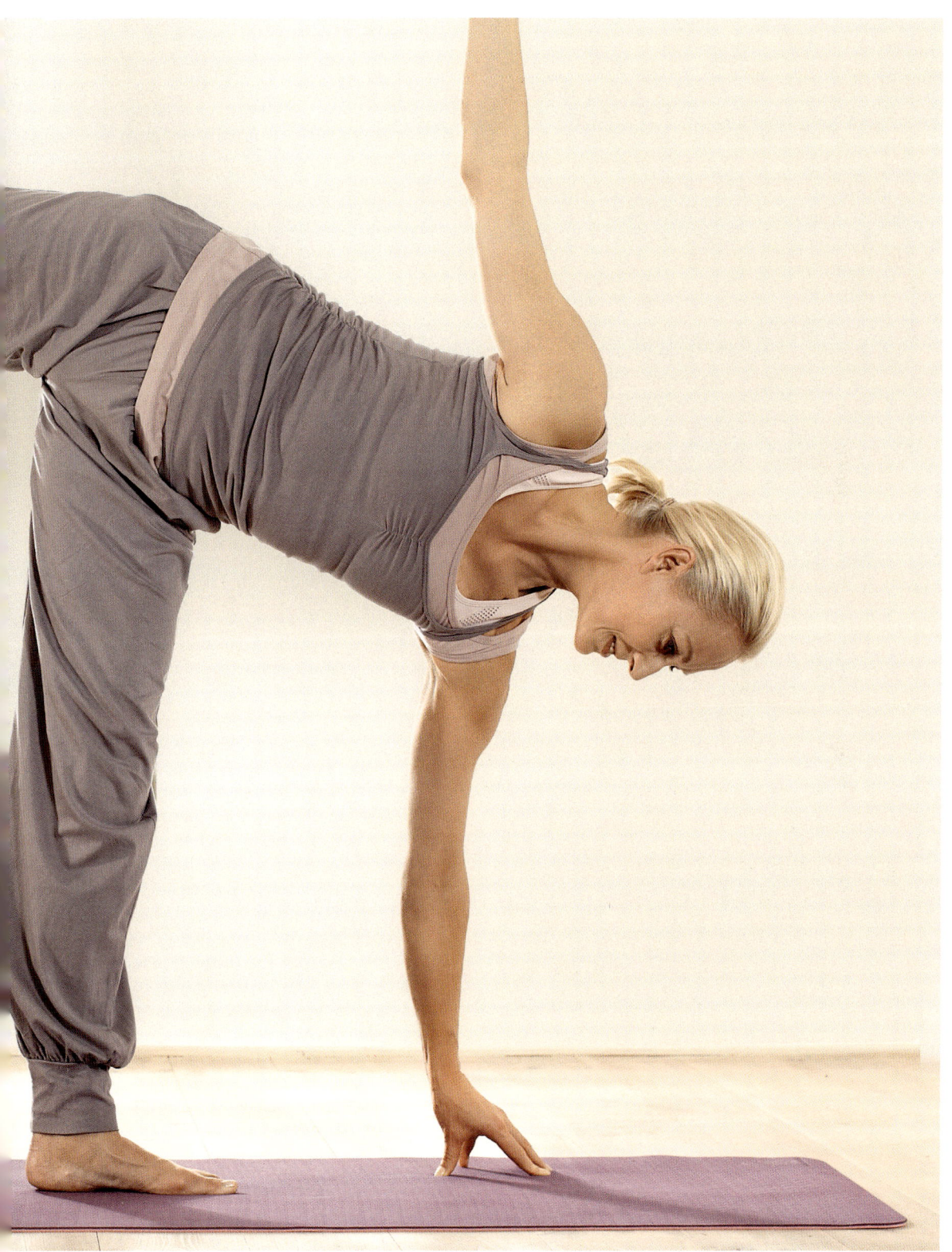

Heuschrecke (Salabhasana)

❋ STARTPOSITION:

In der Bauchlage die Unterarme vor dem Körper aufeinanderlegen und die Stirn auf den Unterarmen ablegen. Das Körpergewicht in den Boden sinken lassen und einige Male tief durchatmen.

❋ LOS GEHT'S:

Die Schultern weg von den Ohren in Richtung Po ziehen, das Schambein in den Boden pressen. Mit der Einatmung Füße und Beine leicht anheben. Der Kopf ruht weiterhin auf den Unterarmen. Beine und Fußgelenke sind gestreckt, die Zehenspitzen angezogen, die großen Zehen nah beieinander. Die Fußballen ziehen nach hinten – nicht nach oben. Mit der Ausatmung in den unteren Rücken, die Po- und Gesäßmuskulatur hineinspüren. Immer wieder die Schultern von den Ohren wegziehen. **5 bis 10 tiefe Atemzüge lang halten.**

> Die Körper-Vorderseite steht für das Individuelle, die Rückseite für das Universelle. Stärken wir die Rückseite des Körpers, schaffen wir damit einen Ausgleich zum Alltäglichen – und verbinden uns mit dem Spirituellen.

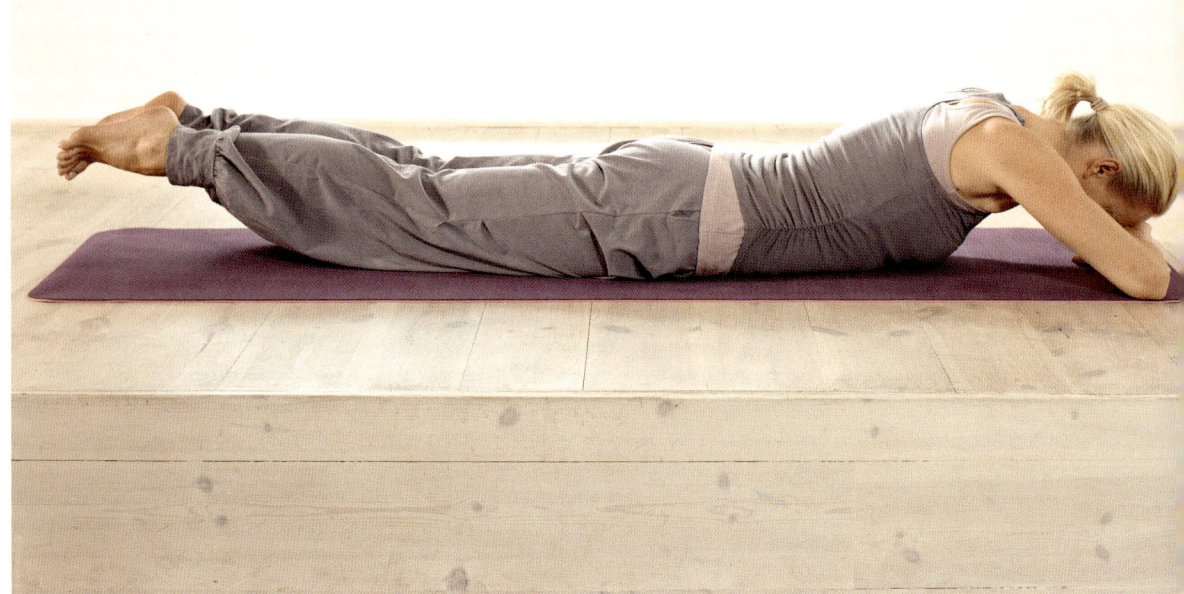

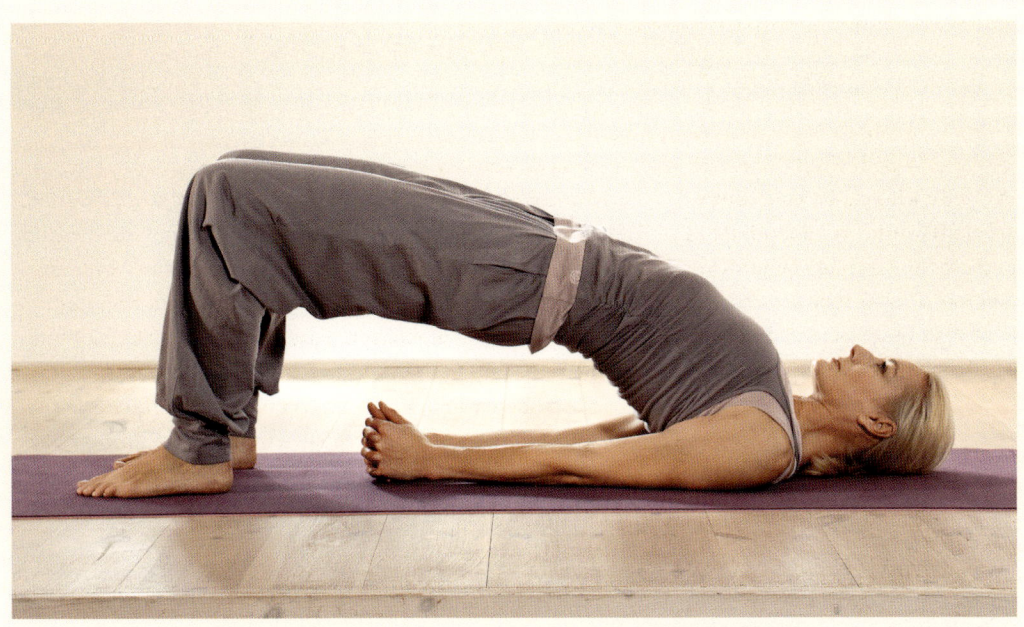

Schulterbrücke (Setu Bandha Sarvangasana)

✳ STARTPOSITION:

In der Rückenlage die Füße hüftbreit nah am Po aufstellen. Die Arme liegen neben dem Körper, sodass die Fingerspitzen die Fersen fast berühren. Die Zehen zeigen gerade nach vorne vom Körper weg.

Die Intensität der Übungen und das Brennen in den Beinen machen den Kopf frei – so finden Sie vom Denken zum Spüren. Senden Sie die Energie vom Kopf weg in das Becken und in die Beine.

✳ LOS GEHT'S:

Mit der Einatmung beide Füße – insbesondere die Fußinnenkanten und den Großzehenballen – in den Boden drücken und das Becken anheben. Mit der Ausatmung die Finger bei gestreckten Armen unter dem Po verschränken und mit den Schultern unter dem Rücken zusammenwandern. *Wichtig: Das Gewicht nicht auf den Nacken verlagern, sondern den Hinterkopf in den Boden drücken und das Kinn von der Brust wegziehen.* Mit jeder Einatmung das Brustbein nach oben schieben und den Brustkorb bis hoch zu den Schlüsselbeinen mit Luft füllen. Mit jeder Ausatmung das Becken ein wenig höher heben, dabei die Oberschenkel vom Körper wegstreben lassen und die Wirbelsäule langmachen. Die Knie bleiben hüftbreit geöffnet und streben nicht nach außen. **10 tiefe Atemzüge lang halten**, dann mit der letzten Einatmung auf die Zehenspitzen kommen, die Finger lösen und beim Ausatmen Wirbel für Wirbel auf den Boden abrollen.

Krieger 2 (Virabhadrasana 2)

✽ STARTPOSITION:

Im breiten Grätschstand die Zehen des linken Fußes nach vorne drehen. Der rechte Fuß befindet sich fast parallel zum hinteren Mattenrand, die Zehen sind leicht nach innen gedreht, sodass die Fußinnenkante sich nach oben wölbt. Die Außenkante und die Ferse des rechten Fußes in den Boden pressen. Die Ferse des linken Fußes befindet sich in einer Linie mit dem Spann des hinteren Fußes. Das linke Knie beugen, bis es sich über dem Fußgelenk befindet, das Schienbein senkrecht steht und im Kniegelenk etwa ein rechter Winkel entsteht. Das linke Knie nicht nach innen ausweichen lassen, es sollte etwa in Richtung zweiter und dritter Zeh des linken Fußes zeigen. Spannung ins hintere rechte Bein bringen und die Fußaußenkante belasten.

✽ LOS GEHT'S:

Mit der Einatmung die Arme unter Spannung waagerecht nach vorne und hinten strecken. Die Fingerspitzen der rechten und linken Hand auseinanderschieben, die Schultern von den Ohren wegziehen, das Brustbein anheben. Der Blick geht über den linken Mittelfinger nach vorne. Mit der Ausatmung den Bauchnabel in Richtung Wirbelsäule ziehen, tiefer ins linke Bein sinken und den Oberschenkel nahezu parallel zum Boden bringen. **10 tiefe Atemzüge lang halten.**

Aus dieser Position gleich zur nächsten Übung in den »rechten Winkel« kommen. *Wichtig: Steißbein nach unten ziehen, um kein Hohlkreuz zu machen.*

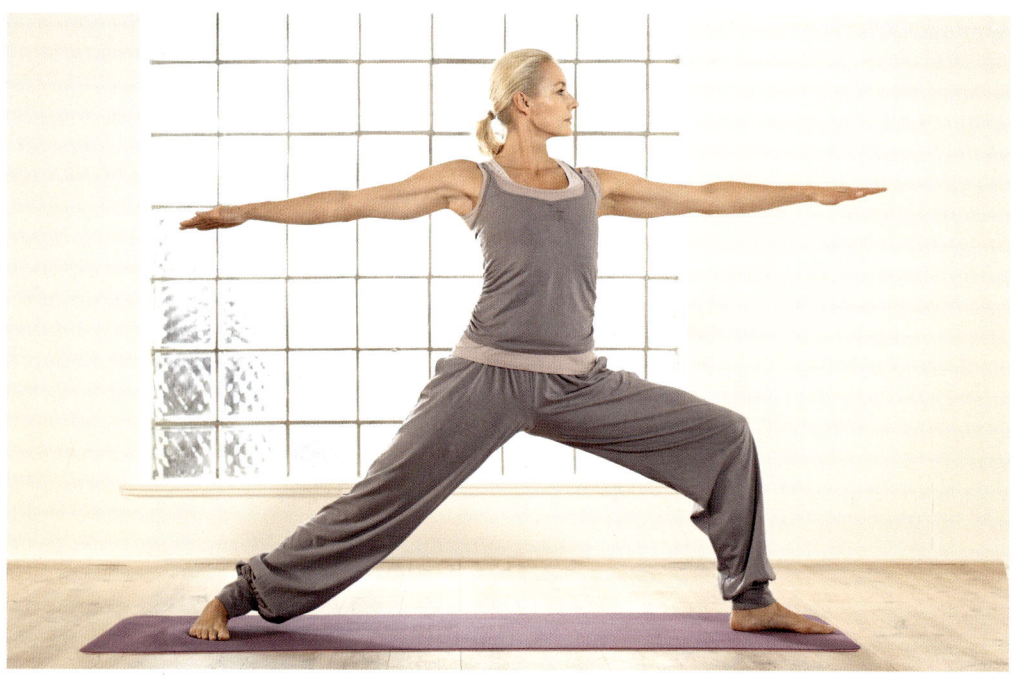

Rechter Winkel (Parsvakonasana)

✳ STARTPOSITION:

Die Fuß- und Beinstellung vom »Krieger 2« beibehalten (siehe Startposition dort). Die linke Hand senkrecht unter der Schulter außen neben dem linken Fuß auf einem Yoga-Klotz (oder einem dicken Buch) absetzen. Der Yoga-Klotz erleichtert das Atmen und hilft, die korrekte Haltung beizubehalten. Wer mag, setzt die Hand direkt auf dem Boden ab. Der linke Oberschenkel drückt nach außen gegen den Stützarm, damit das Knie gerade nach vorne zeigt. Die linke Hüfte zurückziehen, die linke Pohälfte aber nicht rausschieben.

✳ LOS GEHT'S:

Den rechten Arm mit der Ausatmung lang über den Kopf nach vorne führen. Die Finger ziehen diagonal nach vorne – die ganze rechte Seite bildet eine Linie und wird lang. Die Außenkante des hinteren Fußes drückt fest in den Boden. Der Blick geht zur Hand, der Brustkorb strebt zum Himmel, der Scheitel nach vorne. Den Nacken in Verlängerung der Brustwirbelsäule langmachen. **5 bis 10 tiefe Atemzüge lang halten**.

Mit der letzten Einatmung in den »Krieger 2« zurückkommen – den Oberkörper ohne Schwung anheben, das linke Bein bleibt dabei möglichst tief gebeugt. Die Arme nach vorne und hinten strecken und aus dieser Position gleich zur nächsten Übung in den »Halbmond« wechseln. *Wichtig: Die untere Hand ist leicht, die Beinmuskulatur soll arbeiten.*

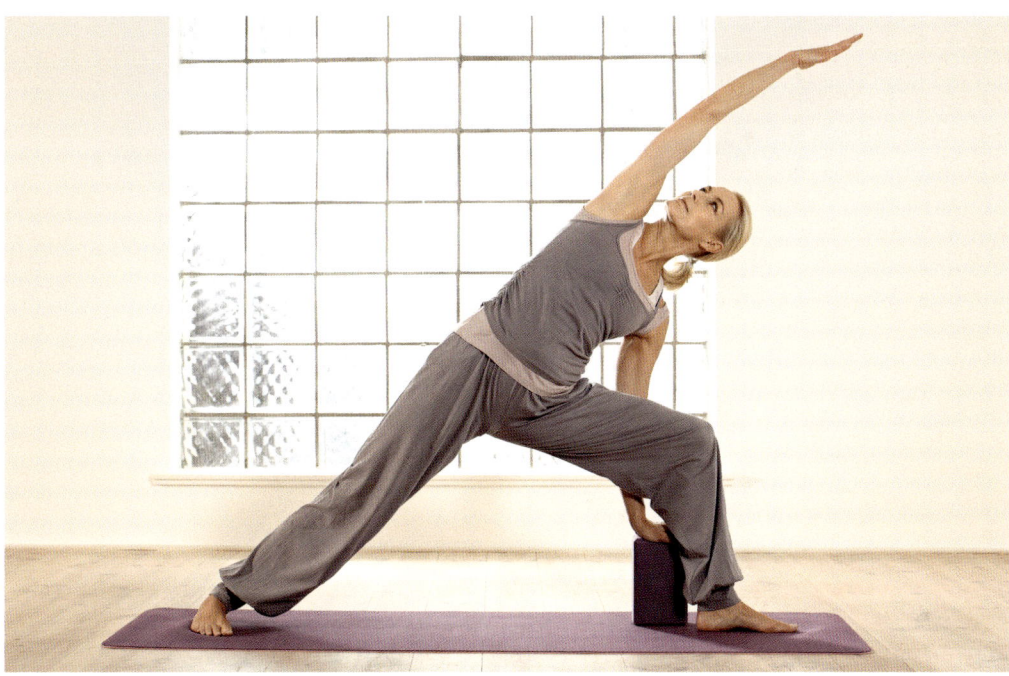

Halbmond (Ardha Chandrasana)

✳ **STARTPOSITION:**
Die Fuß- und Beinstellung vom »Krieger 2« beibehalten
(siehe Startposition dort). Einen Yoga-Klotz oder ein dickes
Buch hochkant etwa 30 Zentimeter vor dem linken Fuß,
ein wenig außerhalb aufstellen.

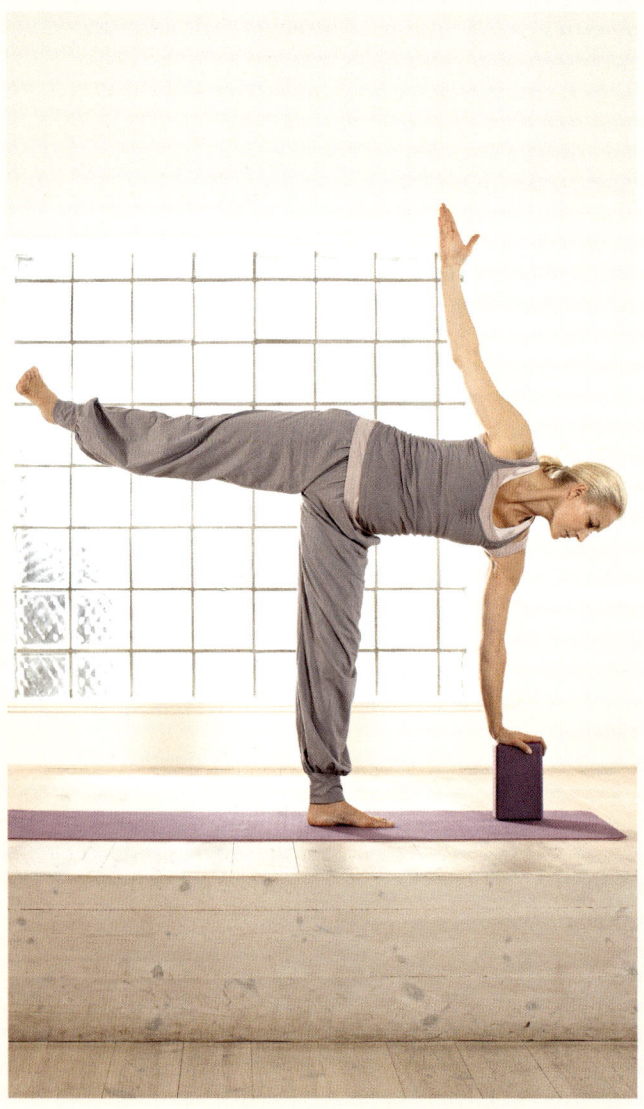

✳ **LOS GEHT'S:**
Das Körpergewicht auf das vordere Bein verlagern, mit dem
hinteren Fuß einen Schritt
vorkommen und die linke
Hand auf dem Klotz oder auf
dem Boden absetzen. Das hintere Bein vom Boden lösen
und etwa im rechten Winkel
gestreckt anheben. Die rechte
Hüfte ist senkrecht über der
linken und der rechte Fuß angezogen. Mit der Einatmung
den rechten Arm nach oben
strecken, den Brustkorb in
Richtung Himmel öffnen. Mit
dem Rücken quasi gegen eine
imaginäre Wand lehnen, die
obere Hüfte und die obere
Schulter mit jeder Einatmung
weiter öffnen. Einsteiger
schauen zur unteren Hand,
Fortgeschrittene zur Seite oder
zur oberen Hand.
*Wichtig: Das Gewicht nicht auf
die untere Hand verlagern,
sondern die Kraft aus dem linken Fuß und aus einer starken
Mitte holen.*
**5 bis 10 tiefe Atemzüge lang
halten,** dann in den aufrechten
Stand kommen und direkt zur
nächsten Übung in den
»Krieger 3« wechseln.

Krieger 3 (Virabhadrasana 3)

✳ STARTPOSITION:

Aus dem aufrechten Stand mit hüftbreit aufgestellten Füßen das Gewicht auf den linken Fuß verlagern.

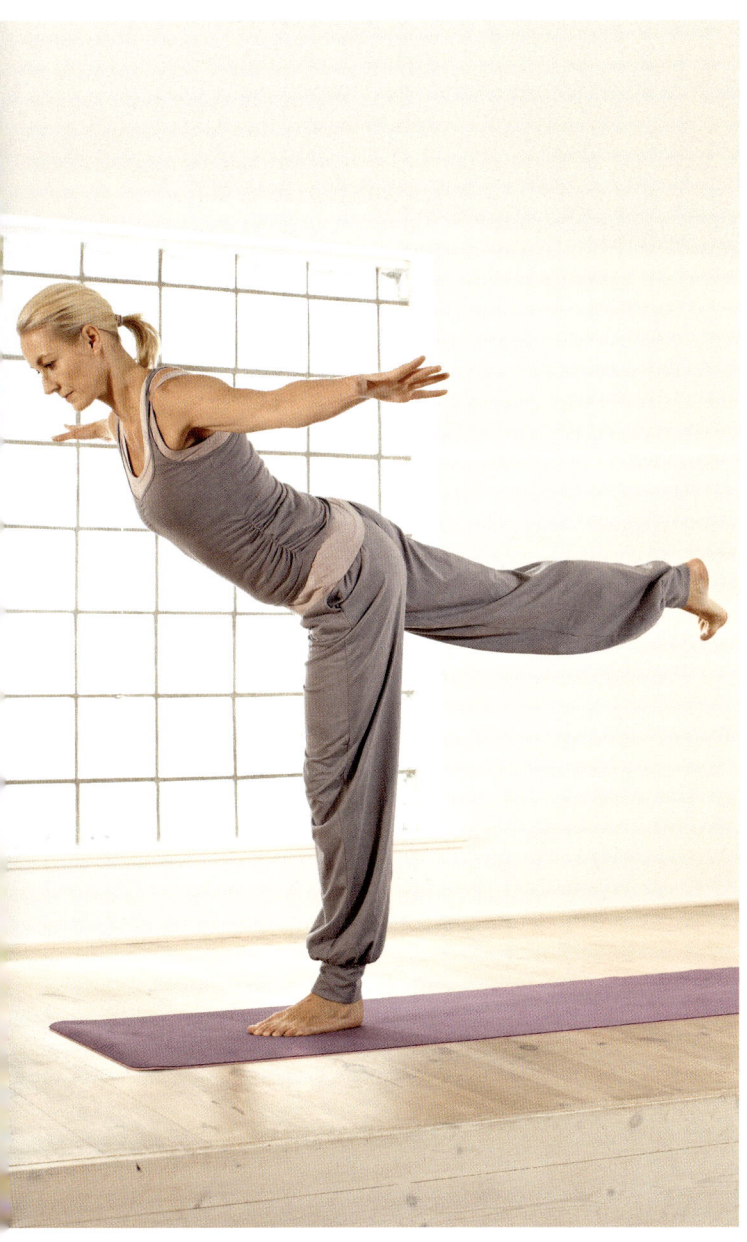

✳ LOS GEHT'S:

Mit der Ausatmung das rechte Bein mit angezogener Fußspitze nach hinten wegstrecken, gleichzeitig den Oberkörper gerade nach vorne neigen und die Arme in Schulterhöhe waagerecht zu den Seiten strecken. Alternativ können beide Arme parallel zueinander in Verlängerung der Wirbelsäule schulterbreit nach vorne ausgestreckt werden. Das Standbein minimal beugen, den Fuß in den Boden pressen. Bauchnabel in Richtung Wirbelsäule ziehen, das Brustbein anheben, das gestreckte Bein nach hinten oben ziehen. Den Blick nach vorne auf einen Punkt auf dem Boden richten – das sorgt für Balance, und der Nacken wird lang.

Wichtig: Beide Hüften befinden sich auf einer Höhe, der rechte Oberschenkel ist nach innen rotiert, die Zehen zeigen nach unten. Ansonsten den rechten Hüftknochen ein wenig absenken.

5 bis 10 tiefe Atemzüge lang halten und aus dieser Position gleich zur nächsten Übung in den »stehenden Spagat« wechseln.

Stehender Spagat
(Urdhva Prasarita Eka Padasana)

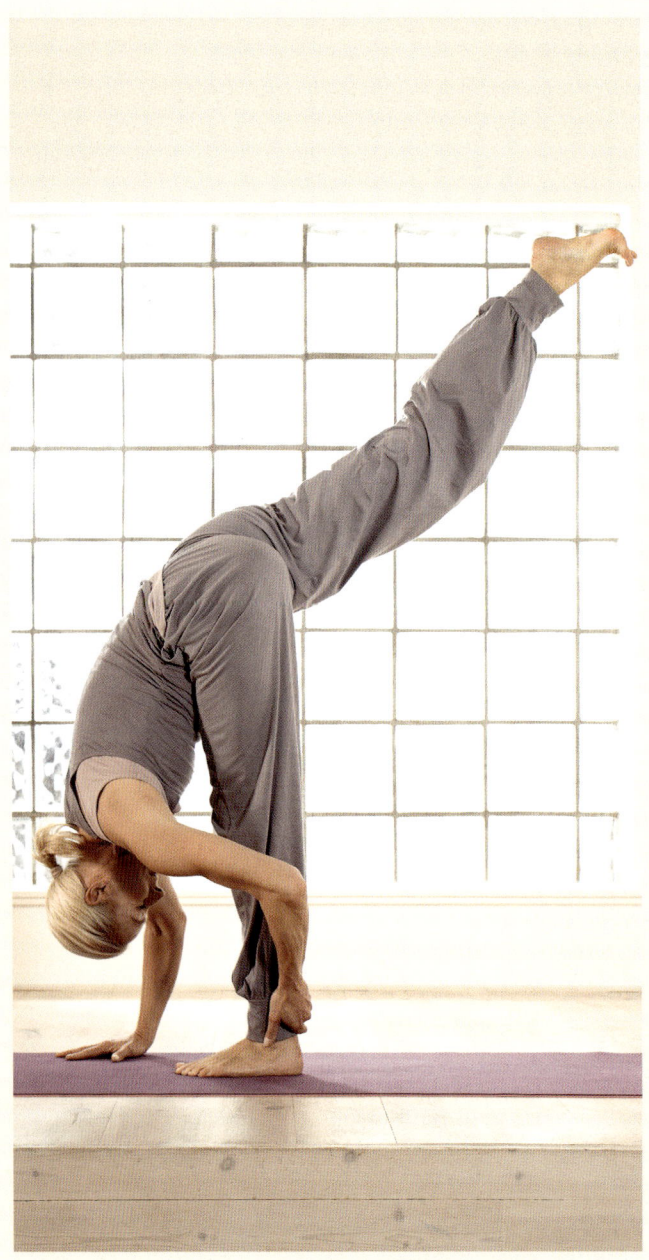

✳ **STARTPOSITION:**

Mit der Ausatmung den Bauchnabel in Richtung Wirbelsäule ziehen und aus dem »Krieger 3« den Oberkörper nach unten beugen. Das linke Standbein ist minimal gebeugt, der Fuß drückt in den Boden.

✳ **LOS GEHT'S:**

Mit der linken Hand die linke Wade umfassen und das Brustbein in Richtung Schienbein ziehen. Das rechte Bein geht möglichst weit nach oben. *Wichtig: Die rechte Hüfte nicht aufdrehen – die Hüften bleiben auf einer Höhe, die angezogenen Zehen zeigen senkrecht nach unten. Ansonsten die rechte Hüfte absenken.* Der Kopf hängt locker, das Gesicht ist entspannt. **5 bis 10 tiefe Atemzüge lang halten.** Dann den rechten Fuß neben dem linken absetzen und mit der Einatmung die Wirbelsäule aufrollen, bis Sie aufrecht stehen. Die Knie dabei leicht beugen.

Ab hier wieder mit dem »Krieger 2« beginnen – diesmal ist bei allen fünf Standübungen das rechte Bein vorne.

Einbeinige Königstaube
(Eka Pada Rajakapotasana)

❋ STARTPOSITION:

Aus dem Stand mit dem linken Bein einen großen Schritt nach vorne machen und das rechte Knie auf die Matte sinken lassen. Das Gewicht sollte nicht direkt auf, sondern etwas vor der Kniescheibe sein. Das linke Knie befindet sich senkrecht über dem Fußgelenk, sodass das Kniegelenk etwa einen rechten Winkel bildet. Beide Hüften zeigen nach vorne.

❋ LOS GEHT'S:

Den hinteren Fuß anheben und mit der rechten Hand von außen den Knöchel umfassen. Der Fuß zieht nach hinten vom Körper weg, die Hand hält dagegen. Die linke Hand liegt locker auf dem linken Oberschenkel. Brustbein anheben, Bauchnabel in Richtung Wirbelsäule ziehen und das Steißbein nach unten schieben, um ein Hohlkreuz zu vermeiden. Der Blick geht gerade nach vorne, die Schultern sind nach unten gezogen. **10 tiefe Atemzüge lang halten,** dann die Seite wechseln.
Sollte die Dehnung zu stark sein, einen Yoga-Gurt um den Fuß legen und den Gurt mit der Hand greifen.

❋ **ZUM ABSCHLUSS ...**

... die liegende Drehung und Shavasana absolvieren – die Übungsbeschreibungen finden Sie ab Seite 152.

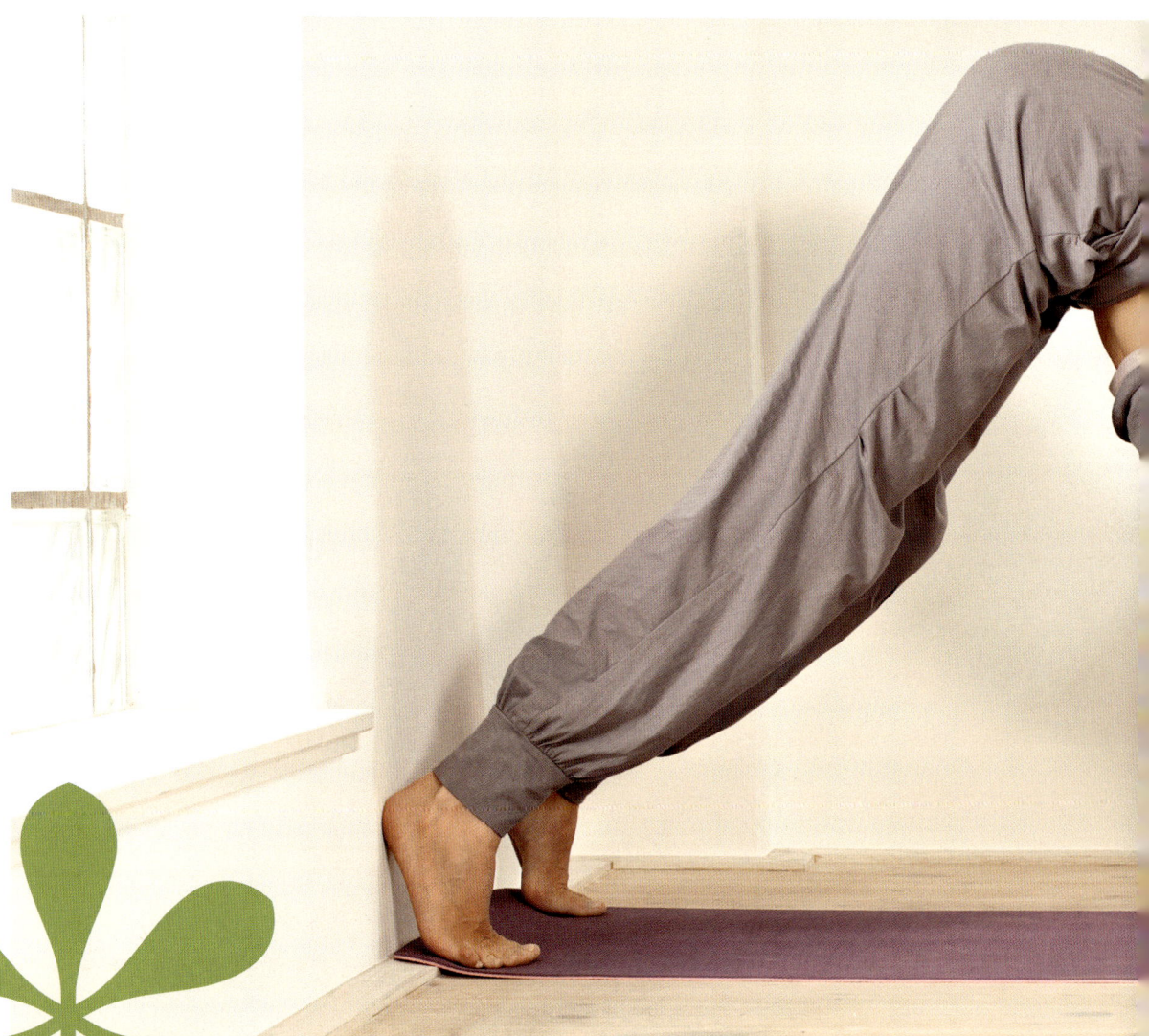

DETOX-YOGA

Mit gezielten Übungen den Körper entschlacken und entgiften – das
Detox-Programm reinigt Körper und Seele sanft und ohne uner-
wünschte Nebenwirkungen. Das funktioniert so: Die Reinigungs-
übungen üben Druck auf die Bauchorgane aus und sorgen dadurch für
eine leichte Massage. Wichtig dabei ist ein tiefer Atem – der massiert
durch die Bewegung des Zwerchfells die inneren Organe, insbesondere

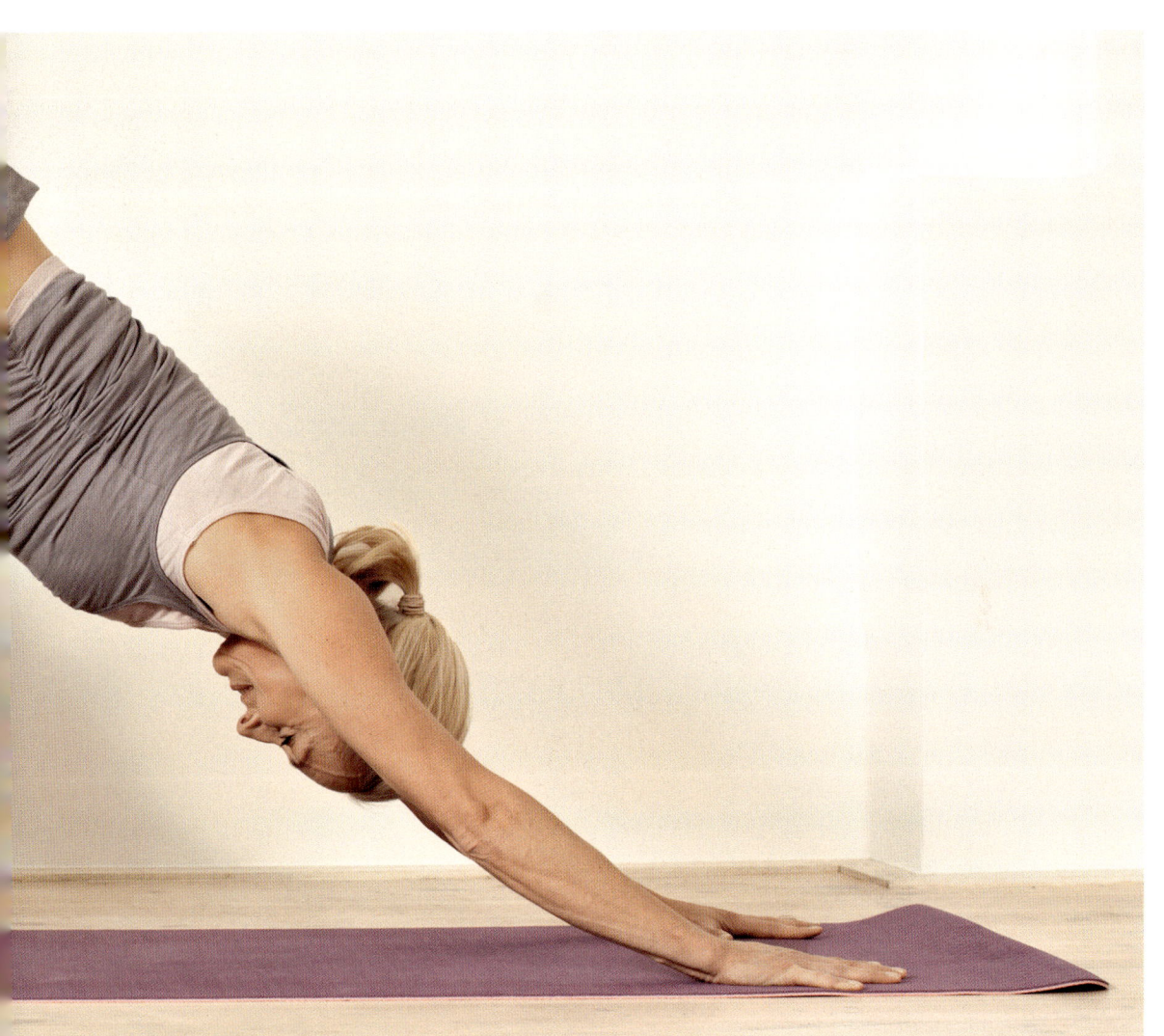

bei Drehbewegungen im Körperzentrum. Zusätzlich erzeugen
spezielle Atemtechniken Druck und Hitze im Körper, lenken die
Energie in die richtigen Bahnen und kräftigen die Körpermitte.
Und im Übrigen kurbeln Drehungen die Verdauung an – auch
die seelische. Denn Yoga löst nicht nur Muskelverspannungen,
sondern auch einen Seelen-Muskelkater. Auf der Matte können Sie
sich von körperlichem und geistig-emotionalem Ballast befreien.
Stellen Sie sich vor, dass Sie mit jeder Einatmung Licht und Wärme
aufnehmen, mit jeder Ausatmung Ballast abwerfen.

Feueratem (Kapalabhati)

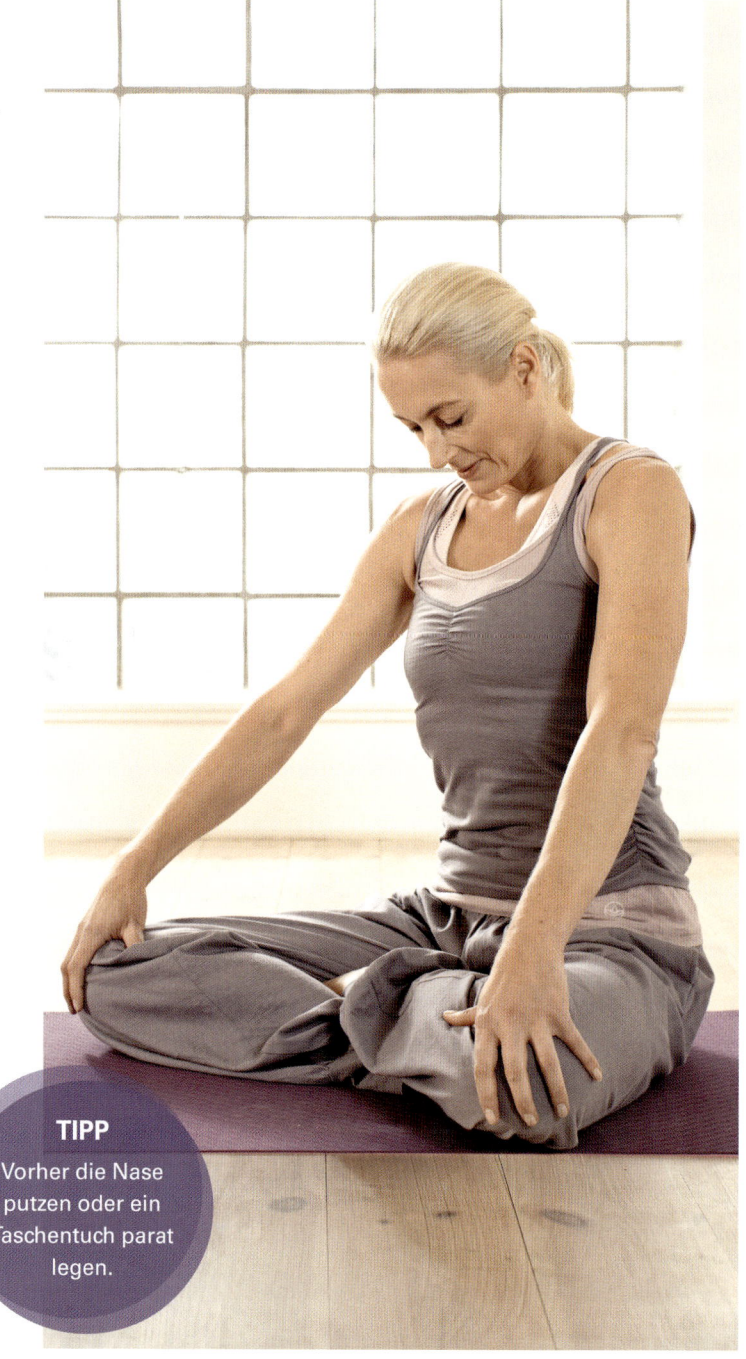

✳ STARTPOSITION:

Auf die Kante einer Decke
oder eines Kissens setzen, die
Beine im Schneidersitz kreuzen.
Sind die Hüften noch nicht so
beweglich, eventuell die Oberschenkel mit zwei Kissen
unterstützen. Die Hände um-
schließen die Knie.

✳ LOS GEHT'S:

Augen schließen und den Oberkörper gerade aufrichten, damit
der rhythmische Atem tief in
den Körper gelangen kann. Mit
einem kräftigen Stoß durch die
Nase ausatmen, die Bauchdecke
dabei ruckartig und sichtbar in
Richtung Wirbelsäule ziehen.
Der restliche Körper bleibt
unbewegt. Die Einatmung
erfolgt passiv von alleine, die
Bauchmuskulatur entspannt
dabei. Der Atem ist deutlich
hörbar, der Rhythmus ist
schnell – pro Sekunde etwa eine
Aus- und Einatmung. **20 Atemzüge, dann kurz nachspüren,
dabei ruhig und tief durch die
Nase weiteratmen. In einem
zweiten Durchgang noch einmal 20 Atemzüge absolvieren,
wieder kurz nachspüren.**

TIPP

Vorher die Nase
putzen oder ein
Taschentuch parat
legen.

Bauchkontraktion im Schneidersitz (Uddiyana Bandha)

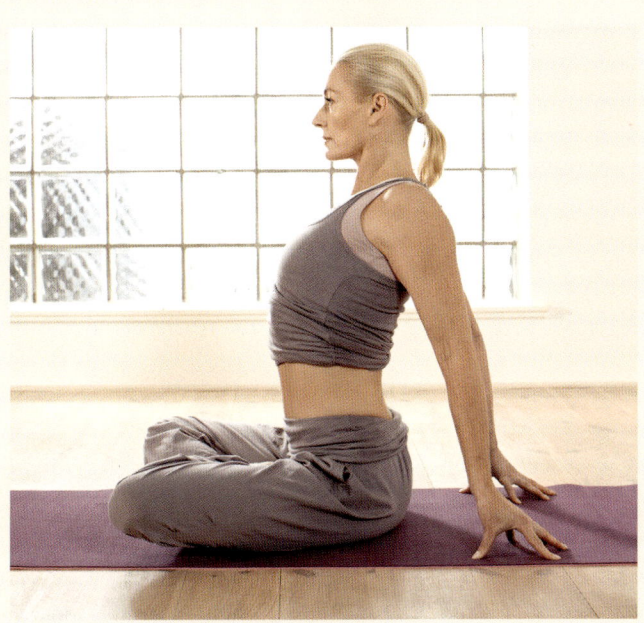

Im Schneidersitz die Finger-spitzen etwas mehr als schulter-breit hinter dem Körper absetzen. Mit der Einatmung das Brustbein heben.

✳ **LOS GEHT'S:**

Stoßartig durch den Mund ausatmen und dabei die Finger-spitzen etwa schulterbreit vor dem Körper absetzen. Das Brustbein nach vorne schieben, der Rücken ist lang, den Kopf ein wenig senken und den Bauchnabel in Richtung Wirbel-säule ziehen. Mit dem Ende der Ausatmung den Bauch unter den Brustkorb nach oben »saugen«. Diese Position ohne viel Druck einen Moment hal-ten – die freiwillige Atempause soll sich angenehm anfühlen. Schultern nicht zu den Ohren hochziehen. Mit der nächsten Einatmung die Bauchspannung lösen, die Fingerkuppen wieder hinten absetzen und das Brustbein anheben. **10 bis 20 Wiederholungen.**

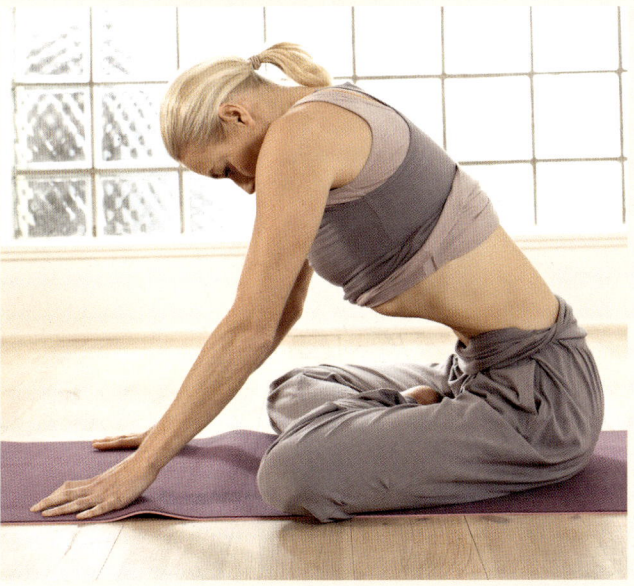

Seitenstrecker im Schneidersitz
(Sukhasana)

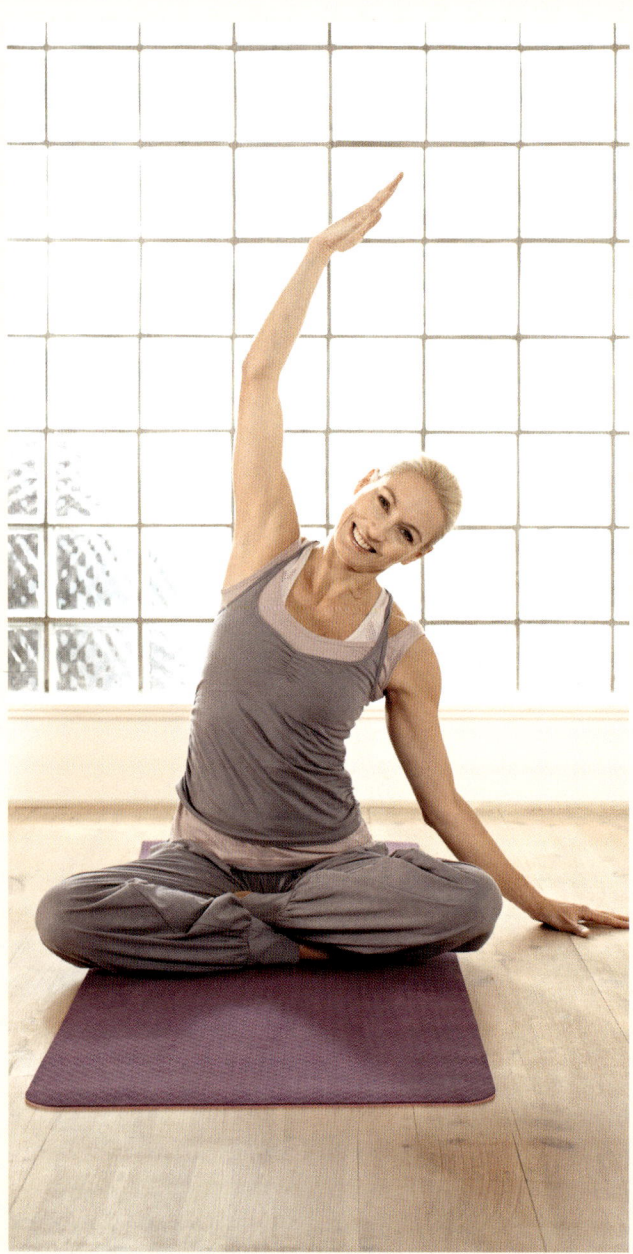

Im Schneidersitz den Oberkörper aufrichten, mit dem Scheitel nach oben streben. Die linke Hand seitlich neben der Hüfte auf dem Boden absetzen.

✱ **LOS GEHT'S:**

Mit der Einatmung den rechten Arm senkrecht nach oben strecken. Mit der Ausatmung den Arm über den Kopf nach links führen, linkes Ohr zur linken Schulter neigen. Beide Schultern nach unten ziehen und entspannen, Bauchnabel in Richtung Wirbelsäule ziehen, das Brustbein anheben. Beide Sitzknochen bleiben auf dem Boden – die Hüfte auf der Seite des erhobenen Armes aktiv nach unten ziehen, die Hand auf dem Boden unterstützt mit leichtem Druck. Die Finger der rechten Hand schräg nach oben lang über den Kopf ziehen und tief in die Zwischenrippenmuskulatur auf der rechten Seite atmen. **5 bis 10 Atemzüge, dann mit der Einatmung aufrichten, ausatmen und den rechten Arm senken.** Die Seite wechseln, dazu den anderen Fuß im Schneidersitz nach vorne bringen.

Drehsitz (Marichiasana)

✳ STARTPOSITION:

Mit gestreckten Beinen leicht erhöht auf die Kante einer Decke setzen und die Wirbelsäule aufrichten. Das rechte Bein lang nach vorne ausstrecken, die angezogene Fußspitze zeigt senkrecht nach oben. Den linken Fuß an der Innenseite des rechten Beines auf Kniehöhe aufstellen.

✳ LOS GEHT'S:

Mit der Einatmung den linken Arm senkrecht nach oben strecken und die Wirbelsäule noch mehr aufrichten, das Kinn ist über dem Brustbein. Mit der Ausatmung die Fingerkuppen der linken Hand in einem Armkreis hinter der linken Hüfte absetzen. Den rechten Arm vorne um das linke Knie herumführen und die Hand auf der linken Oberschenkel-Außenseite ablegen. Mit jeder Einatmung zuerst die Wirbelsäule aufrichten, das Brustbein heben und die Rippen weiten, dann mit jeder Ausatmung den Oberkörper ein wenig weiter nach links drehen und den Kopf in die Drehrichtung mitnehmen. Das Becken nicht mitdrehen – die linke Hüfte bleibt vorne. Schultern und Gesicht sind entspannt, der Beckenboden aktiv. **10 bis 20 tiefe Atemzüge lang, dann die Seite wechseln**.

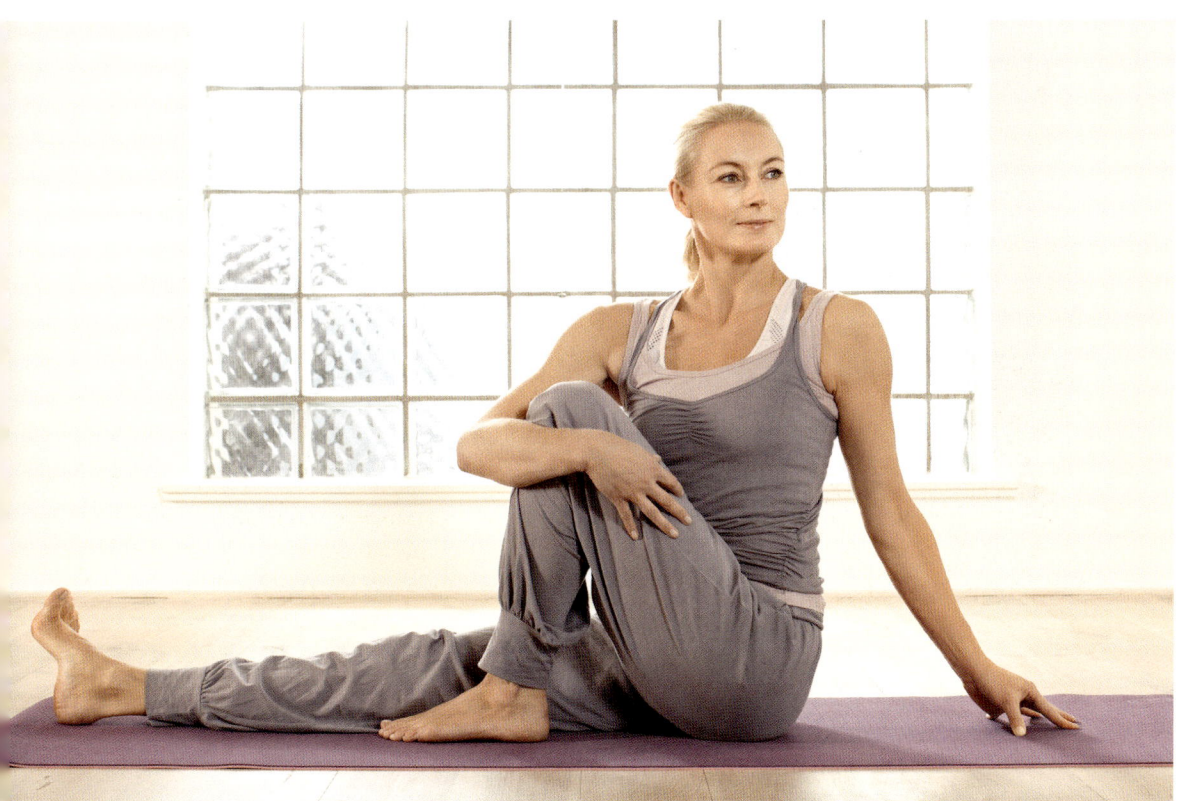

Abwärts schauender Hund
(Adho Mukha Svanasana)

✳ **STARTPOSITION:**

Vor einer Wand in den Vierfüßerstand gehen, die aufgestellten Zehen berühren die Wand. Die Hände mit gespreizten Fingern befinden sich unter den Schultern, die Knie unter den Hüften.

✳ **LOS GEHT'S:**

Mit der Ausatmung in den abwärts schauenden Hund kommen und die Fersen an die Wand bringen, sodass die Fußsohlen quasi an der Wand »stehen«. Beine strecken, die Sitzknochen nach hinten oben und die Schienbeine nach hinten schieben. Der Rücken ist lang, der Kopf hängt locker, der Blick geht auf die Matte nach unten. Gesicht, Kiefer und Nacken sind entspannt. Die Oberarme von außen nach innen rotieren und die Schultern von den Ohren wegziehen. Die Handballen zwischen Daumen und Zeigefinger drücken in die Matte. Einatmen und die Position halten, mit der nächsten Ausatmung den Bauchnabel in Richtung Wirbelsäule ziehen. Am Ende der Ausatmung den Bauch unter den Brustkorb »saugen« und den Atem anhalten – wie bei der Bauchkontraktion im Schneidersitz (S. 77). Mit der nächsten Einatmung den Bauch entspannen, mit der nächsten Ausatmung erneut kontrahieren und die Atemleere herstellen. Dank der aufgestellten Füße lässt sich der Bauch besser ein- und hochziehen. **10 bis 20 Atemzüge.**

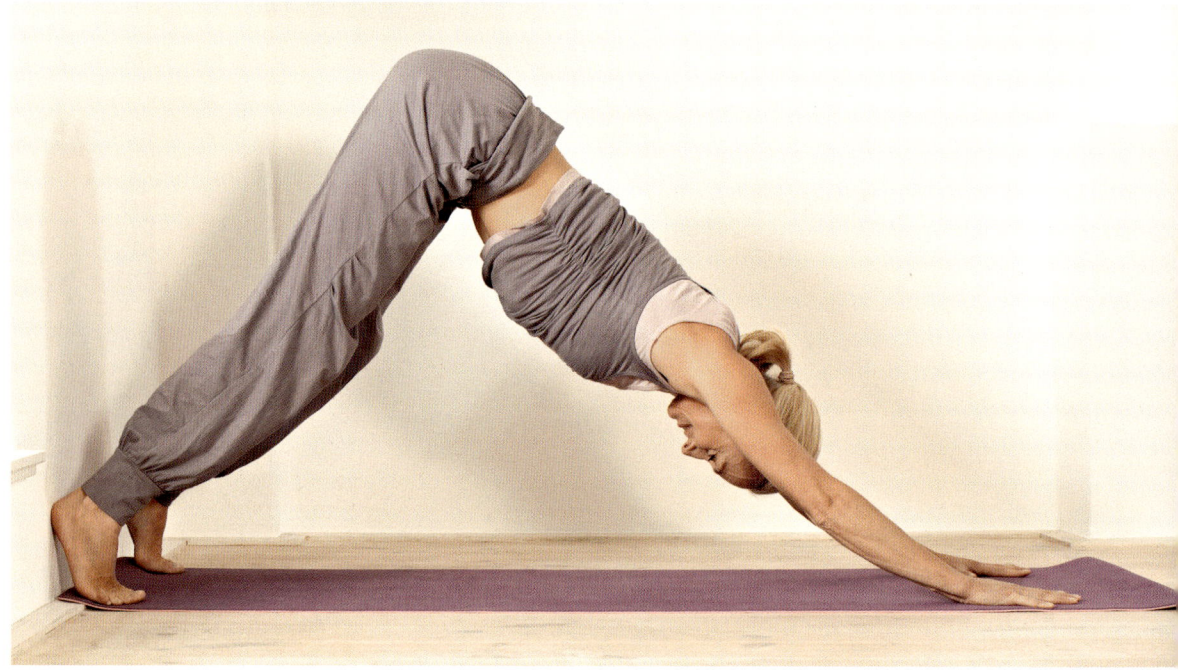

Ausfallschritt mit Drehung

✳ STARTPOSITION:

Aus dem Stand mit dem rechten Bein einen großen Schritt nach vorne machen. Das linke Knie auf die Matte sinken lassen, den Fußspann ablegen, die Ferse zeigt nach oben. Das rechte Knie befindet sich über dem Fußgelenk, Knie- und Hüftgelenk sind etwa in rechten Winkeln gebeugt. Oberkörper und beide Hüften zeigen nach vorne.

✳ LOS GEHT'S:

Mit der Einatmung die Wirbelsäule aufrichten und beide Arme waagerecht nach vorne strecken. Die Handflächen zeigen zueinander. Mit der Ausatmung den Oberkörper nach rechts drehen und den rechten Arm waagerecht nach hinten strecken. Beide Arme sind in einer Linie. Die Handflächen und das Brustbein zeigen zur rechten Seite. Die Drehung kommt aus der Brustwirbelsäule – nicht aus der Halswirbelsäule! **5 bis 10 tiefe Atemzüge bis in den unteren Bauch –** als ob Wasser in eine bauchige Bodenvase gegossen wird. Dann die Seite wechseln.

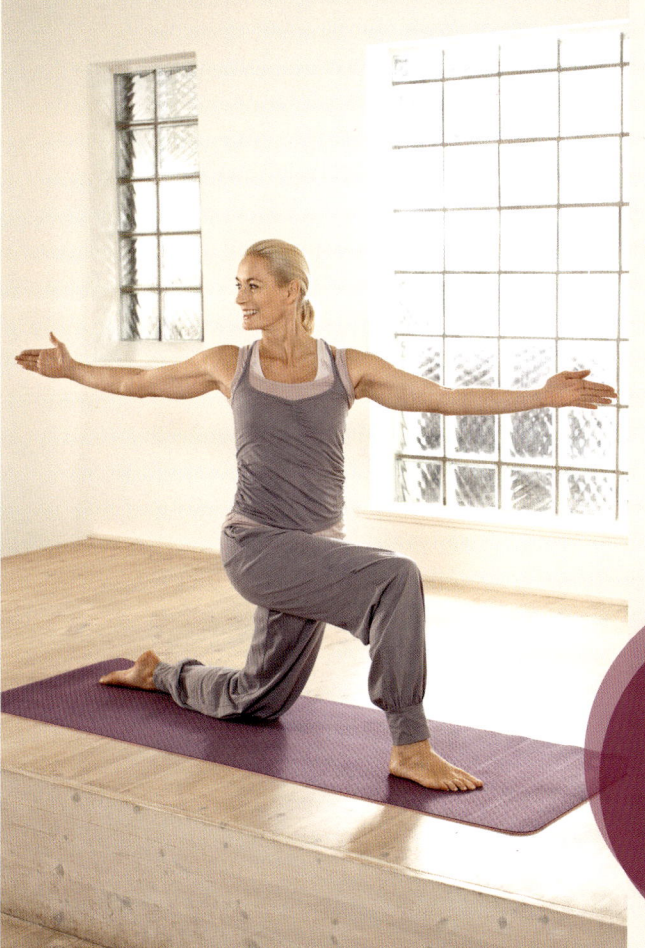

✳ ZUM ABSCHLUSS ...

... die liegende Drehung und Shavasana absolvieren – die Übungsbeschreibungen finden Sie ab Seite 152.

BEAUTY-YOGA

Mit diesem Programm erzielen Sie mehr Ausstrahlung und Wirkung. Die Übungen verbessern vor allem die Haltung – die äußere wie die innere. Sie richten die Wirbelsäule und den Körper auf, lassen uns aufrecht und offen durchs Leben gehen, sorgen für Selbstbewusstsein, Authentizität und Anmut. Das Yoga-Motto: Ist die Mitte stark, kann das Herz weich sein – das sorgt für entspannte Gesichtszüge und Gelassenheit gegenüber den eigenen kleinen Schwächen. Wir entdecken das wahre Selbst, nehmen uns an, wie wir sind, sagen »Ja« zum Leben, und unsere Schönheit kann von innen strahlen.

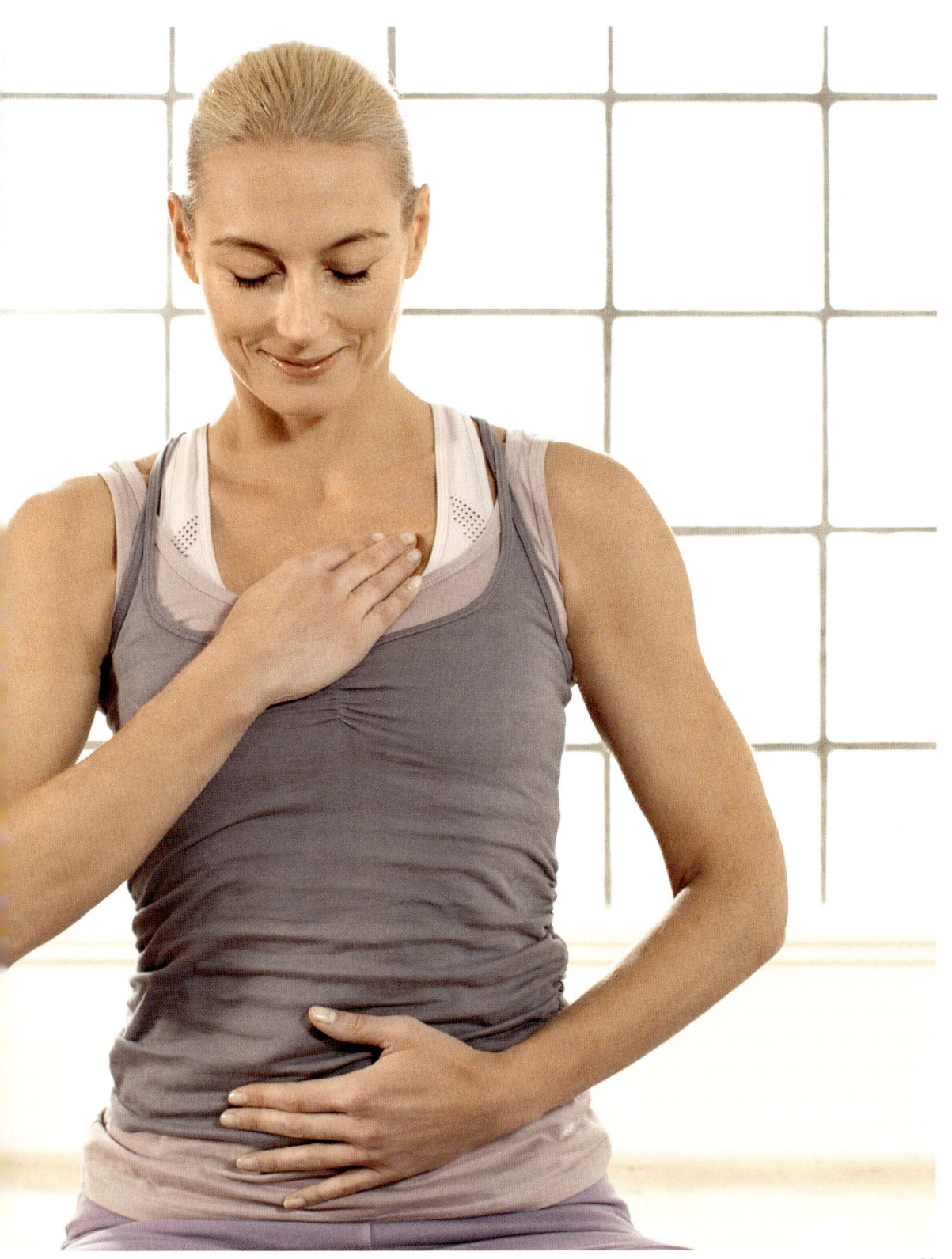

Berghaltung mit Klotz (Tadasana)

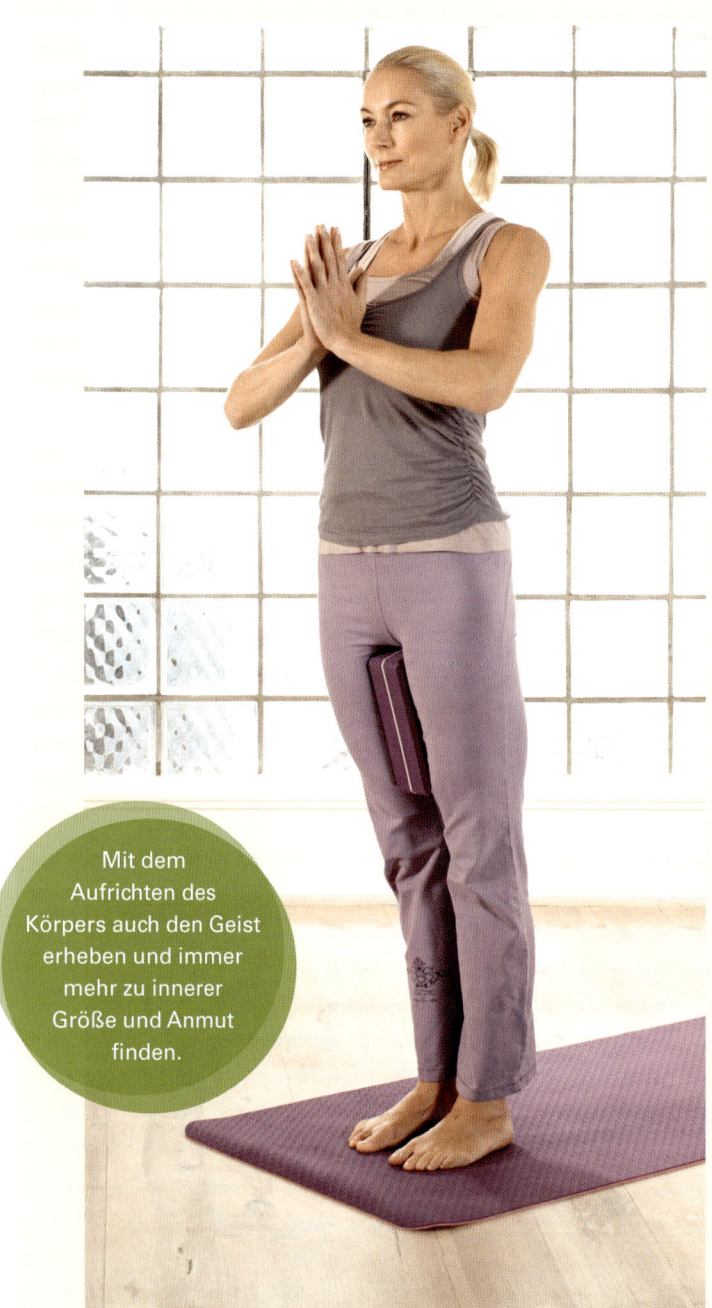

Mit dem Aufrichten des Körpers auch den Geist erheben und immer mehr zu innerer Größe und Anmut finden.

✳ STARTPOSITION:

Im aufrechten Stand stehen, die Füße knapp hüftbreit auseinander, die Zehen sind gerade nach vorn gerichtet, die Fußaußenkanten parallel zueinander. Den Yoga-Klotz, ein dickes Buch oder ein festes Kissen hochkant nah am Schambein zwischen die Oberschenkel klemmen und mit den Beinen zusammenpressen. Schambein und Steißbein werden dadurch zueinandergezogen – das aktiviert den Beckenboden und richtet den Körper auf.

✳ LOS GEHT'S:

Die Handflächen auf Brusthöhe sanft zusammenlegen, die Finger spreizen. Mit jeder Einatmung die Fußsohlen gleichmäßig fest in den Boden pressen, die Wirbelsäule aufrichten und den Scheitel zur Decke schieben. Mit jeder Ausatmung den Bauchnabel in Richtung Wirbelsäule ziehen und den Yoga-Klotz fest zusammendrücken. Eine Grundspannung im Körper spüren – auch im Kopf, also wach und klar sein. **10 tiefe Atemzüge lang in dieser Position bleiben.**

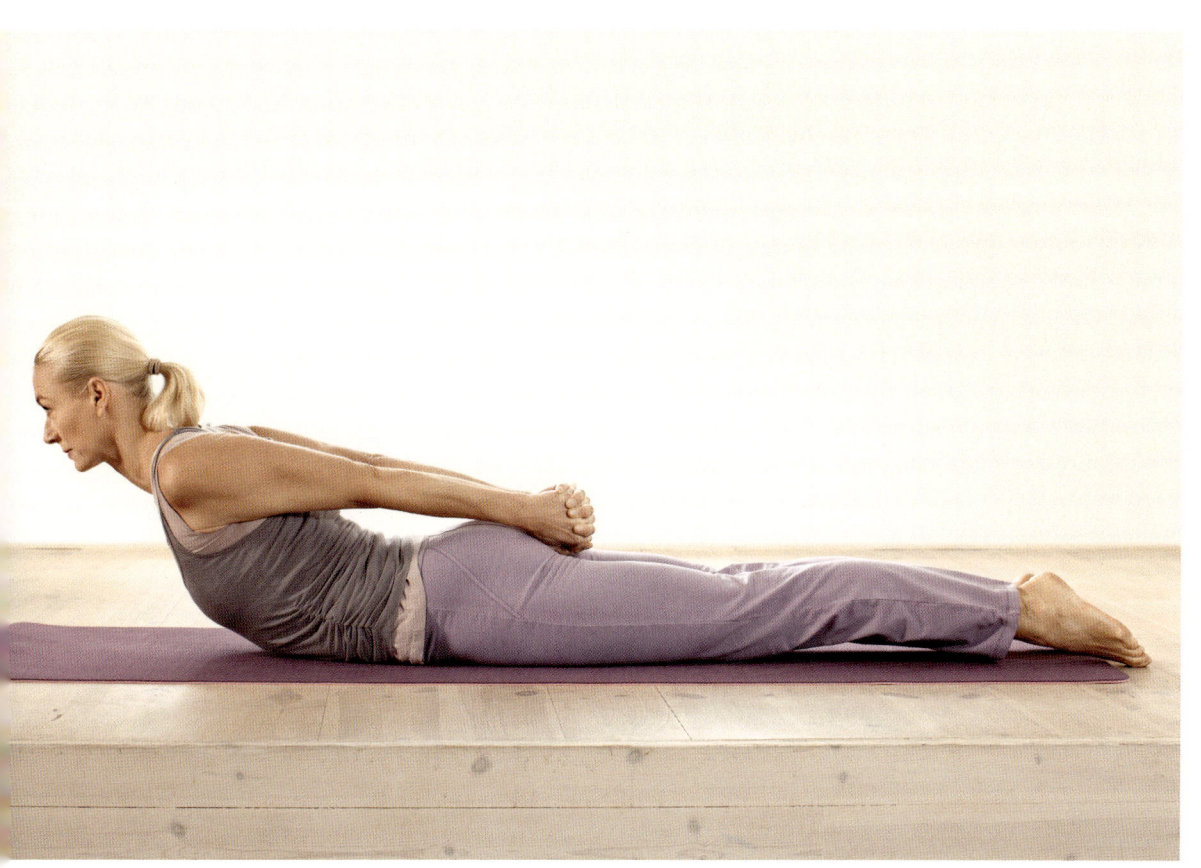

Kobra (Bhujangasana)

✳ STARTPOSITION:

In der Bauchlage die Stirn auf den Boden legen, Schambein und Fußrücken mit jedem Zehennagel in den Boden pressen.

✳ LOS GEHT'S:

Die Finger hinter dem Rücken verschränken, die Schultern nach hinten ziehen. Mit der Einatmung den Oberkörper aus eigener Kraft anheben. Das Brustbein – nicht den Kopf – anheben, der Nacken bleibt lang. Die Hände ziehen über dem Po in Richtung der Fersen. Mit der Ausatmung Schambein und Füße erneut in den Boden pressen. **5 bis 10 tiefe Atemzüge lang halten,** dann die Hände lösen und die Arme neben dem Körper ablegen. Kopf zur Seite drehen und für ein paar Atemzüge nachspüren.

Ausfallschritt (Alanasana)

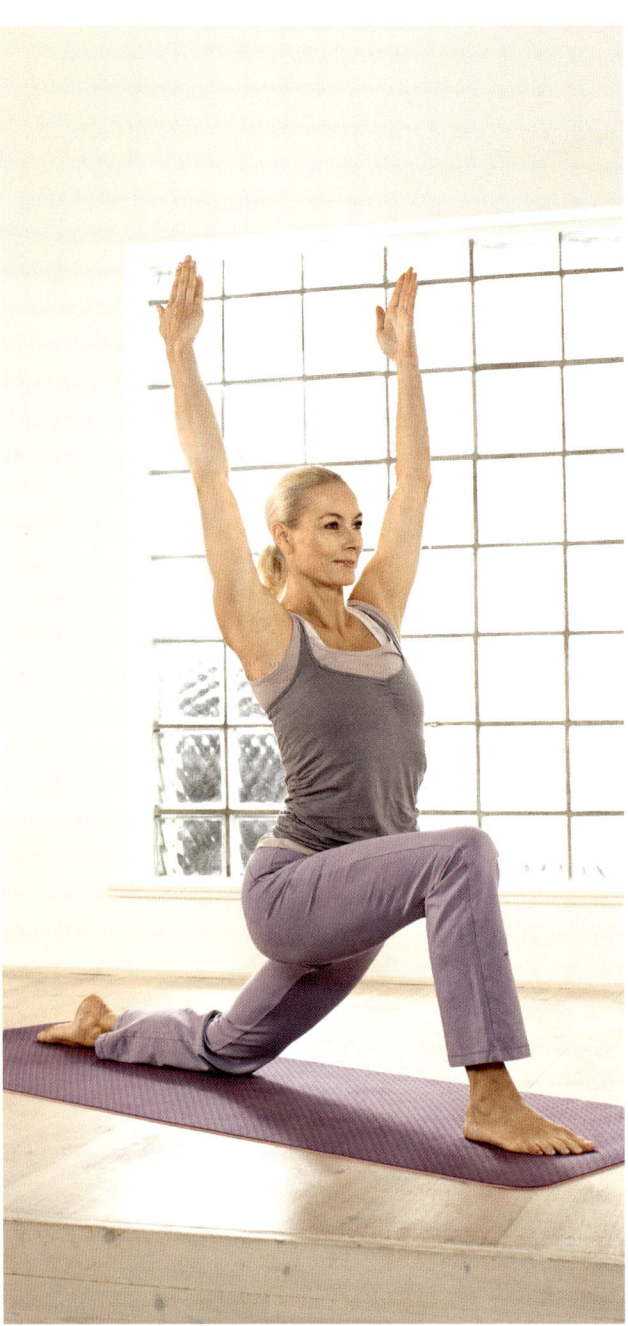

✳ STARTPOSITION:

Aus dem Stand mit dem rechten Bein einen großen Schritt nach vorne machen. Das linke Knie auf die Matte sinken lassen, den Fußspann ablegen, die Ferse zeigt nach oben. Das rechte Knie befindet sich über dem Fußgelenk, sodass im Kniegelenk etwa ein rechter Winkel entsteht. Beide Hüften zeigen nach vorne.

✳ LOS GEHT'S:

Mit der Einatmung die Arme nach oben strecken, die Hände sind schulterbreit auseinander, die Handflächen zeigen zueinander. Die Fingerspitzen ziehen nach oben, die Rippen weg von der Taille, die Schultern nach unten. Der Blick ist nach vorne gerichtet. Nicht ins Hohlkreuz fallen, sondern die Körpermitte stark machen. Mit jeder Einatmung die Luft bis tief in den Brustraum strömen lassen, mit jeder Ausatmung den Bauchnabel in Richtung Wirbelsäule ziehen und das »Herz anheben« (nicht den Kopf!). Vom Herzen her nach vorne oben streben. **5 bis 10 tiefe Atemzüge lang halten, dann die Seite wechseln.**

Adler (Garudasana)

❋ STARTPOSITION:

Im aufrechten Stand beide Füße
fest im Boden verankern und
den Scheitel nach oben streben
lassen. Körpergewicht nach
links verlagern, das linke Knie
beugen und das rechte Bein
über das linke Knie schlagen.
Den rechten Fußspann mög-
lichst an die linke Wade legen.
Den Po nach hinten schieben
und den aufgerichteten Oberkörper leicht nach vorne neigen.

❋ LOS GEHT'S:

Mit der Einatmung die Arme
angewinkelt anheben und gegengleich kreuzen – den linken
Ellenbogen in den rechten
legen und den linken Unterarm
um den rechten »wickeln«. Die
Handflächen etwas versetzt
aneinanderlegen, Ellenbogen
auf Schulterhöhe nach vorne
streben lassen und die Schulterblätter nach unten ziehen. Die
Unterarme zeigen senkrecht
nach oben, die Finger sind
gestreckt. Das Gesicht entspannen und beide Hüften gerade
nach vorne ausrichten, um das
Becken nicht zu verdrehen.
**5 bis 10 tiefe Atemzüge lang die
Balance halten, dann die Seite
wechseln.**

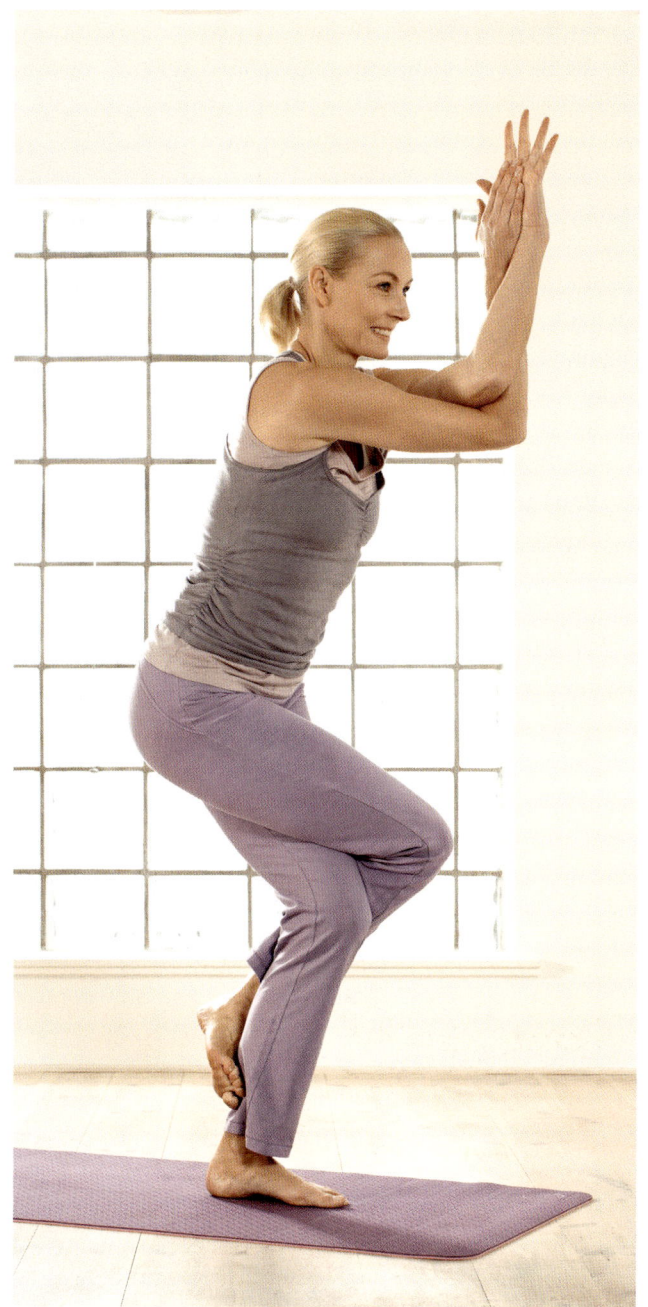

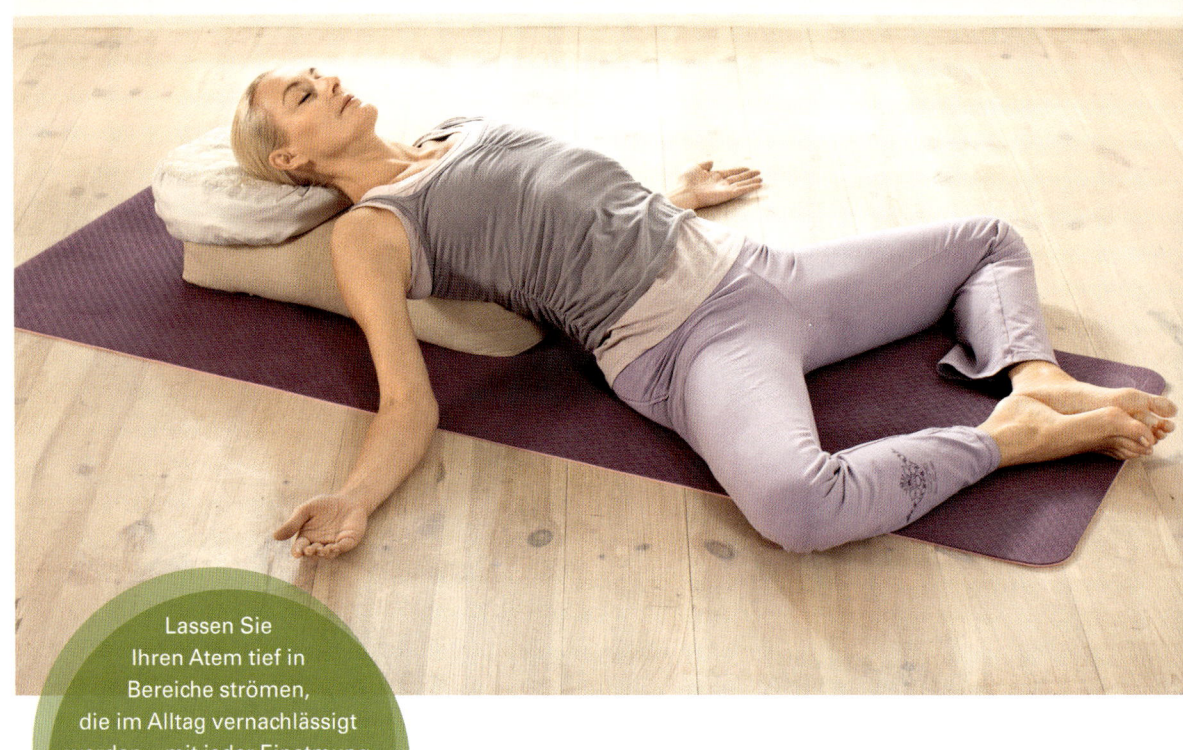

Lassen Sie Ihren Atem tief in Bereiche strömen, die im Alltag vernachlässigt werden – mit jeder Einatmung neue Lebensenergie tanken und die Seele nähren, mit jeder Ausatmung Ballast loswerden.

Liegender Schmetterling (Supta Badha Konasana)

✳ STARTPOSITION:

Ein großes festes Kissen oder mehrere zusammengefaltete Decken auf den Boden legen, das Kopfende mit einem kleinen Kissen für den Kopf erhöhen. Rücklings davorsetzen und den Oberkörper aufrichten. Fußsohlen aneinanderlegen und die Knie sanft auseinanderfallen lassen.

✳ LOS GEHT'S:

Den Körper nach hinten ablegen und eine bequeme Lage finden. Der Oberkörper befindet sich in Schräglage, das Becken ist am Boden, und der untere Rücken ist in seiner natürlichen Krümmung. Die Arme zu den Seiten ausbreiten, die Handflächen zeigen nach oben. Bei der Einatmung bis tief in den Bauch und den Brustraum hebt sich die Bauchdecke, mit der Ausatmung das Körpergewicht an den Boden abgeben, dabei Hüften und Leisten immer mehr loslassen. Die Atmung nicht forcieren, sondern einfach geschehen lassen – **10 bis 20 tiefe Atemzüge lang.**

Kleine Meditation im Schneidersitz (Sukhasana)

✷ STARTPOSITION:

Auf die Kante einer Decke oder eines Kissens setzen, die Beine im Schneidersitz kreuzen. Sind die Hüften nicht so beweglich, eventuell die Oberschenkel mit zwei Kissen unterstützen.

✷ LOS GEHT'S:

Die Augen schließen, die Sitzknochen im Boden verankern, die Wirbelsäule und den Kopf aufrichten. Eine Hand auf den Bauch, die andere auf die Brust legen. **Einige tiefe Atemzüge lang den Übungen nachspüren.** Den Atem dabei frei strömen lassen – ihn nur beobachten, ohne ihn zu forcieren. Still werden, Frieden schließen mit sich und dem Leben.

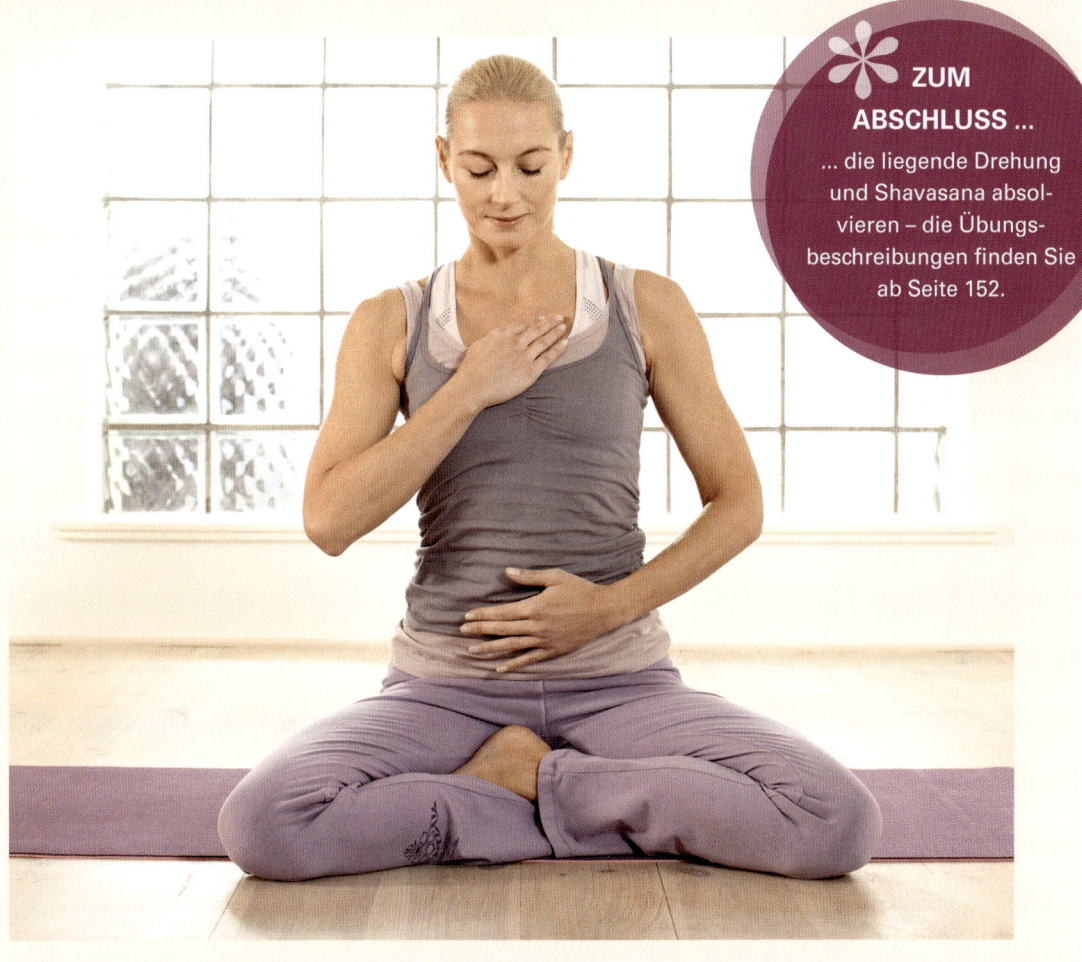

✷ ZUM ABSCHLUSS ...

... die liegende Drehung und Shavasana absolvieren – die Übungsbeschreibungen finden Sie ab Seite 152.

ANTI-AGING-YOGA

Als winzig kleine Botengänger geistern sie durch unseren Körper, übermitteln lebenswichtige Informationen in jede Zelle, bestimmen über Schlafrhythmus und Stressattacken, regeln Stoffwechsel und Sexualleben: Hormone haben Macht – und die lässt uns im wahrsten Sinne alt aussehen, wenn das empfindliche Gleichgewicht von Östrogenen & Co. durcheinandergeraten ist. Mit Hormon-Yoga können Sie bei Zyklusproblemen und Wechseljahres-beschwerden auf natürliche Weise gegensteuern – die Übungen stimulieren per Atemtechnik und Mentalprogramm die Hormon-produktion in Eierstöcken, Schilddrüse und Hypophyse. Das sorgt für Hormon-Balance und mehr Energie.

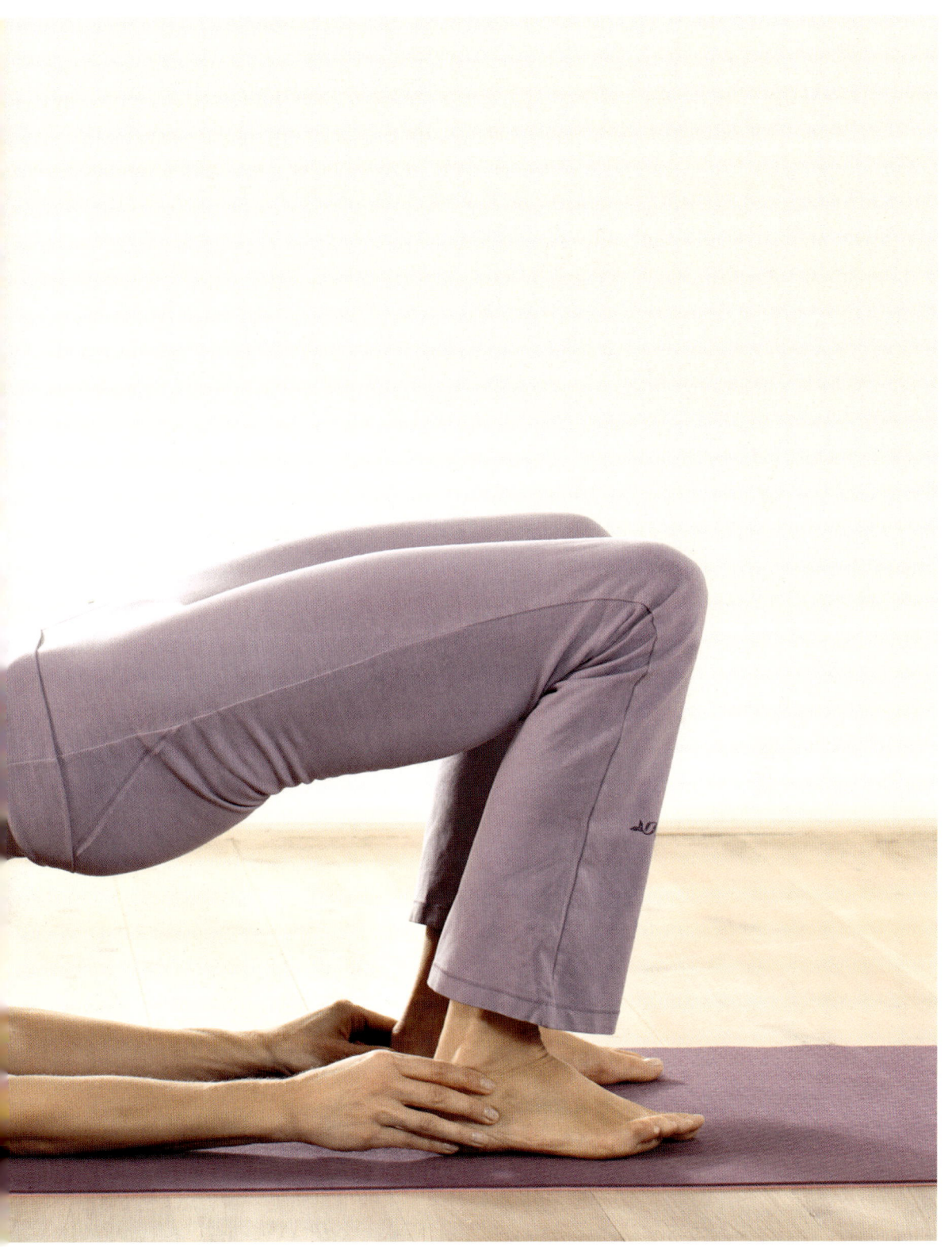

Vorübung: Blasebalg-Atmung (Bhastrika)

✳ STARTPOSITION:

Im Schneidersitz die Wirbelsäule aufrichten, Kinn zur Brust senken und die Knie mit beiden Händen umfassen. Eine Decke unter dem Po und eventuell zwei Kissen unter den Knien sorgen für einen bequemen Sitz.

✳ LOS GEHT'S:

Tief einatmen, dann kurz, kräftig, stoßartig und hörbar schnaufend durch die Nase ausatmen. Den Bauchnabel bei der Ausatmung ruckartig in Richtung Wirbelsäule ziehen. Dann den Bauch wieder vorwölben und einatmen. Der Atemrhythmus ist schnell – pro Sekunde mindestens einmal ein- und ausatmen. Die Bauchdecke bewegt sich sichtbar, der Brustkorb bleibt ruhig.
Wichtig: Diese Atemtechnik bei allen Anti-Aging-Übungen anwenden – sie stimuliert die Eierstöcke.
Einsteigerinnen machen 7 Atemzüge bei jeder der folgenden Übungen, Geübte praktizieren mit 15 Bhastrikas.

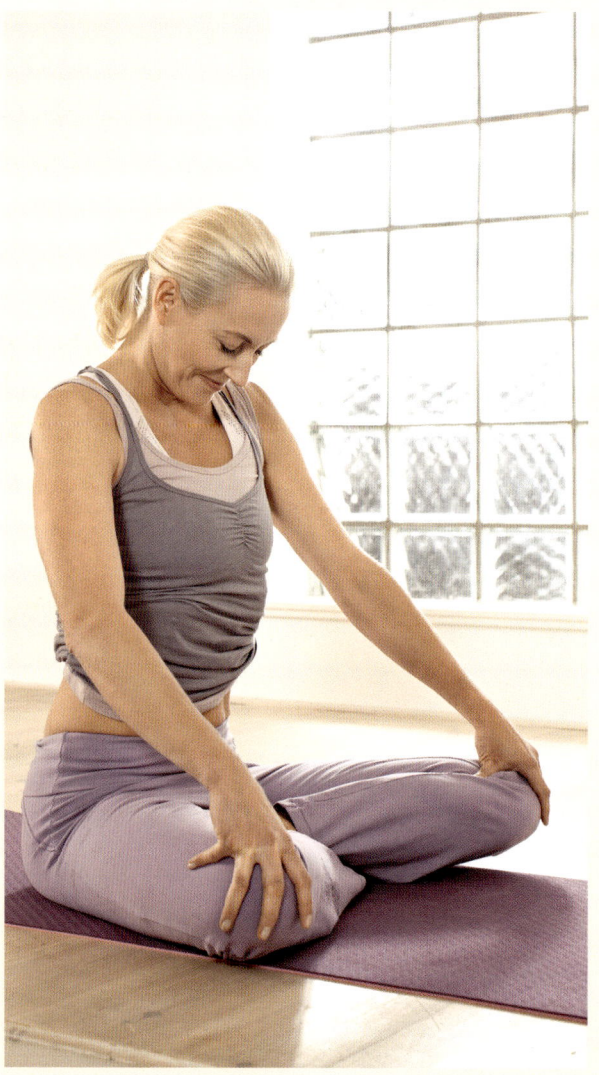

Um die Hormonproduktion zusätzlich anzukurbeln, werden die Gedanken durch eine tibetische Technik zur Energielenkung am Ende jeder Übung in einen Körperbereich gesendet. So geht's: Nach der letzten Wiederholung einatmen, Luft anhalten, die Zungenspitze berührt den Gaumen. Auf die Nasenspitze konzentrieren und den Beckenboden anspannen. Mit der langsamen Ausatmung die Energie gedanklich zum jeweiligen Ziel lenken.

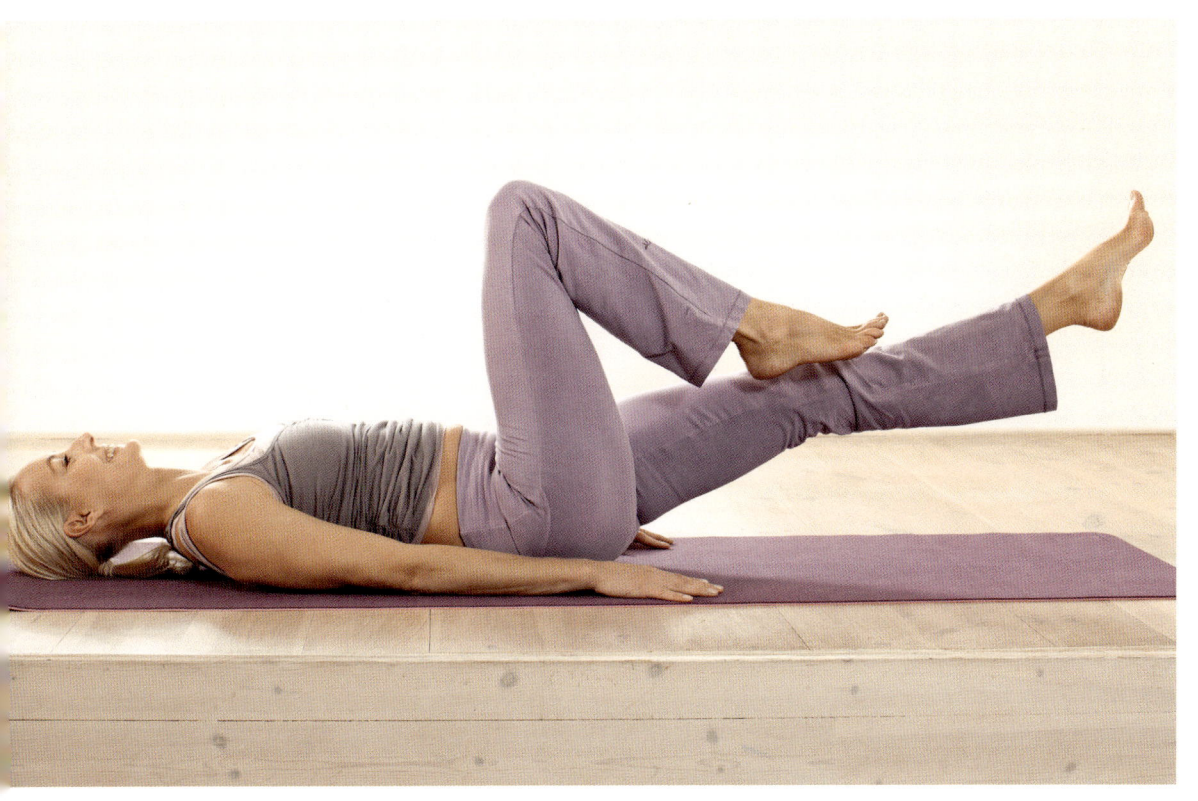

Welle der Schönheit

✳ STARTPOSITION:

In der Rückenlage die Hand-
gelenke unter die Hüften auf die
Matte legen, die Handinnen-
flächen zeigen nach unten. Der
Kopf ruht entspannt auf der
Matte. Beide Beine über dem
Bauch anwinkeln, die Fußgelenke
strecken, die Zehen anziehen.

✳ LOS GEHT'S:

Die Beine abwechselnd knapp über dem Boden waagerecht
ausstrecken – ist das linke Bein gestreckt, befindet sich
das rechte gebeugt über dem Bauch, der Wechsel ist
fließend. Bauch anspannen, um nicht ins Hohlkreuz zu
fallen. Mit der Einatmung das rechte Bein anziehen und das
linke gleichzeitig strecken, mit der Ausatmung das linke
Bein anziehen und das rechte strecken. Dabei 7 bzw.
15 Bhastrikas absolvieren. Für den Mental-Trick anschließend beide Beine anwinkeln und die Energie gedanklich zu
Gesicht und Haaren fließen lassen. Die Übung mit umgekehrter Atmung wiederholen (mit der Einatmung das
linke Bein anziehen und das rechte strecken) und mit einer
zweiten Energielenkung abschließen. **Insgesamt beide
Seiten je dreimal absolvieren.**

Schulterbrücke
(Setu Bandha Sarvangasana)

✳ STARTPOSITION:

In der Rückenlage die Füße hüftbreit aufstellen. Die Arme gestreckt auf dem Boden ablegen und mit den Händen die Fersen umfassen.

✳ LOS GEHT'S:

Mit der Einatmung Becken und Rücken vom Boden lösen und von unten beginnend Wirbel für Wirbel aufrollen – erst die Hüften, dann die Taille und zu-

letzt den Brustkorb nach oben bringen. Brustbein und Hüften zur Decke schieben und die Knie nach vorne streben lassen, das Kinn vom Brustbein wegziehen. Mit der nächsten Ausatmung den Körper wieder ablegen, die Wirbelsäule diesmal von oben nach unten abrollen. 7 Wiederholungen, bei der letzten Wiederholung die Hüften oben halten und 7 bzw. 15 Bhastrikas durchführen. Für den Mental-Trick die Energie gedanklich zur Schilddrüse im Hals lenken, dann erst den Körper auf der Matte ablegen. **Die Schulterbrücke insgesamt dreimal wiederholen.**

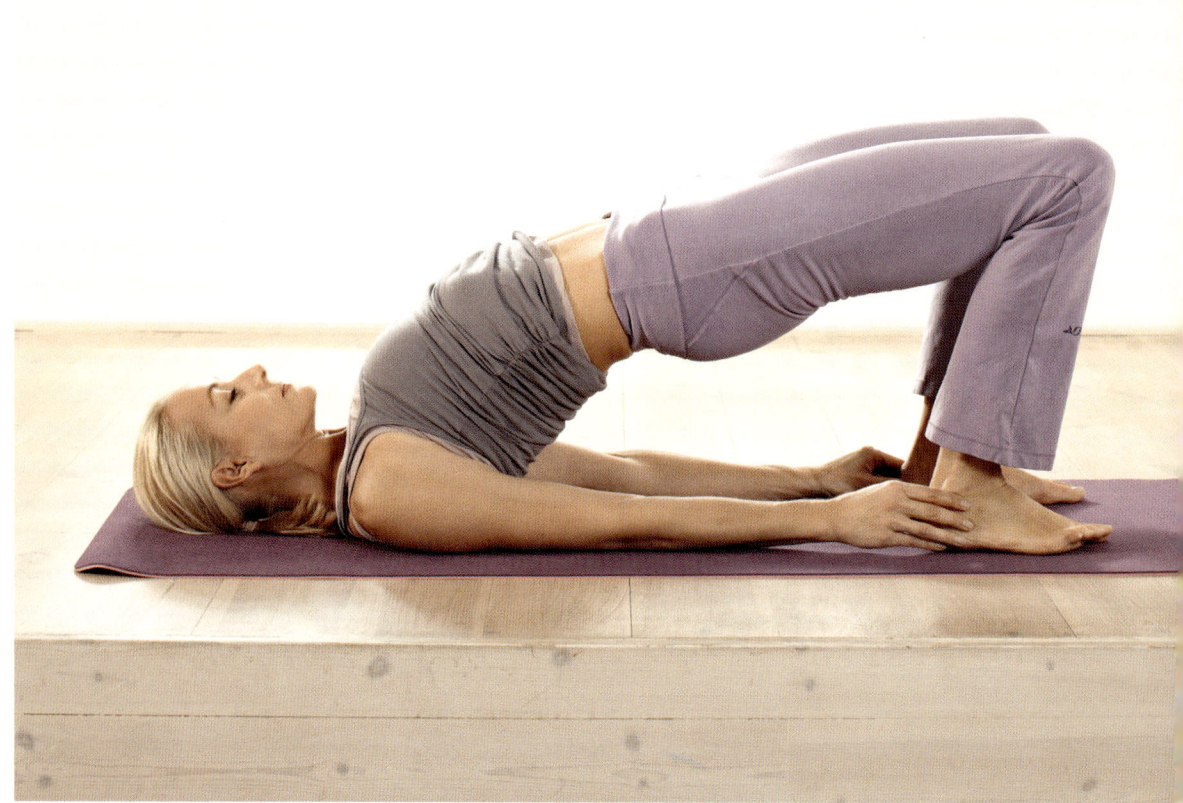

Schulterstand (Viparita)

✳ STARTPOSITION:

Aus der Rückenlage die ge-
beugten Beine über den Kopf
strecken und den Po über den
Rumpf bringen. Mit den Hän-
den den Rücken abstützen, die
Daumen sind an der Taille, die
Ellenbogen eng zusammen.
Kinn von der Brust wegziehen.
Das Gewicht ruht auf den
Schultern, nicht auf dem Hals.

✳ LOS GEHT'S:

Das rechte Bein beugen und
das Knie neben das Gesicht
ziehen, das linke Bein gestreckt
absenken, bis der rechte Fuß
auf das linke Knie gesetzt
werden kann. Diese Position
für 7 bzw. 15 Bhastrika-Atem-
züge halten. Für den Mental-
Trick die Energie gedanklich zur
Schilddrüse im Hals und zur
Hypophyse in der Kopfmitte
lenken. **Anschließend die
Übung noch zweimal inklusive
Energielenkung absolvieren,
dann die Beine wechseln
und dreimal zur anderen
Seite wiederholen.**

TIPP

Eine gefaltete Decke
unter dem Schultergürtel
nimmt den Druck – sie sollte
quer auf der Matte liegen, die
Deckenkante schließt mit den
Schultern ab, der Kopf liegt
auf dem Boden (siehe
auch Seite 132).

**✳ ZUM
ABSCHLUSS ...**

... Shavasana absolvie-
ren – die Übungsbe-
schreibung finden Sie
auf Seite 153.

YOGA LIGHT –
Sanftes Yoga während der Menstruation

Am besten praktizieren Sie Ihre Yoga-Übungen regelmäßig – auch während der Regel. Allerdings dürfen Sie dann deutlich sanfter als sonst üben. Laut ayurvedischer Gesundheitslehre ist die Menstruation ein befreiender Reini-

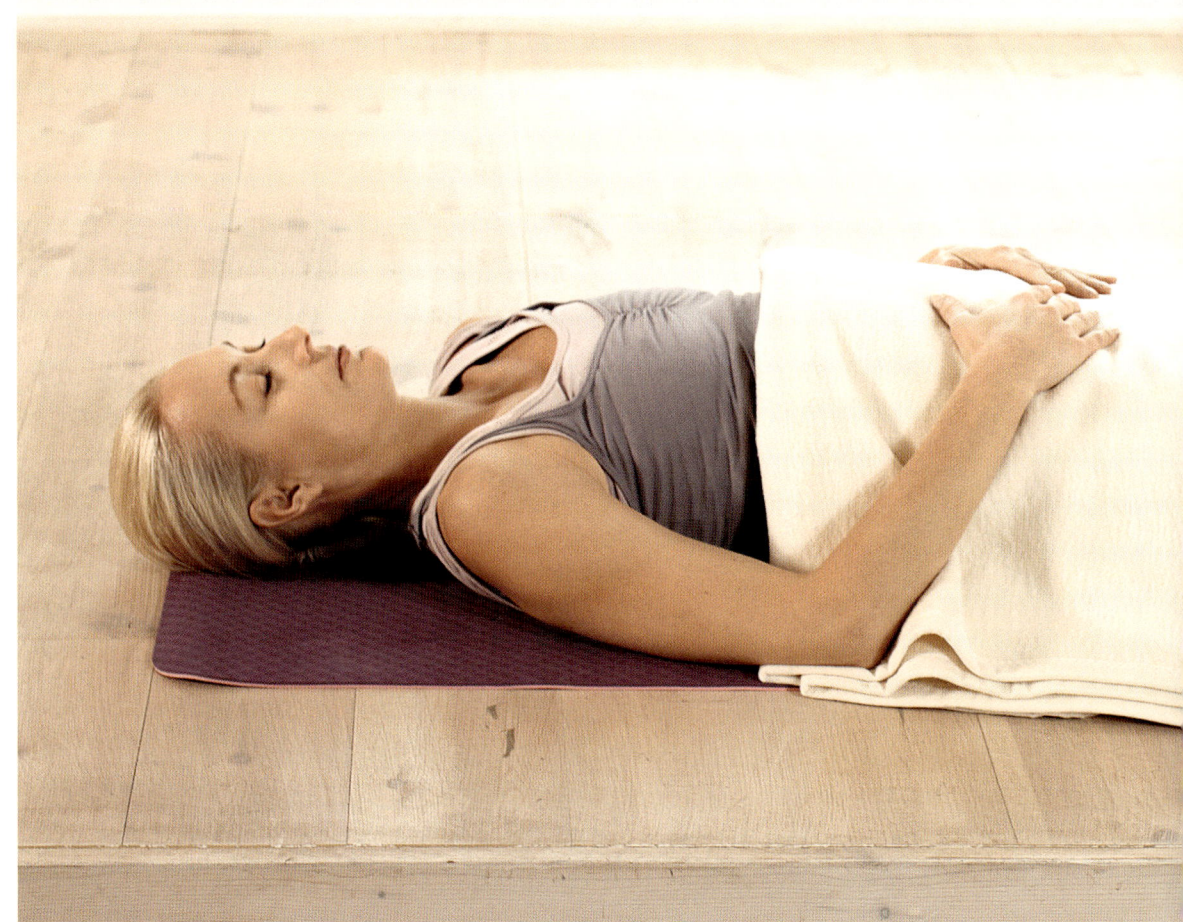

gungsprozess, der uns einmal monatlich von »Unverdautem« – nicht nur Nahrung, sondern auch Stress und Emotionen – befreit. Unser Zyklus lehrt uns, Energie, Erholung und unser Gemüt in Balance zu bringen, und dank Yoga können wir unsere Weiblichkeit mehr wertschätzen. So hilft's: Bei diesen Entspannungs- und Dehnübungen nutzen Sie die Schwerkraft, um den Körper zu entlasten, und legen den Fokus auf die Ausatmung. Das löst Verkrampfungen in Beckenraum und Rücken, mindert die menstruationsbedingte Hitze im Körper und lindert Beschwerden auf ganz natürliche Weise.

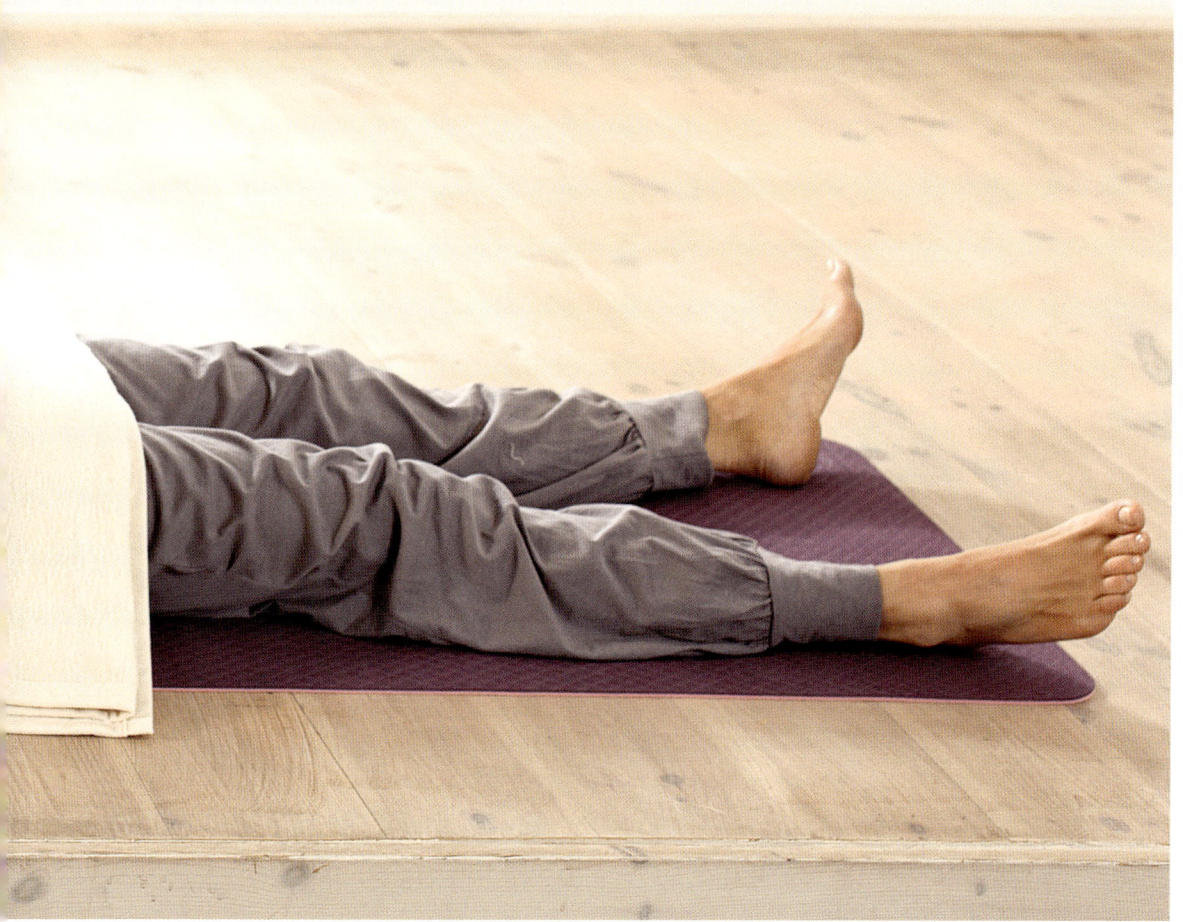

Kissen-Kreuz für den Rücken

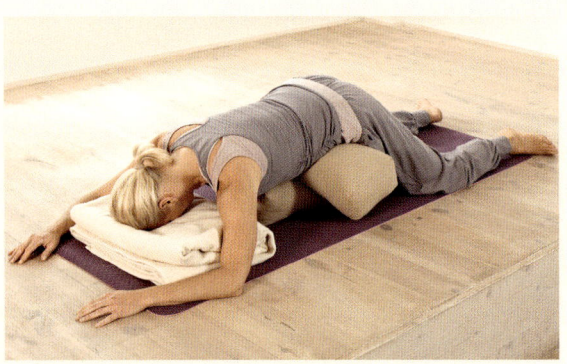

✳ STARTPOSITION:

Zwei Kissen, mehrere Decken oder Polster aufeinander in die Mitte der Matte legen – das untere längs, das obere quer. Ans Kopfende der Matte eine gefaltete Decke legen.

✳ LOS GEHT'S:

Bäuchlings auf die Kissen legen, die Stirn auf der Decke. Die Arme sind rechtwinklig zur Seite ausgebreitet, die Handinnenflächen liegen oberhalb des Kopfes auf dem Boden. Die Beine liegen entspannt etwas weiter auseinander, die Füße sind locker nach außen gedreht. Das Körpergewicht ganz an die Kissen abgeben und die Entlastung im Bereich der Lendenwirbelsäule spüren. Mit jeder Einatmung wird der untere Rücken weit, mit jeder Ausatmung sinkt er immer mehr in Richtung Boden. **10 bis 20 tiefe Atemzüge lang entspannen.**

Kissen-Stretch für den Bauch

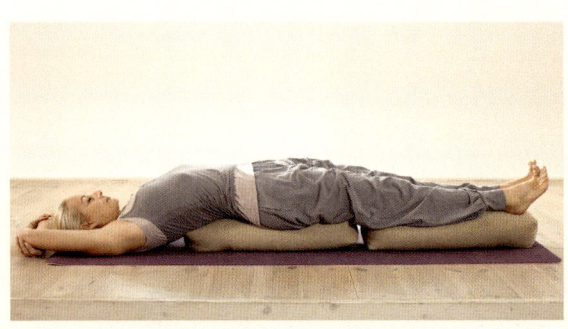

✳ LOS GEHT'S:

Die Arme über dem Kopf verschränken und auf der Matte ablegen – jede Hand greift den gegenüberliegenden Ellenbogen. Das dehnt die Bauchdecke und löst Verkrampfungen im Unterleib. **10- bis 20-mal tief in den Bauch einatmen, mit dem Ausatmen die Bauchdecke entspannt sinken lassen.**

✳ STARTPOSITION:

Zwei Kissen oder Polster längs nebeneinander auf die Matte legen und den Körper so darauf positionieren, dass sich die Schulterblätter etwas oberhalb der Kissenkante befinden. Die Füße anziehen, die Fußspitzen zeigen zur Decke.
Wenn Sie einen Yoga-Gurt haben: Die Oberschenkel knapp oberhalb der Knie zusammengurten, damit die Beine nicht auseinanderfallen und die Oberschenkel leicht nach innen rotiert sind.

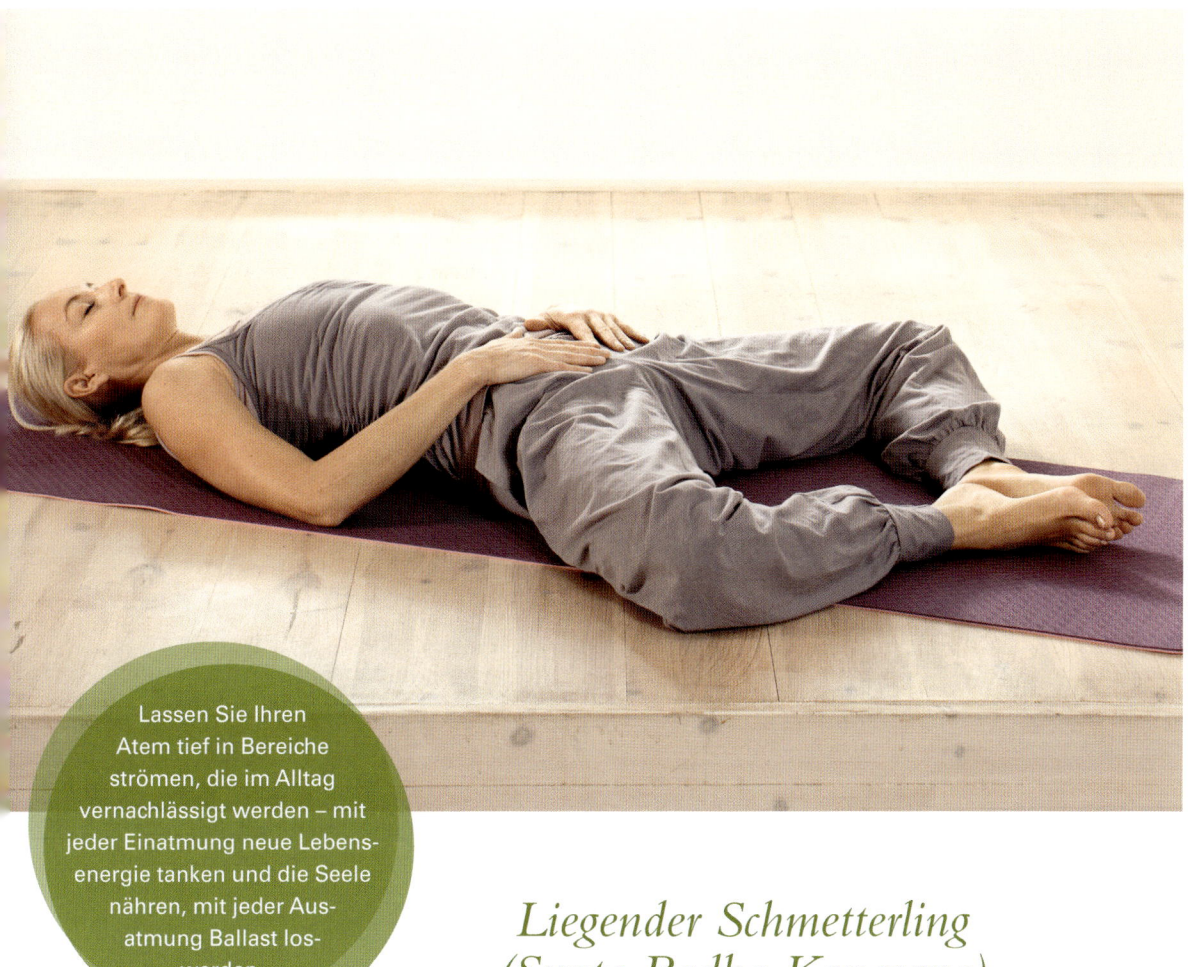

Lassen Sie Ihren Atem tief in Bereiche strömen, die im Alltag vernachlässigt werden – mit jeder Einatmung neue Lebensenergie tanken und die Seele nähren, mit jeder Ausatmung Ballast loswerden.

Liegender Schmetterling (Supta Badha Konasana)

✳ STARTPOSITION:

In der Rückenlage die Beine aufstellen, dann die Knie sanft auseinanderfallen lassen und die Fußsohlen aneinanderlegen. Zieht es in den Leisten zu sehr, zwei Kissen rechts und links unter den Oberschenkeln platzieren.

✳ LOS GEHT'S:

Die Hände flach auf den unteren Bauch legen und die Augen schließen. Mit jeder Einatmung hebt sich die Bauchdecke spürbar gegen die Hände. Mit jeder Ausatmung Hüften und Leisten mehr und mehr loslassen und den Körper in den Boden sinken lassen. Die Schwerkraft nutzen, um den Beckenraum zu entspannen. Die Atmung nicht forcieren, sondern einfach geschehen lassen – **10 bis 20 tiefe Atemzüge lang den natürlichen Rhythmus finden.**

Nadelöhr

✱ STARTPOSITION:

In der Rückenlage die Beine anziehen, bis Hüfte und Knie je einen rechten Winkel bilden. Den linken Fuß auf dem rechten Oberschenkel knapp oberhalb des Knies ablegen. Mit der linken Hand durch die Beinöffnung hindurch in die rechte Kniekehle greifen oder das rechte Schienbein umfassen und mit der rechten Hand verschränken (sie greift von außen in die Kniekehle oder fasst aufs Schienbein). Beide Fußspitzen anziehen.

✱ LOS GEHT'S:

Mit jeder Ausatmung das rechte Knie zur rechten Brust heranziehen, das linke Knie nach außen streben lassen. Dabei zieht das rechte Knie gerade zur Brust und kippt nicht nach innen. Unterer Rücken und Schultern liegen entspannt auf dem Boden. Tief in die gedehnte linke Hüfte und die linke Gesäßhälfte hineinatmen und mit der Ausatmung den Unterleib entspannen. **10 bis 20 Atemzüge lang halten, dann die Seite wechseln.**

TIPP

Kippt der Kopf nach hinten, eine gefaltete Decke darunterlegen – das macht den Nacken lang.

Yoga ist gut für Körper, Geist und Seele. Unser Beckenbereich verkörpert das Leibliche – inklusive Bezug zur Sexualität, zur Sinnlichkeit, zum Instinkt. Sind die Hüften beweglich, kann die Energie dort frei fließen.

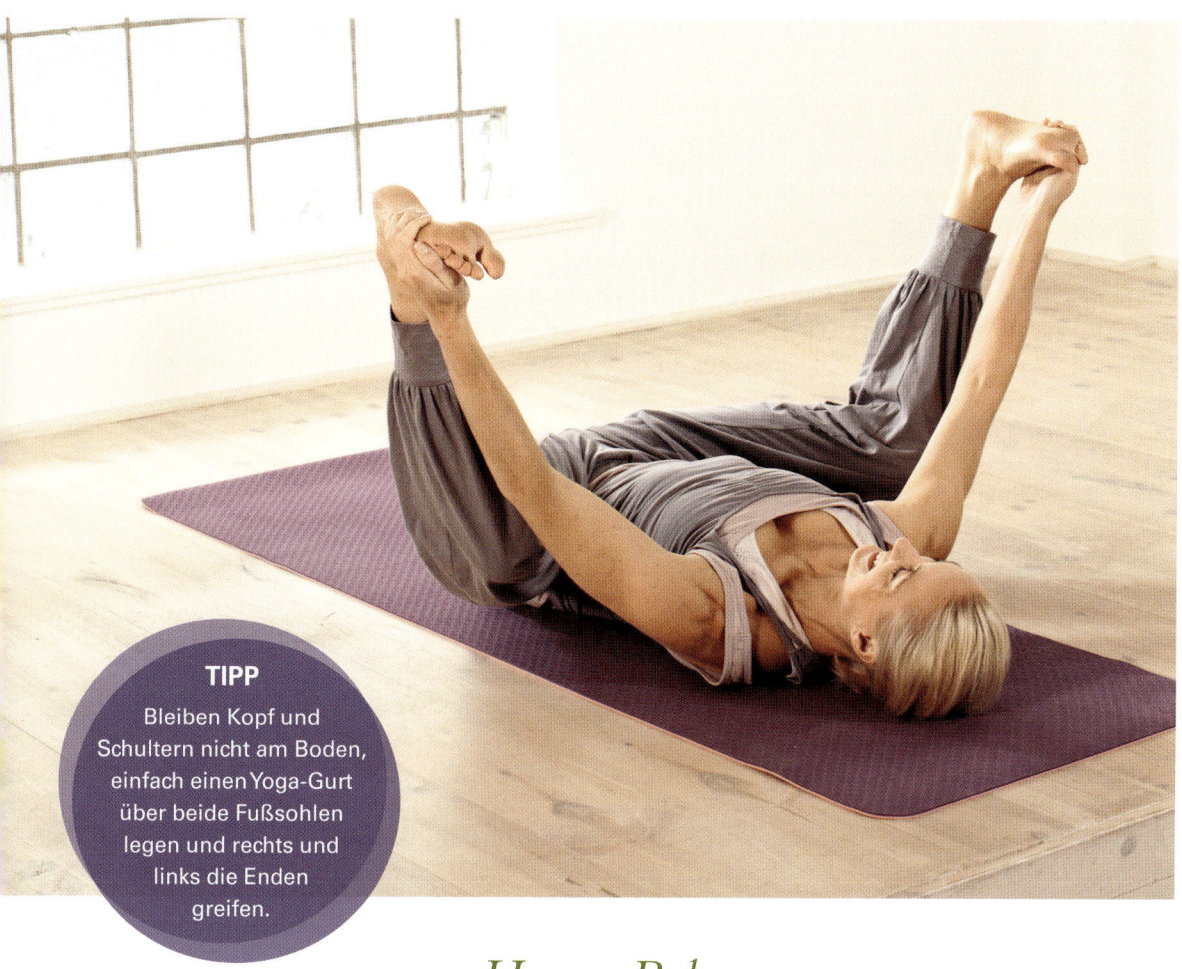

TIPP

Bleiben Kopf und Schultern nicht am Boden, einfach einen Yoga-Gurt über beide Fußsohlen legen und rechts und links die Enden greifen.

Happy Baby

✳ STARTPOSITION:

In der Rückenlage die Beine anheben, die Knie beugen und die Oberschenkel rechts und links vom Rumpf positionieren. Zwischen den Füßen ist etwa ein Meter Abstand.

✳ LOS GEHT'S:

Mit den Händen von außen die Fußaußenkanten greifen. Die Fußgelenke dabei nicht abknicken – die Sohlen zeigen zur Decke. Mit dem Einatmen hebt sich die Bauchdecke. Mit der Ausatmung die Knie in Richtung der Achselhöhlen zum Körper ziehen und in die Dehnung der Hüften und Leisten hineinspüren. Den unteren Rücken in die Matte drücken, Kopf und Schultern bleiben entspannt liegen. **10 bis 20 Atemzüge lang bewusst ins Becken atmen.**

Für Fortgeschrittene: Liegender Held (Supta Virasana)

✳ STARTPOSITION:

Ein oder zwei Kissen, Polster oder einen Stapel Decken längs auf die Matte legen. Rücklings davor in den aufrechten Heldensitz kommen – zwischen die Füße setzen, die Waden mit den Händen etwas nach außen schieben. Die Knie sind zusammen, die Füße zeigen gerade nach hinten. Wenn Sie einen Yoga-Gurt haben, hält der Gurt die Oberschenkel knapp oberhalb der Knie zusammen.

✳ LOS GEHT'S:

Oberkörper langsam nach hinten ablegen. Der Rücken liegt auf dem Kissen, der obere Beckenrand auf der Kissen-Kante, der untere Rücken befindet sich in einem leichten Hohlkreuz, der Po bleibt auf dem Boden. Mit den Händen die Pobacken nach unten streichen, damit sie gut am Boden liegen – so wird der untere Rücken nicht gestaucht. Die Ellenbogen mit den Händen über dem Kopf greifen und auf dem Kissen ablegen. Mit der Einatmung in den Bauch- und Brustraum die Bauchdecke heben, mit der Ausatmung das Körpergewicht an das Kissen abgeben. In die Dehnung der Oberschenkelmuskulatur und die Entspannung des Beckenraumes hineinspüren. **10 bis 20 tiefe Atemzüge**.

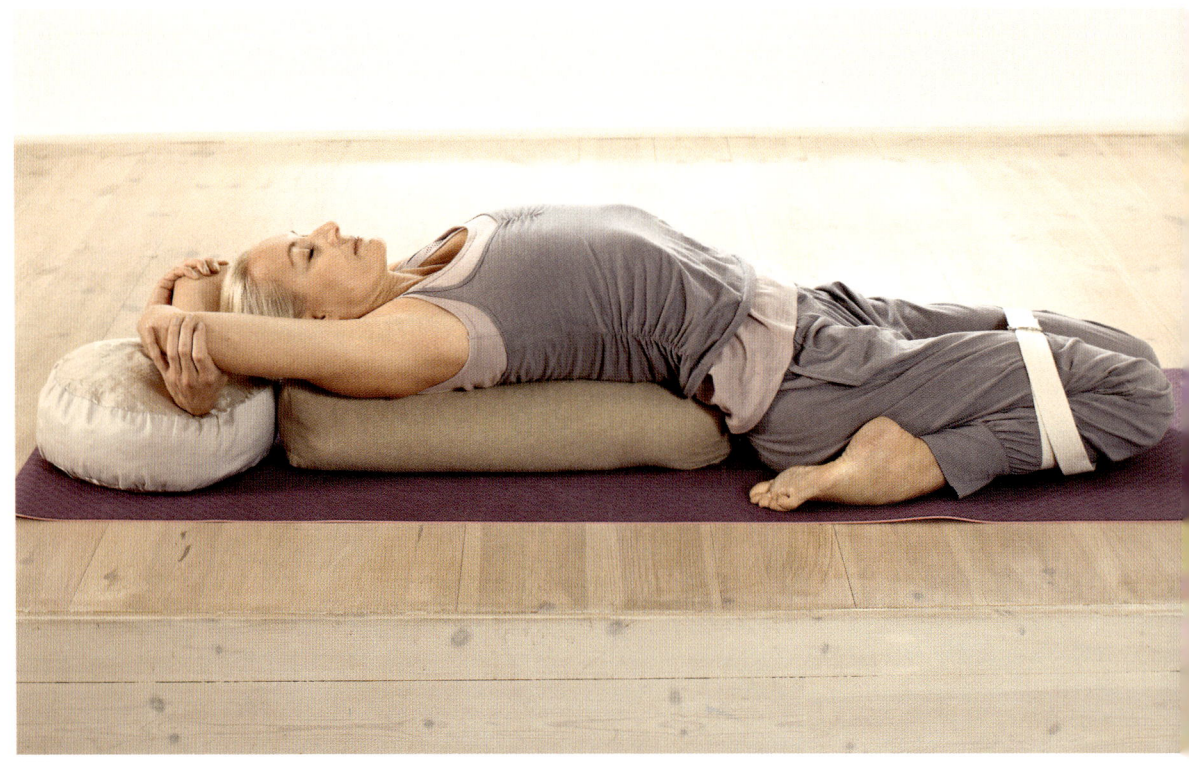

Schlussentspannung mit Decke auf dem Bauch (Shavasana)

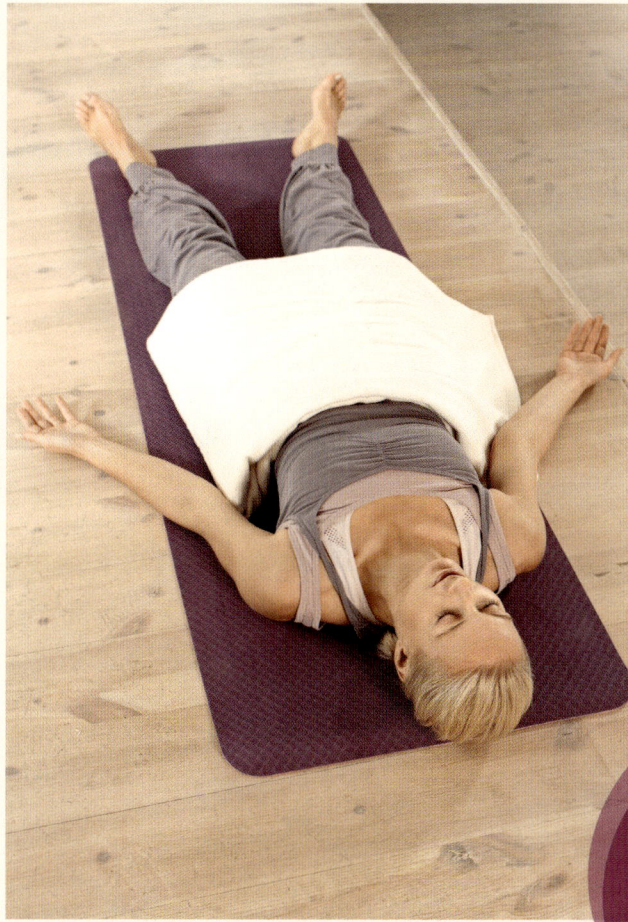

✳ VOR SHAVASANA ...

... die liegende Drehung absolvieren – die Übungsbeschreibung finden Sie auf Seite 152.

✳ LOS GEHT'S:

Augen schließen, alle Muskelanspannungen und Gedanken loslassen. Auch das Gesicht entspannen, den Kiefer lockern und den Atem frei fließen lassen. **5 bis 10 Minuten lang ohne Bewegung das Körpergewicht an den Boden abgeben.** Spüren Sie, wie die Erde Sie trägt, genießen Sie die innere Ruhe. Anschließend die Atmung vertiefen, zuerst nur Fingerspitzen und Zehen bewegen, dann den Körper rekeln und strecken und mit geschlossenen Augen über die rechte Seite in den aufrechten Schneidersitz kommen.

✳ STARTPOSITION:

Für die Schlussentspannung auf den Rücken legen, eine zusammengefaltete Decke auf dem Bauch. Die Wärme und das leichte Gewicht sorgen für tiefere Entspannung im Beckenraum. Die Arme liegen entspannt neben dem Körper, die Handinnenflächen zeigen nach oben. Die Füße liegen etwa mattenbreit auseinander, die Zehenspitzen fallen nach außen.

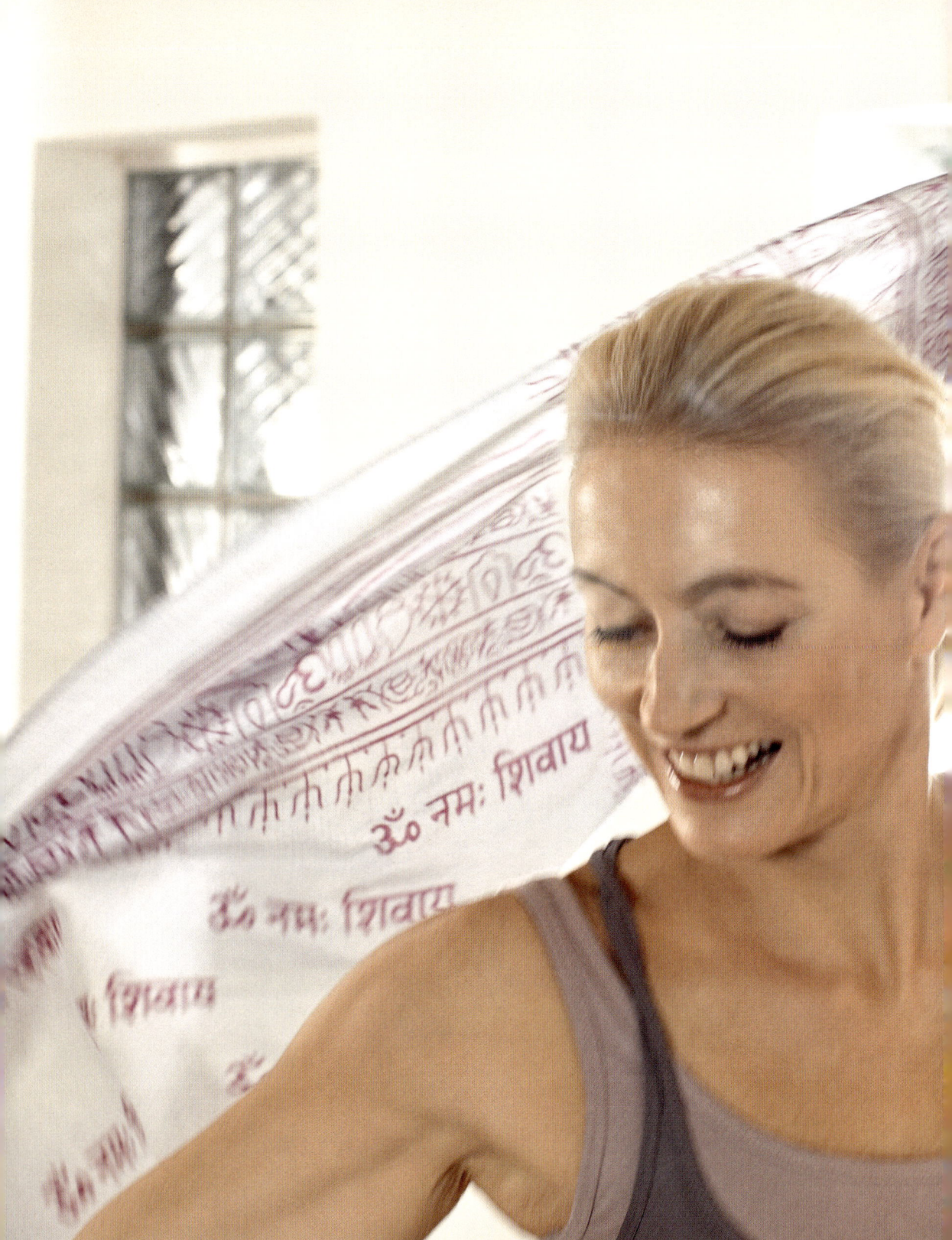

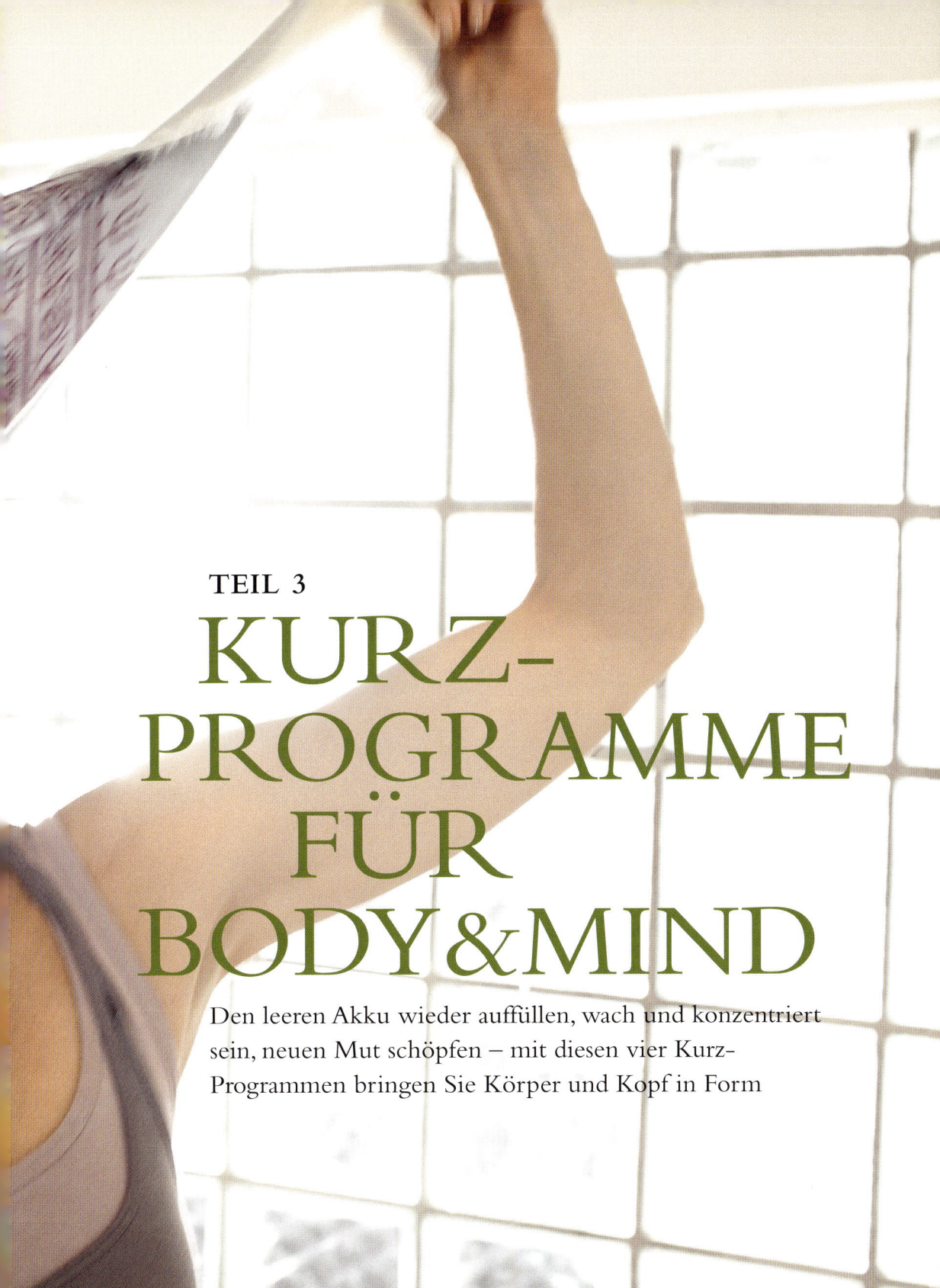

TEIL 3
KURZ-PROGRAMME FÜR BODY & MIND

Den leeren Akku wieder auffüllen, wach und konzentriert sein, neuen Mut schöpfen – mit diesen vier Kurz-Programmen bringen Sie Körper und Kopf in Form

MEHR KONZENTRATION

In unserer stressigen Welt fällt es manchmal schwer, sich auf eine Sache zu konzentrieren – dieses Programm sorgt für einen klaren Geist und starke Nerven. Beim Yoga lernen wir, die Dinge klarer wahrzunehmen und uns selber besser zu verstehen, denn oftmals sind wir so eingefahren, dass wir ein verzerrtes Bild von der Realität haben. Dabei helfen Haltungen, in denen der Kopf tiefer als das Herz ist – sie stoppen den inneren Monolog der Gedanken und lassen uns vom Denken zum Spüren kommen. Auch mit Atemtechniken und speziellen Übungen können wir den Geist positiv beeinflussen, die Sinne und die Aufmerksamkeit nach innen lenken, bei uns zu Hause ankommen und innere Balance finden. Wir lernen, das Wesentliche vom Unwesentlichen zu unterscheiden, den Moment wertzuschätzen und präsent im Hier und Jetzt zu sein.

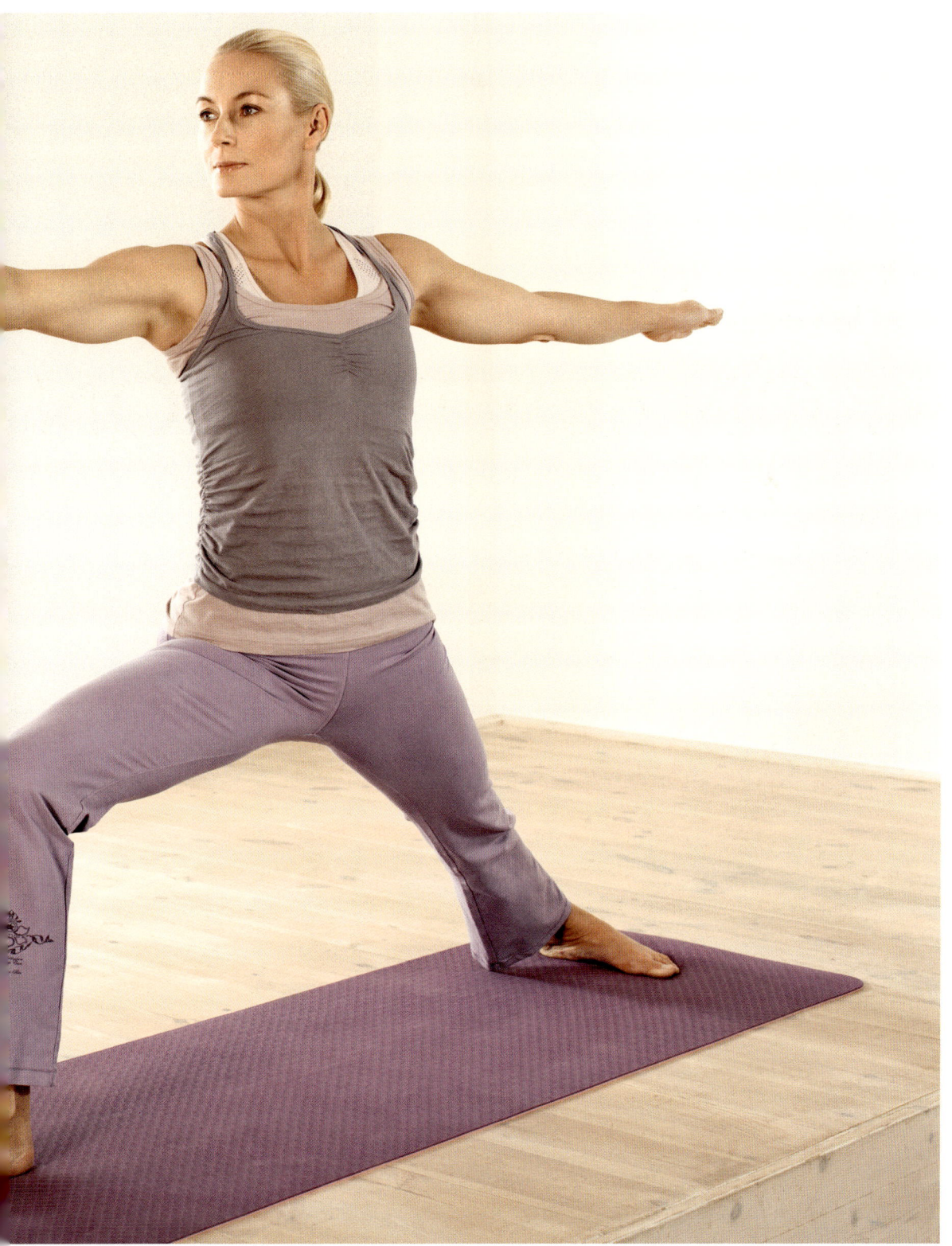

Kind (Balasana)

✳ STARTPOSITION:

Im Fersensitz die Knie etwas auseinanderbringen, sodass der Oberkörper bequem
dazwischen Platz findet. Den Oberkörper
vorbeugen, die Stirn am Boden und die
Arme entspannt neben dem Körper
ablegen. Die Handflächen zeigen neben
den Füßen nach oben.

✳ LOS GEHT'S:

Mit dem Ablegen der Stirn vom Denken zum
Spüren finden. Das Loslassen durch den Atem
unterstützen – mit jeder Einatmung weitet sich der
untere Rücken, mit jeder Ausatmung fällt der Alltag
ab. **5 bis zehn 10 Atemzüge entspannen,** um auf der
Matte anzukommen und die Yoga-Praxis mit Ruhe
und geistiger Sammlung beginnen zu können.

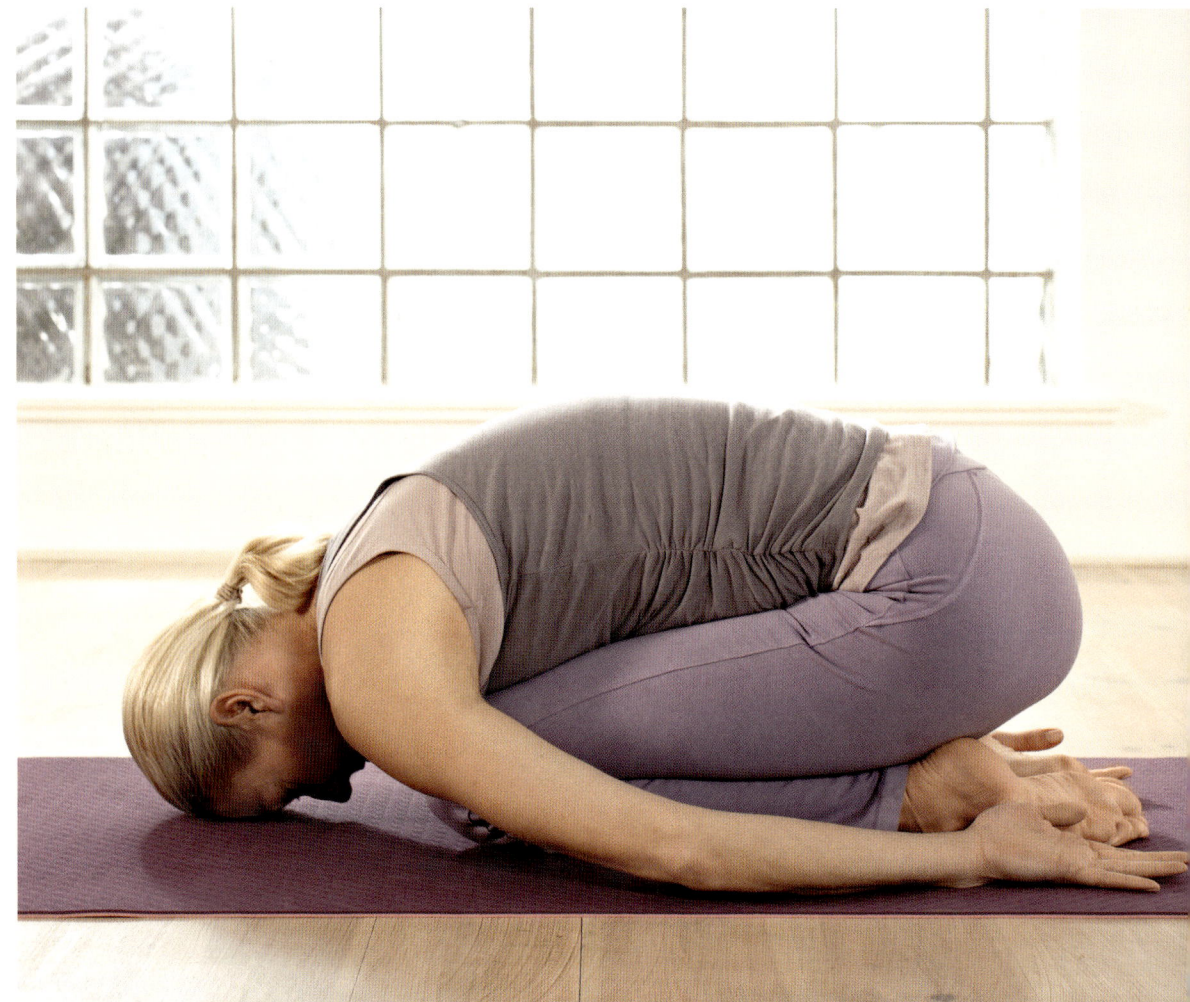

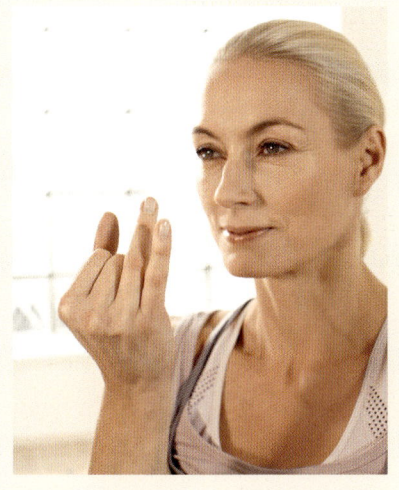
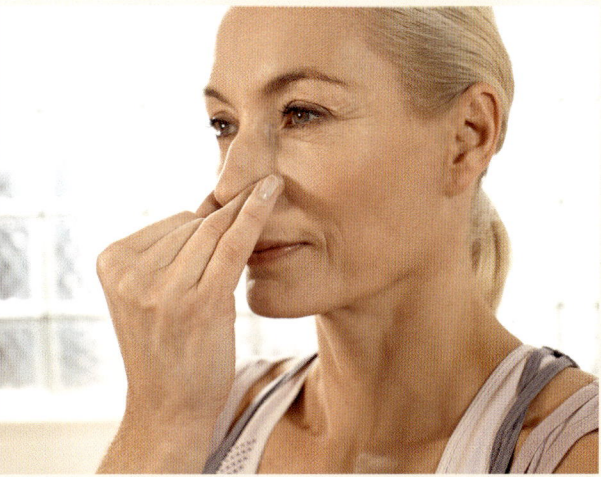

Wechselatmung im Fersensitz
(Nadi Shodhana)

✳ STARTPOSITION:

Die Füße auf dem Spann ablegen und mit dem Po auf die Fersen setzen. Die Oberschenkel und Knie sind geschlossen, die Wirbelsäule aufgerichtet, die Kopfkrone strebt nach oben. Die linke Hand ruht entspannt auf dem linken Oberschenkel. Zeige- und Mittelfinger der rechten Hand zur Handfläche einklappen, sodass Daumen, Ringfinger und der kleine Finger gestreckt bleiben. Daumen und Ringfinger der rechten Hand rechts und links sanft auf die beiden Nasenflügel legen und nur einen Spalt der Nasenlöcher offen lassen. Augen schließen und die Aufmerksamkeit auf das dritte Auge zwischen den Augenbrauen richten.

✳ LOS GEHT'S:

Durch beide Nasenlöcher tief einatmen, dann das rechte Nasenloch mit dem Daumen durch leichten Druck verschließen. Atem kurz halten, dann durch das linke Nasenloch langsam ausatmen, bis alle Restluft ausgeatmet ist. Kurze Atempause, dann durch dasselbe Nasenloch langsam wieder einatmen. Atem halten, dann das linke Nasenloch mit dem Ringfinger verschließen, das rechte öffnen und tief ausatmen. Atempause, dann durch dasselbe Nasenloch wieder tief einatmen. In diesem Wechsel fortfahren: ausatmen, Atempause, einatmen, Atempause und Seitenwechsel, ausatmen usw. – immer auf derselben Seite erst aus- und dann einatmen.

Dauer: 1 bis 3 Minuten.

Wichtig: Kopf und Brustbein bleiben während der Atemübung erhoben. Zum Schluss links einatmen und durch beide Nasenlöcher ausatmen.

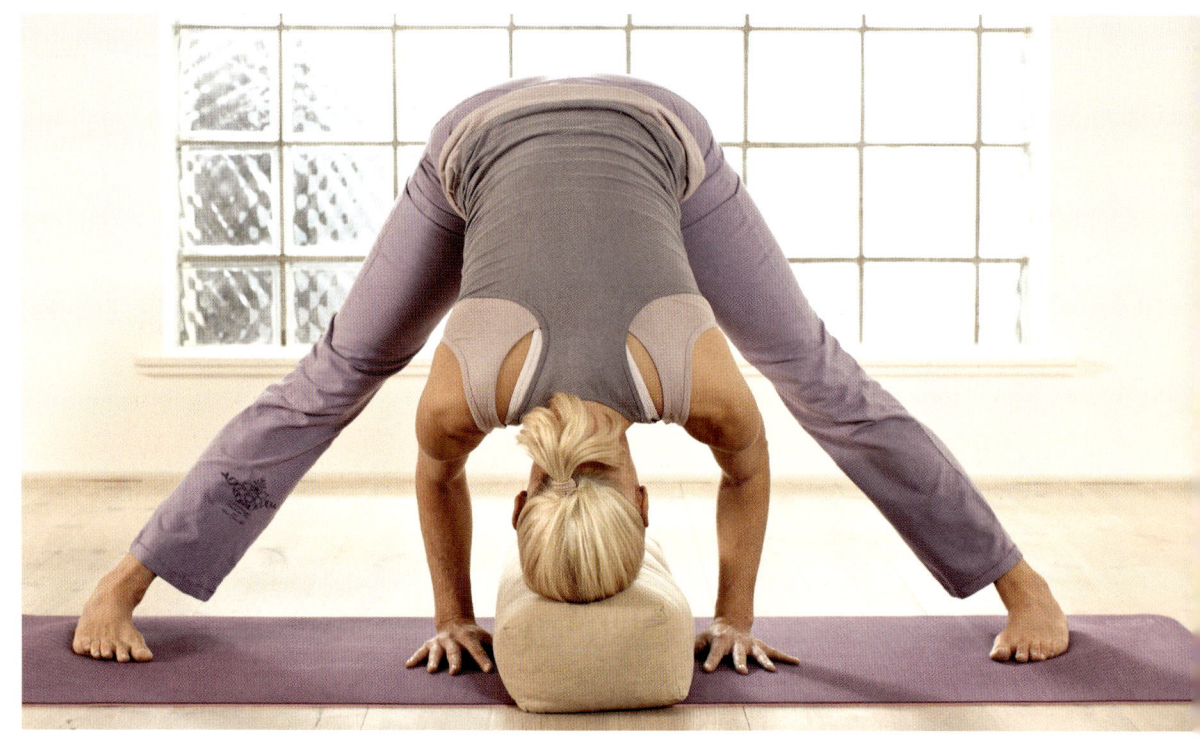

Weite stehende Vorbeuge
(Prasarita Padottanasana)

✳ STARTPOSITION:

Bei aufgerichtetem Oberkörper die Füße mit etwa 1,40 Meter Abstand gegrätscht aufstellen, die Zehen sind leicht einwärts gedreht, die Außenkanten der Füße drücken in den Boden. Je weiter die Füße stehen, desto leichter wird die Übung. Stehen die Füße enger zusammen, sorgt das für mehr Stabilität – ideal für (hyper)flexible Menschen.

✳ LOS GEHT'S:

Mit der Ausatmung den Bauchnabel in Richtung Wirbelsäule ziehen, den Oberkörper aus der Hüfte mit langem Rücken nach vorne unten beugen und die Kopfkrone auf einem Kissen oder einem Yoga-Klotz ablegen. Reicht der Kopf nicht nach unten, ein zweites Kissen hinzunehmen oder die Beine weiter grätschen. Die Hände befinden sich schulterbreit neben dem Kopf, die Ellenbogen sind gebeugt, der Nacken ist lang, die Schenkelinnenseiten streben nach hinten außen. Im Laufe der Dehnung lässt der Körper mehr und mehr los, und der Kopf sinkt mit jeder Ausatmung ein wenig tiefer. Die Beinmuskulatur bleibt dabei aktiv. **10 Atemzüge lang halten.** Mit der letzten Einatmung die Hände an die Hüften legen und mit langem Rücken und eingezogenem Bauchnabel nach oben kommen.

Krieger 2 (Virabhadrasana 2)

✳ STARTPOSITION:

Im breiten Grätschstand Zehen des vorderen rechten Fußes gerade nach vorne zeigen lassen. Die linke Fußaußenkante befindet sich fast parallel zum hinteren Mattenrand, die Zehen sind leicht nach innen gedreht, sodass die Fußinnenkante sich nach oben wölbt. Die Außenkante und die Ferse des linken Fußes in den Boden pressen. Die Ferse des vorderen Fußes befindet sich in einer Linie mit dem Spann des hinteren Fußes. Das rechte Knie beugen, bis es sich über dem Fußgelenk befindet, das Schienbein senkrecht ist und im Kniegelenk etwa ein rechter Winkel entsteht. Das rechte Knie nicht nach innen ausweichen lassen, es sollte sich etwa in Richtung zweiter und dritter Zeh des rechten Fußes befinden. Spannung ins hintere linke Bein bringen und die Fußaußenkante belasten.

✳ LOS GEHT'S:

Mit der Einatmung die Arme unter Spannung waagerecht nach vorne und hinten strecken. Die Fingerspitzen der rechten und linken Hand auseinanderschieben, die Schultern von den Ohren wegziehen und entspannen, das Brustbein anheben. Das Gesicht ist entspannt, der Blick geht über den rechten Mittelfinger nach vorne. Mit der Ausatmung den Bauchnabel in Richtung Wirbelsäule ziehen, tiefer ins rechte Bein sinken und den Oberschenkel nahezu parallel zum Boden bringen. **5 bis 10 tiefe Atemzüge lang halten, dann die Seite wechseln.**

Wichtig: Steißbein nach unten ziehen, um kein Hohlkreuz zu machen. Der Intensität der Haltung standhalten und sich ihr stellen, dabei aber den Atem frei strömen lassen und sich in Gleichmut und Gelassenheit üben.

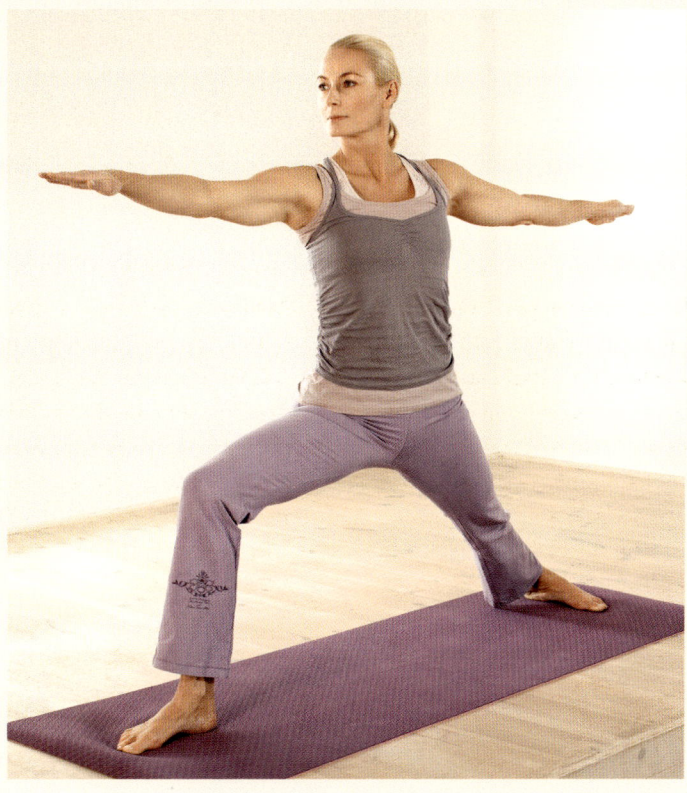

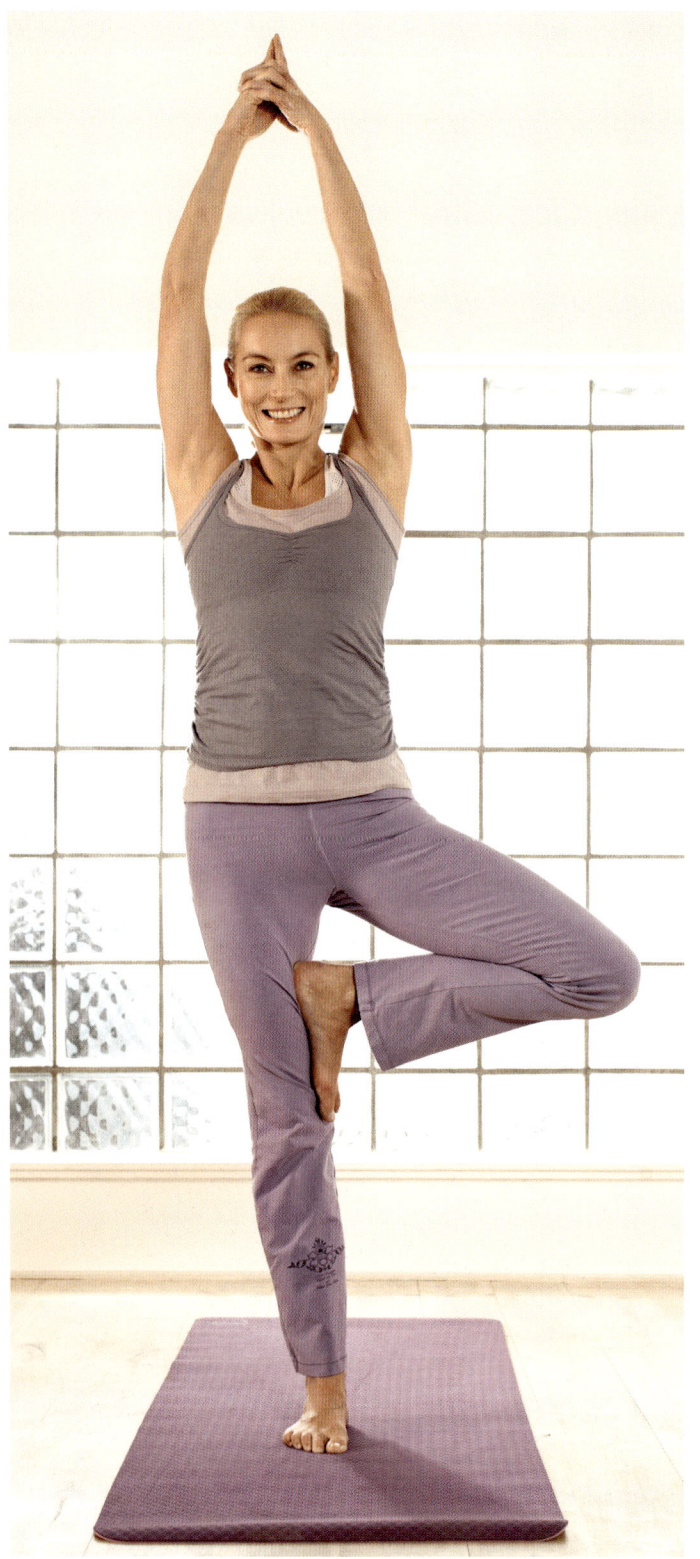

Baum
(Vrksasana)

✻ **STARTPOSITION:**
Im hüftbreiten Stand den Körper aufrichten – die Fußsohlen pressen in den Boden, die Kopf-krone strebt nach oben. Die Hände in den Hüften aufstützen. Entspannt einen Punkt auf Augenhöhe fokussieren.

✻ **LOS GEHT'S:**
Das Gewicht auf den rechten Fuß verlagern, den linken Fuß vom Boden lösen und die Fußsohle gegen die innere Wade oder den inneren Oberschenkel legen – nicht ans Knie. Fußsohle und Wade bzw. Schenkel drücken gegeneinander. Das linke Knie zeigt nach außen, beide Hüftknochen nach vorne. Die rechte Hüfte knickt nicht nach außen weg. Mit der Einatmung die Arme über die Seiten nach oben führen und alle Finger bis auf die Zeigefinger über dem Kopf mit-einander verschränken. Die beiden Zeigefinger gestreckt nach oben und die Rippen von der Taille weg ziehen – die Wirbelsäule noch mehr aufrichten. **5 bis 10 konzen-trierte Atemzüge lang halten.** Dann den linken Fuß wieder hüftbreit neben dem anderen aufstellen, sich zentrieren und die Übung auf der anderen Seite wiederholen.

Im Schneidersitz nachspüren
(Sukhasana)

✳ STARTPOSITION:

Auf die Kante einer Decke
oder eines Kissens setzen,
die Beine im Schneidersitz
kreuzen. Sind die Hüften noch
nicht so beweglich, eventuell
die Oberschenkel mit
zwei Kissen unterstützen.

✳ LOS GEHT'S:

Die Augen schließen, die Sitzknochen im Boden verankern,
die Wirbelsäule und den
Kopf aufrichten. Die Handflächen vor dem Herzen – also
vor dem Brustbein – sanft
zusammenlegen. **Einige tiefe
Atemzüge lang den Übungen
nachspüren,** sich sammeln
und zur Ruhe kommen. Zum
Schluss die Hände auf die
Oberschenkel sinken lassen,
den Kopf leicht neigen und
die Augen öffnen.

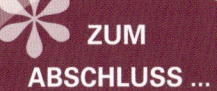

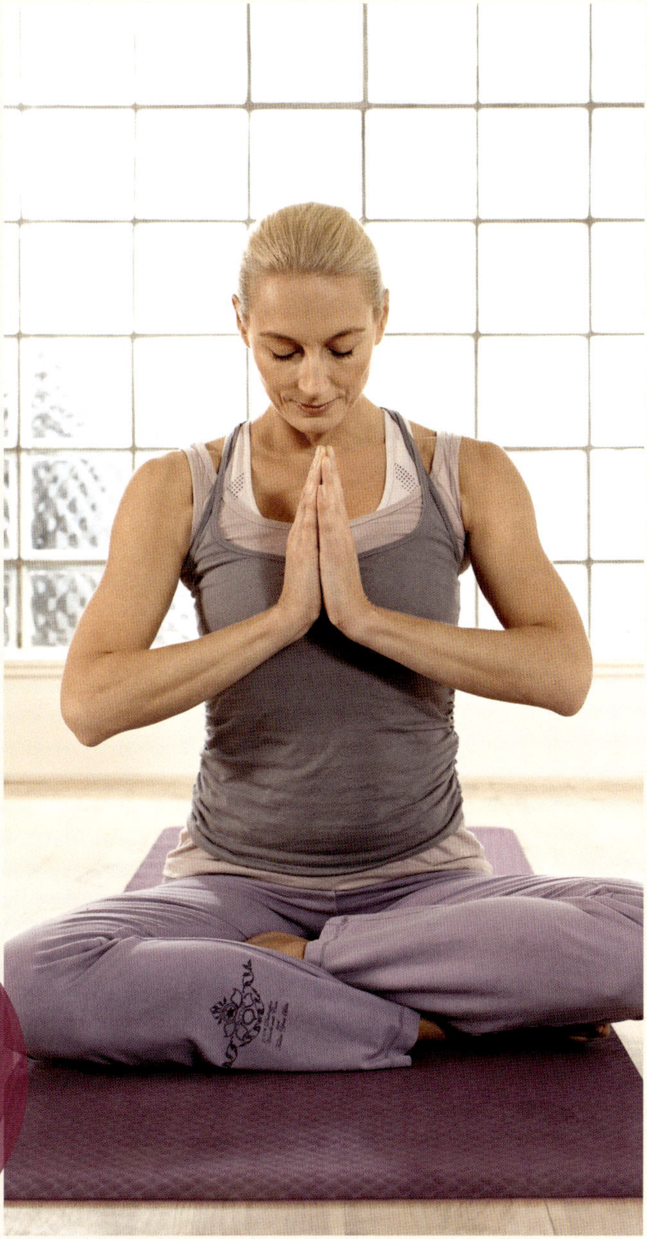

✳ ZUM ABSCHLUSS ...

... die liegende Drehung
und Shavasana ab-
solvieren – die Übungs-
beschreibungen finden
Sie ab Seite 152.

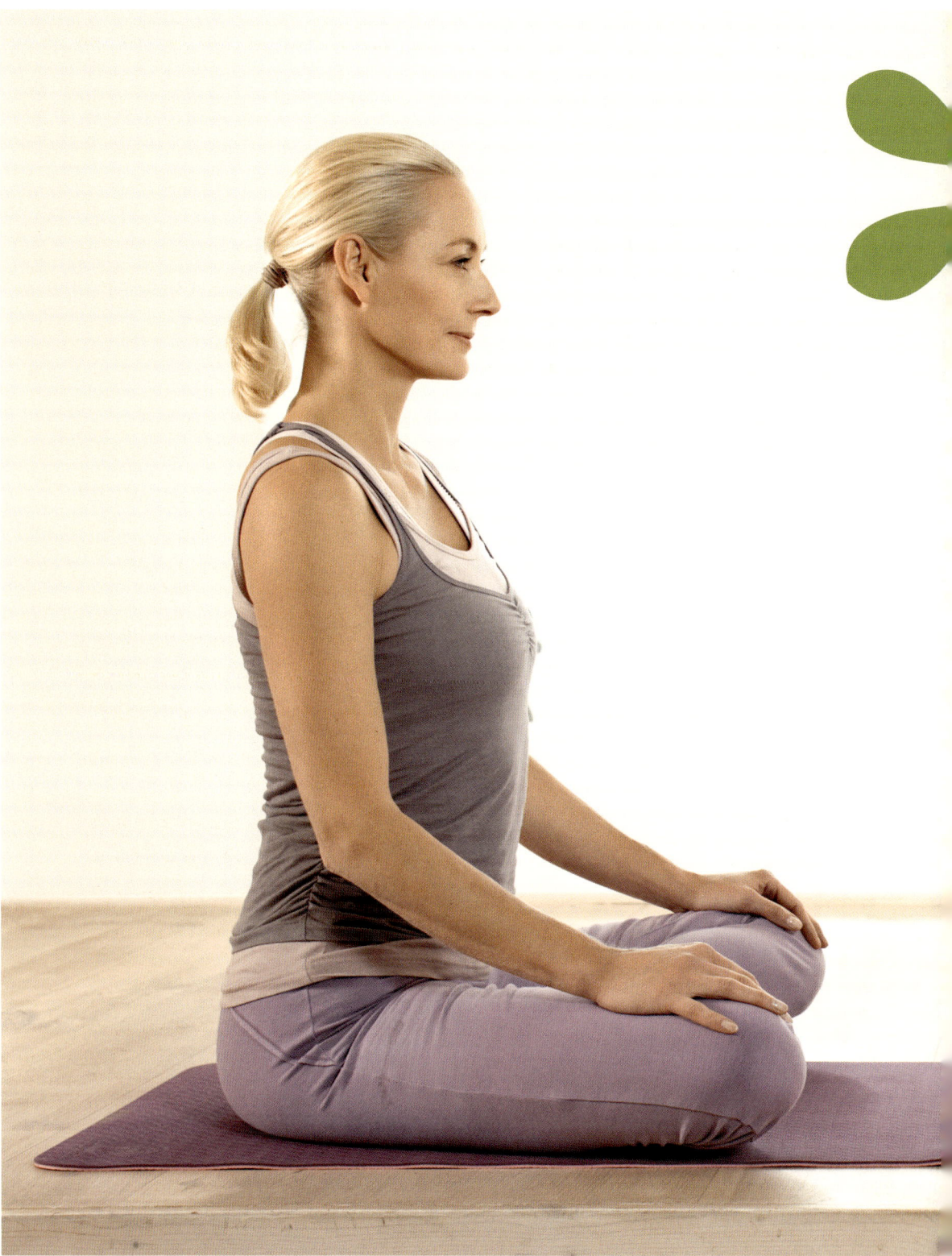

MEHR FLEXIBILITÄT

Geschmeidige Muskeln und ein freier Geist – mit diesem Programm erlangen Sie Beweglichkeit und Leichtigkeit im Körper wie im Kopf. Die Übungen sorgen nicht nur für lange, schlanke Muskeln, sondern erweitern auch den geistigen Horizont. Im Alltag brauchen wir viel Stabilität – im Yoga finden wir den Gegenpol zu unserer schnelllebigen Welt und die Flexibilität, in ihr bestehen zu können, ohne unsere Mitte zu verlieren. Stress macht uns eng, doch auf der Matte finden wir ein Gefühl von Weite und innerer Freiheit. Alles, was sich durch Stress verkürzt hat, können wir hier auflösen. Insbesondere die Vorbeugen helfen dabei, weil wir mit der spürbaren Dehnung der Muskulatur und der bewussten Atmung auch unser Leben »entspannen« und dabei einen neuen Lebensraum, Ruhe und Gelassenheit entdecken können. Dabei erkennen wir unsere eigenen Grenzen und lernen einen liebevollen, spielerischen und achtsamen Umgang mit ihnen. Überschreiten Sie diese Grenzen nicht, sondern tasten Sie sich behutsam heran und machen Sie sich frei von der Meinung anderer.

Schneidersitz mit Vorbeuge (Sukhasana)

✻ STARTPOSITION:

Etwas erhöht auf die Kante einer Decke oder eines Kissens setzen, die Beine im Schneidersitz kreuzen, die Hände ruhen entspannt auf den Oberschenkeln oder Knien. Sind die Hüften noch nicht so beweglich, noch ein wenig höher setzen oder die Oberschenkel mit zwei Kissen unterstützen. Die Augen schließen, die Sitzknochen im Boden verankern, die Wirbelsäule und den Kopf aufrichten.

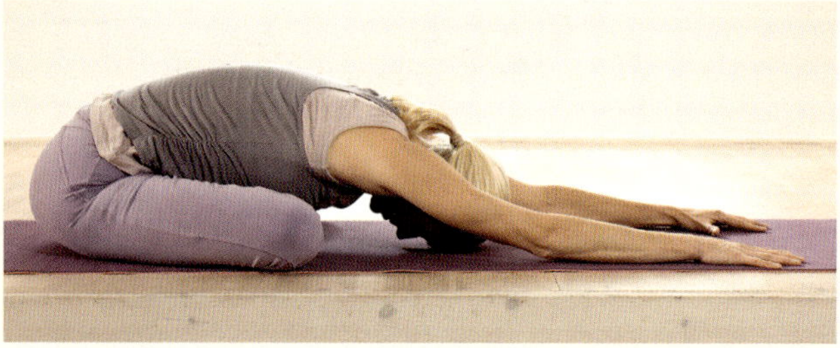

✻ LOS GEHT'S:

Mit der Einatmung das Brustbein heben. Mit der Ausatmung den Oberkörper mit langem Rücken vorbeugen und mit den Händen nach vorne wandern. Das Brustbein strebt nach vorne, die Schultern zurück und die Stirn in Richtung Boden. Wenn möglich, die Stirn ablegen, sonst den Körper auf den Unterarmen ruhen lassen. Tief in den unteren Rücken atmen und in die Leisten hineinspüren. **10 Atemzüge halten,** mit der letzten Einatmung aufrichten, dazu mit den Händen zurückwandern.

Liegender Schmetterling (Supta Badha Konasana)

✻ STARTPOSITION:

In der Rückenlage die Beine aufstellen, dann die Knie sanft auseinanderfallen lassen und die Fußsohlen aneinanderlegen.

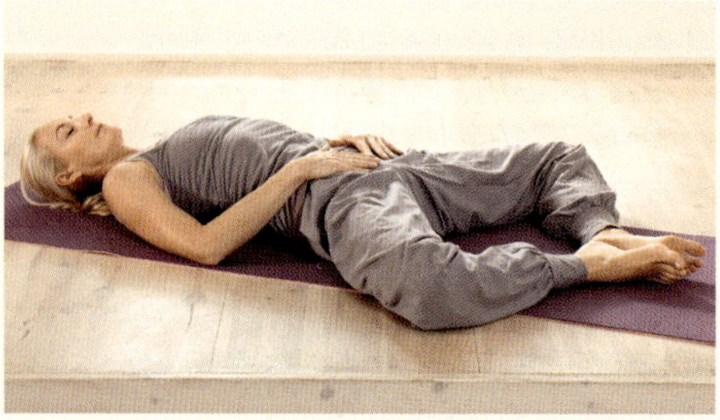

✻ LOS GEHT'S:

Die Hände flach auf den unteren Bauch legen und die Augen schließen. Mit jeder Einatmung hebt sich die Bauchdecke spürbar gegen die Hände. Mit jeder Ausatmung Hüften und Leisten mehr und mehr loslassen und den Körper in den Boden sinken lassen. Die Schwerkraft nutzen, um den Beckenraum zu entspannen. Die Atmung nicht forcieren, sondern einfach geschehen lassen – **10 tiefe Atemzüge lang den natürlichen Rhythmus finden.** Zieht es in den Leisten zu sehr, zwei Kissen rechts und links unter den Oberschenkeln platzieren.

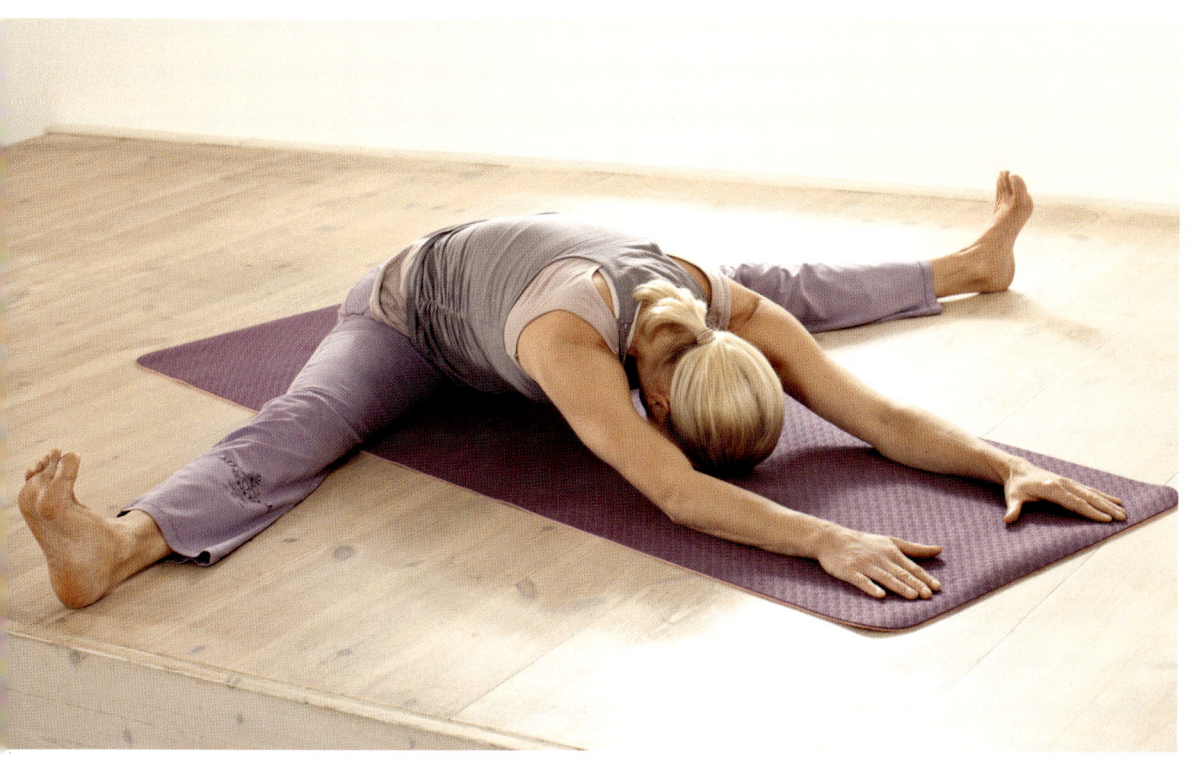

Weite sitzende Vorbeuge
(Upavishta Konasana)

✳ STARTPOSITION:

Im aufrechten Sitz die gestreckten Beine weit grätschen und die Zehen anziehen, um die Beinmuskulatur zu aktivieren. Zehen und Knie zeigen senkrecht nach oben.

> An die eigene Grenze gehen, ohne sie zu überschreiten – mit jeder Ausatmung der Grenzenlosigkeit und Loslösung entgegenbewegen. Mit den Grenzen spielen, aber nicht darüber hinausschießen.

✳ LOS GEHT'S:

Mit der Einatmung die Fingerspitzen etwa schulterbreit hinter dem Körper auf dem Boden absetzen und das Brustbein anheben. Mit der Ausatmung das Brustbein nach vorne streben lassen, den Oberkörper mit langem Rücken so weit wie möglich vorbeugen und mit den Händen nach vorne wandern. Schultern zurückziehen. Stirn in Richtung Boden bringen, wenn möglich ablegen und die Arme lang nach vorne strecken, die Handflächen liegen auf dem Boden. Alternativ die Hände aufgestellt lassen oder auf den Unterarmen abstützen. **10 Atemzüge lang halten,** dabei die Knie nicht zu den Seiten kippen lassen. Mit der letzten Ausatmung langsam aufrichten, dazu mit den Händen zurückwandern.

Stock (Dandasana)

Etwas erhöht auf die Kante einer Decke setzen, die Beine mit geschlossenen Füßen nach vorne strecken. Oberschenkel leicht einwärts drehen und die Zehen anziehen, um die Beinmuskulatur zu aktivieren. Die Hände sind neben dem Po auf dem Boden, die Finger zeigen nach vorn.

✳ **LOS GEHT'S:**

Die Handflächen fest in den Boden pressen und dadurch die Wirbelsäule aufrichten. Die Schultern ziehen nach unten, die Kopfkrone strebt nach oben. Mit jeder Ausatmung den Bauchnabel in Richtung Wirbelsäule ziehen. Spüren, welche Muskulatur links und rechts der Wirbelsäule verantwortlich dafür ist, sich aufrecht zu halten und Rückgrat zu zeigen. **10 Atemzüge lang halten.** Mit der letzten Einatmung die Arme über die Seiten nach oben führen und direkt in die nächste Übung, die sitzende Vorbeuge, wechseln.

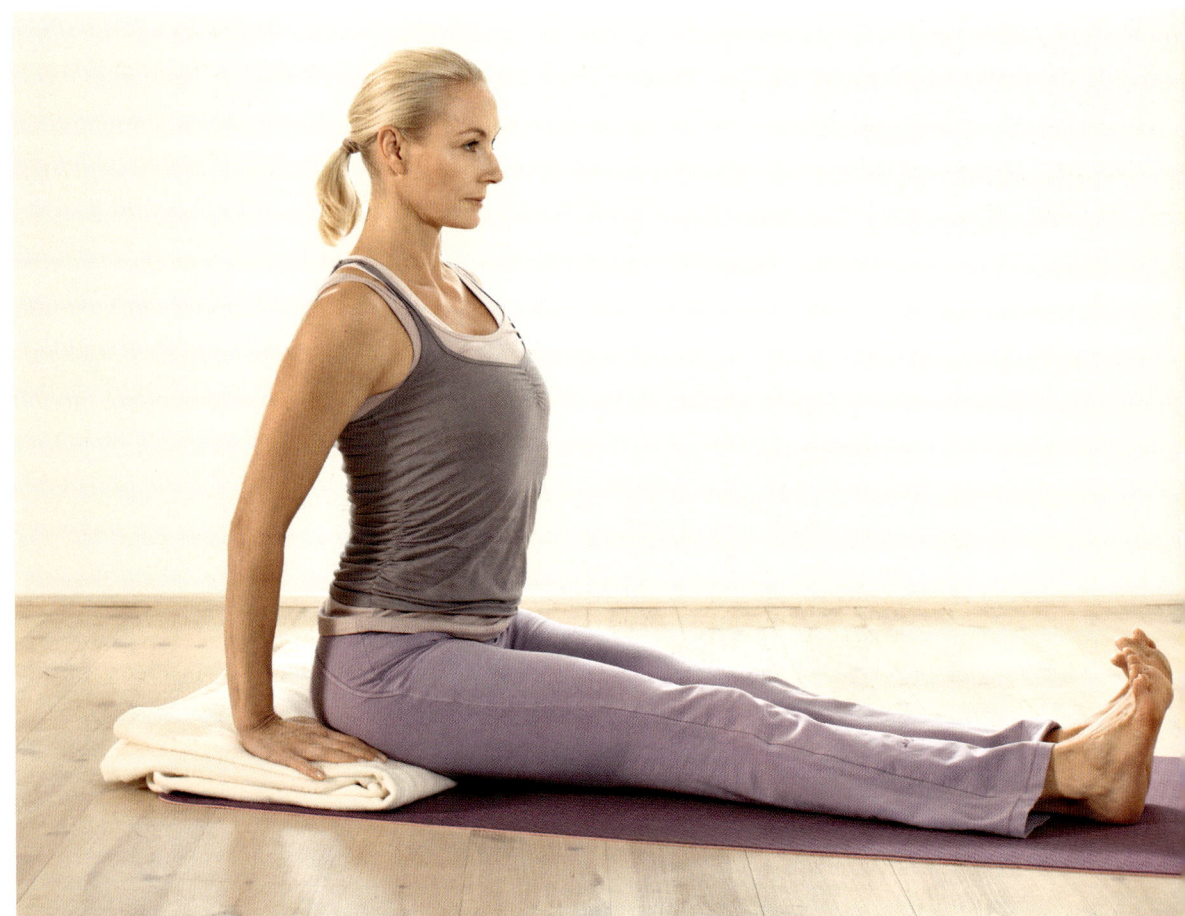

Sitzende Vorbeuge (Paschimottanasana)

✳ STARTPOSITION:
Übergang aus der vor-
herigen Übung

✳ LOS GEHT'S:
Aus dem Stock mit erhobenen Armen den Bauchnabel mit der Aus-
atmung in Richtung Wirbelsäule ziehen, das angehobene Brustbein
nach vorne oben streben lassen, die Wirbelsäule aufrichten und den
Oberkörper mit langem Rücken vorbeugen. Die Hände neben den
Knien oder Unterschenkeln auf dem Boden absetzen und im Laufe
der Übung langsam mit den Händen in Richtung der Füße wandern.
Oder die Füße gleich mit den Händen umfassen und die Ellenbogen
leicht beugen. Schultern zurückziehen, Kopf in Verlängerung der
Brustwirbelsäule halten oder auf den Knien ablegen. Den Fokus auf
die Ausatmung in Verbindung mit der Dehnung legen. Mit jeder
Ausatmung mehr und mehr loslassen, um Verspannungen in der
Körperrückseite zu lösen. Mit jeder Einatmung den Rücken vom
unteren Ende her längen. **10 Atemzüge lang halten**. Mit der letzten
Einatmung den Körper mit gestreckten Armen wieder in die Stock-
haltung aufrichten, dann die Arme über die Seiten absenken.

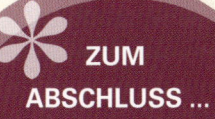

ZUM ABSCHLUSS ...
... die liegende Drehung
und Shavasana absol-
vieren – die Übungs-
beschreibungen finden
Sie ab Seite 152.

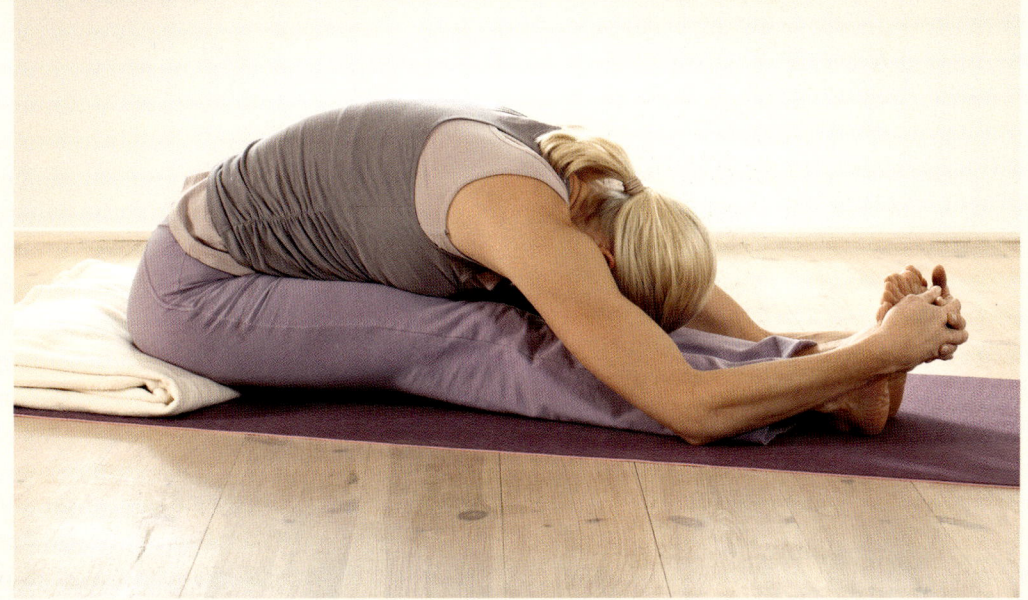

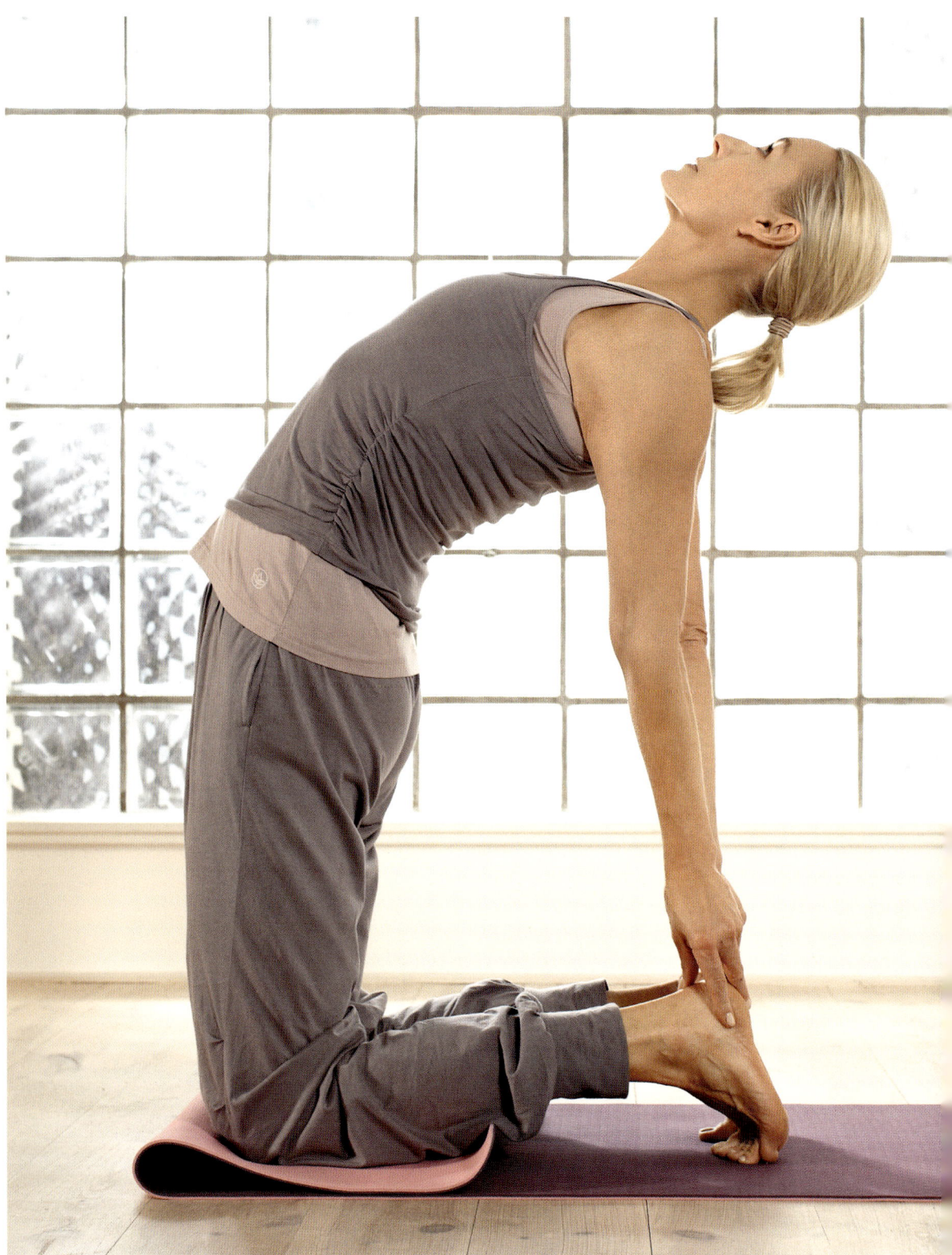

MEHR ENERGIE

In diesem Programm geht es um Rückbeugen – das yogische Mittel für mehr Kraft und Lebensfreude. Beugen wir uns hingebungsvoll mit dem Oberkörper zurück und atmen dabei tief ein, steigen Energielevel und Selbstbewusstsein. Wir wenden uns dem Leben mit offenem Herzen zu und können intensiver (er)leben. Außerdem kräftigen Rückbeugen den Kreislauf, die Körpermitte und -rückseite und dehnen die Vorderseite. Das hilft gegen den bürotypischen Rundrücken und Verspannungen im Schultergürtel sowie in den Bauchorganen. Die Körperhaltung verbessert sich, die Atmung wird tiefer, und letztendlich können wir dadurch mehr Prana – also Lebensenergie – über die Atmung aufnehmen.

Vor- und Zwischenentspannung

❋ STARTPOSITION:

In der Bauchlage den Kopf zu einer Seite drehen und die Arme entspannt neben dem Körper ablegen. Die Handflächen zeigen nach oben, die Zehen nach innen, die Fersen fallen nach außen.

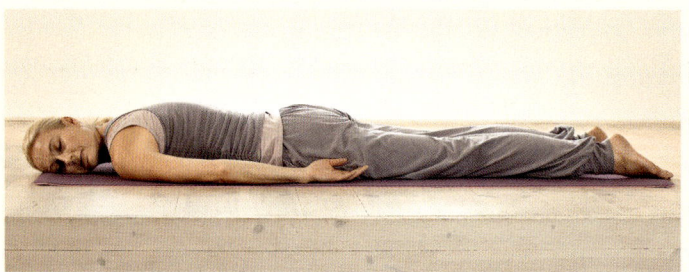

❋ LOS GEHT'S:

10 Atemzüge lang tief und ruhig atmend auf der Matte ankommen, das Körpergewicht an den Boden abgeben und in den Körper spüren.

Kobra (Bhujangasana)

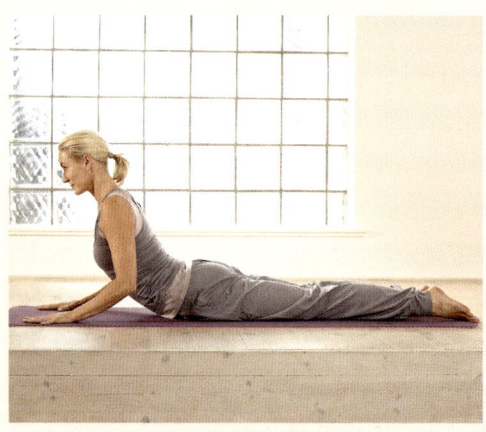

❋ STARTPOSITION:

In der Bauchlage die Stirn am Boden auflegen und die Hände unter den Schultern aufstellen. Schambein und Fußrücken sowie alle Zehennägel in den Boden pressen.

❋ LOS GEHT'S:

Mit der Einatmung den Oberkörper aus der Kraft der Rückenmuskulatur (nicht aus den Armen) langsam nach oben anheben, bis sich der untere Rippenbogen vom Boden löst. Das Brustbein strebt nach vorne, der Nacken ist lang. Mit jeder Ausatmung den Bauchnabel in Richtung Wirbelsäule ziehen und das Schambein und die Fußrücken in den Boden pressen. Mit jeder Einatmung durch den Druck der Hände den Brustkorb ein wenig mehr anheben, das Brustbein nach vorne schieben und bis zu den Schlüsselbeinen nach oben atmen. Mehr in die Länge als in die Höhe arbeiten. **5 bis 10 Atemzüge halten.** Mit der letzten Ausatmung den Oberkörper mit langem Rücken absenken und die Stirn ablegen. Den Kopf zu einer Seite drehen und für ein paar Atemzüge nachspüren.

Heuschrecke (Salabhasana)

✳ STARTPOSITION:

In der Bauchlage die Stirn auf der Matte ablegen, die Arme liegen entspannt neben dem Körper. Schultern nach unten in Richtung Po ziehen und das Schambein in den Boden pressen. Die Füße sind nah beieinander, die großen Zehen berühren sich.

✳ LOS GEHT'S:

Mit der Einatmung den Oberkörper sowie die Füße und Beine anheben. Das Brustbein strebt nach vorne, der Nacken ist lang. Schulterblätter zueinander und die Schultern zurückziehen. Die Arme parallel nach hinten strecken, die Handflächen zeigen zueinander, und die Finger ziehen in Richtung unteres Mattenende. Die Fußgelenke sind gestreckt, die Zehen angezogen. Mit jeder Ausatmung den Bauchnabel in Richtung Wirbelsäule bringen. Mit jeder Einatmung die Fußballen und die Fingerspitzen nach hinten ziehen – nicht nach oben. **5 bis 10 tiefe Atemzüge lang halten**. Mit der letzten Ausatmung Oberkörper und Beine wieder ablegen, den Kopf zu einer Seite drehen und für ein paar Atemzüge nachspüren.

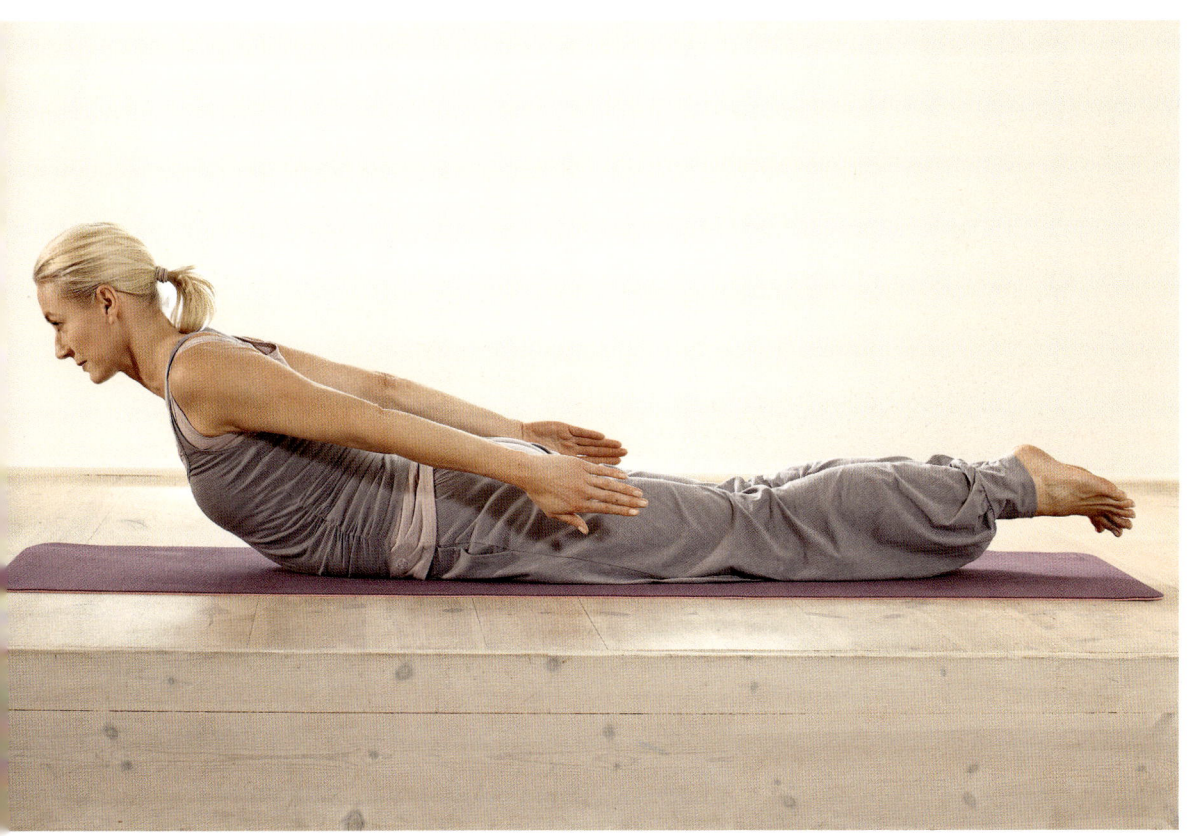

Bogen (Dhanurasana)

❋ STARTPOSITION:

In der Bauchlage liegt die Stirn auf dem Boden, das Schambein presst in den Boden, die Arme liegen entspannt neben dem Körper.

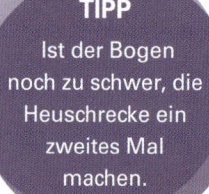

TIPP

Ist der Bogen noch zu schwer, die Heuschrecke ein zweites Mal machen.

❋ LOS GEHT'S:

Beine beugen, Fersen in Richtung Po bringen, Zehen anziehen und die Fußgelenke mit den Händen fassen. Optional kann ein Yoga-Gurt um die Füße geschlungen werden, wenn die Hände nicht an die Füße reichen. Mit der Einatmung die Beine ein wenig strecken, sodass die Hände von den Unterschenkeln nach hinten gezogen werden und der Oberkörper wie ein gespannter Bogen angehoben wird. Das Brustbein strebt nach vorne, der Nacken ist lang. Wenn möglich, nun die Oberschenkel vom Boden lösen und tiefer in den Bogen gehen. Bis in den oberen Brustraum einatmen, mit jeder Ausatmung die Unterschenkel wegziehen und den Oberkörper ein wenig mehr anheben und aufrichten. **5 bis 10 Atemzüge halten.** Mit der letzten Ausatmung die Hände lösen, in die Bauchlage kommen, den Kopf zu einer Seite drehen und für ein paar Atemzüge nachspüren.

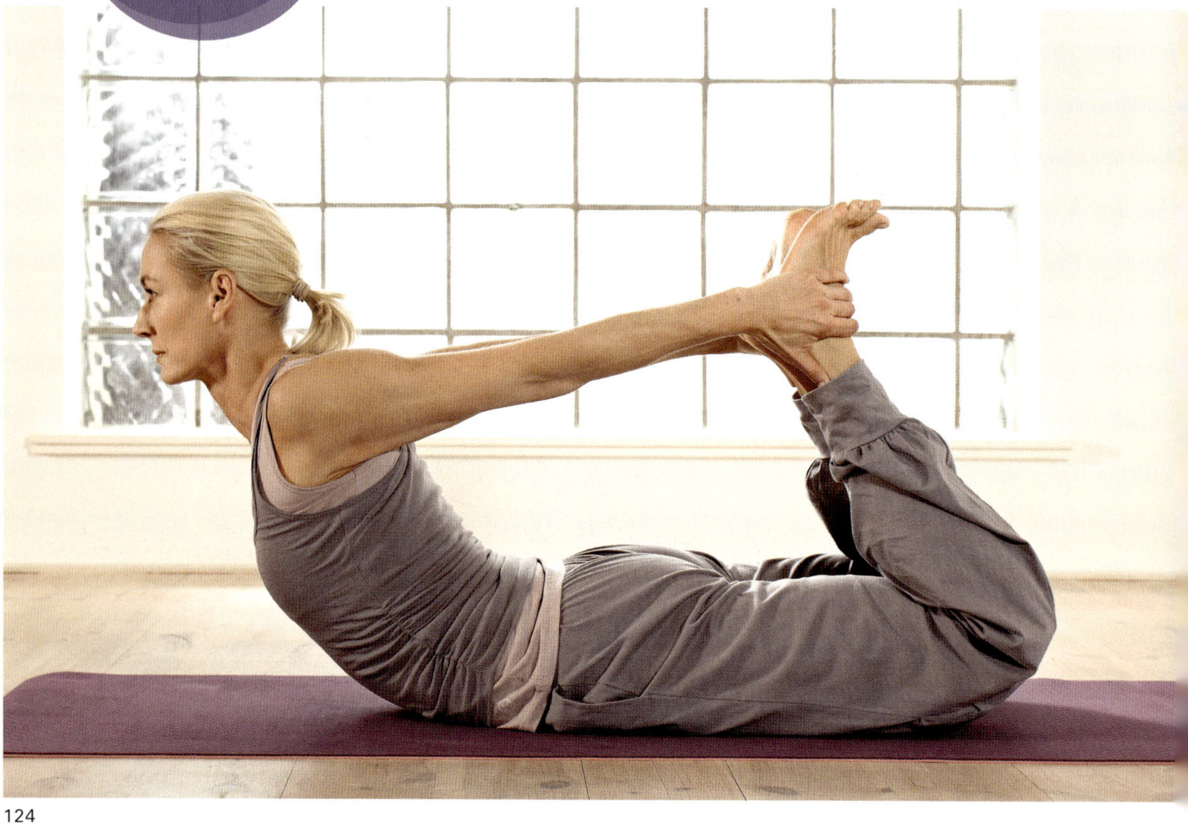

Kamel (Ustrasana)

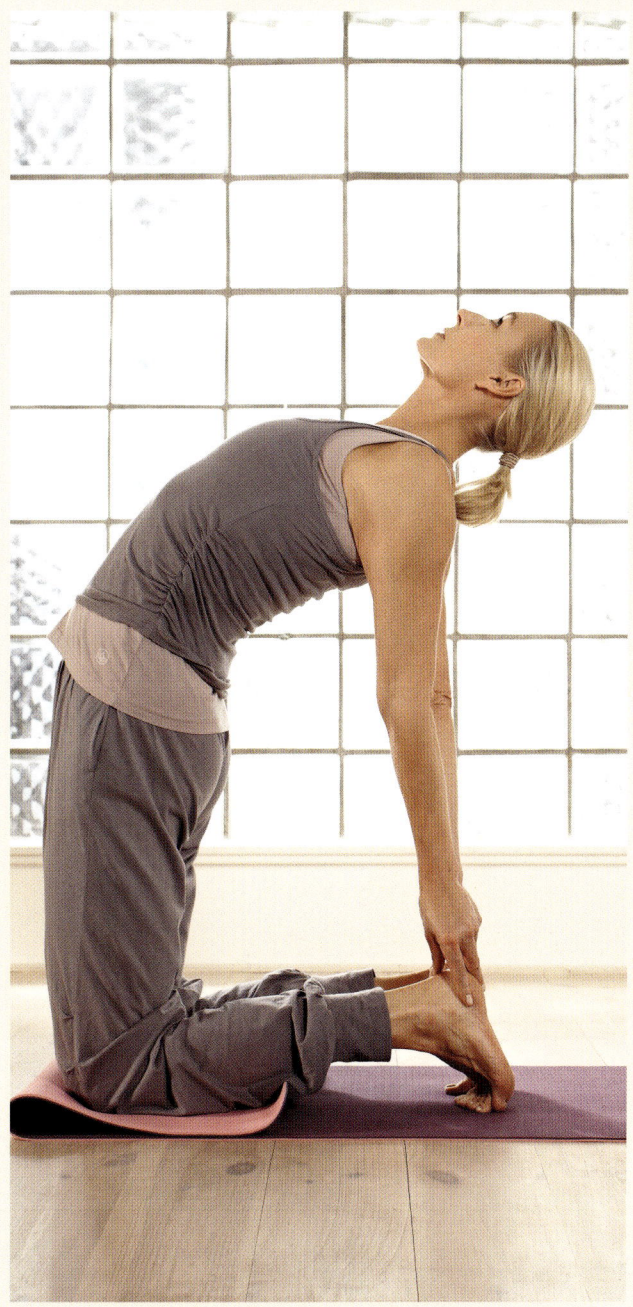

❋ **STARTPOSITION:**

Das vordere Mattenende umklappen, um eine weichere
Unterlage für die Knie zu haben.
Knie und Zehen hüftbreit aufstellen, die Hände an den unteren
Rücken legen und den Körper
aufrichten.

❋ **LOS GEHT'S:**

Mit der Ausatmung den Bauchnabel in Richtung Wirbelsäule
ziehen. Mit der Einatmung das
Brustbein anheben und nach
oben streben lassen, Ellenbogen
und Schultern zurückziehen.
Mit dem Becken nicht nach vorne
ausweichen. Zur Brust schauen,
die sich beim Einatmen hebt.
**5 bis 10 Atemzüge die Position
halten** – oder weiter gehen:
Hände vom Rücken lösen und auf
den Fersen absetzen. Das Brustbein erneut nach vorne oben
heben, gleichzeitig aus der Mitte
kräftig dagegenhalten, um die
Lendenwirbelsäule zu entlasten.
Optional den Kopf in Verlängerung der Brustwirbelsäule weich
in den Nacken legen. Tief einatmen bis zu den Schlüsselbeinen. **5 bis 10 Atemzüge halten,**
dann aufrichten, Füße auf dem
Spann ablegen, in den Sitz auf
den Fersen kommen und für ein
paar Atemzüge nachspüren.

Schulterbrücke (Setu Bandha Sarvangasana)

✳ STARTPOSITION:

In der Rückenlage die Füße hüftbreit so nah am Po aufstellen,
dass die Fersen mit den Fingerspitzen der gestreckten Arme fast
berührt werden können. Die Zehen zeigen gerade nach vorne, die
Arme liegen neben dem Körper.

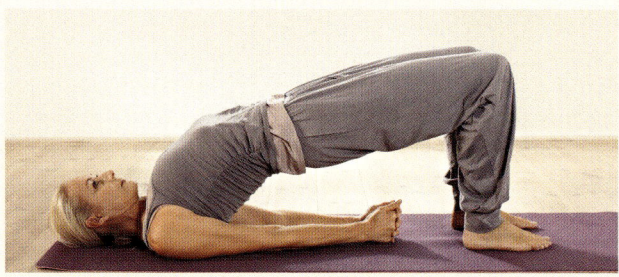

✳ LOS GEHT'S:

Mit der Einatmung beide Füße –
insbesondere die Fußinnenkanten
und die Großzehenballen – in den
Boden drücken und das Becken anheben. Mit der Ausatmung die Finger mit gestreckten Armen unter
dem Po verschränken und mit den
Schultern unter dem Rücken zusammenwandern. *Wichtig: das
Gewicht nicht in den Nacken verla-*

*gern, sondern den Hinterkopf in den Boden drücken und das
Kinn von der Brust wegbringen.* Mit jeder Einatmung das
Brustbein nach oben schieben und den Brustkorb bis hoch
zu den Schlüsselbeinen mit Luft füllen. Mit jeder Ausatmung
die Fußballen in den Boden pressen, das Becken ein wenig
höher heben, die Oberschenkel vom Körper wegstreben
lassen und die Wirbelsäule lang ziehen. Die Knie bleiben
hüftbreit geöffnet und scheren nicht nach außen. **10 tiefe
Atemzüge lang halten,** dann mit der letzten Einatmung auf
die Zehenspitzen kommen, die Finger lösen und mit der Ausatmung Wirbel für Wirbel auf den Boden abrollen.

✳ WEITER GEHT'S MIT EINEM YOGA-KLOTZ:

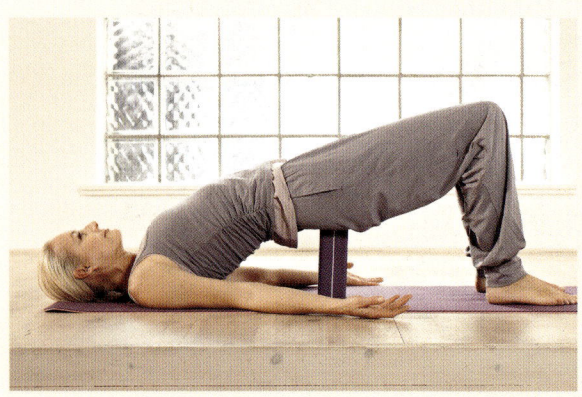

Das Becken erneut heben, einen Yoga-
Klotz hochkant oder quer etwas oberhalb des Steißbeins unter dem Kreuzbein platzieren und das Körpergewicht
an den Klotz abgeben. Die Arme mit
den Handflächen nach oben neben
den Körper legen, die Knie zeigen
nach vorne. **10 tiefe Atemzüge lang
Bauch- und Brustatmung harmonisch
ineinander übergehen lassen.** Um die
Haltung aufzulösen, die Fersen anheben, den Klotz herausziehen und das
Becken mit einem sanften Hin- und
Herschaukeln auf dem Boden ablegen.

Für Fortgeschrittene: Rad
(Urdhva Dhanurasana)

✳ STARTPOSITION:

In der Rückenlage die Füße hüftbreit nah an den Po stellen, die Zehenspitzen zeigen gerade nach vorne. Die Hände unter den Schultern aufstellen, die Fingerspitzen zeigen zu den Füßen. Die Ellenbogen sind nah beieinander und zeigen nach oben.

✳ LOS GEHT'S:

Mit der Einatmung Hände und Füße in den Boden pressen, das Becken leicht anheben und den Kopf auf den Scheitelpunkt stellen. Beim Ausatmen halten und die Ellenbogen erneut zueinander bewegen. Mit der nächsten Einatmung die Arme und Beine ein wenig mehr strecken, den Oberkörper vom Boden lösen und anheben. Für einen harmonischen Bogen strebt das Herz nach vorne, während der untere Rücken und die Beine in die andere Richtung ziehen. Der Kopf hängt entspannt nach unten. *Achtung: Die Füße bleiben parallel!* **5 bis 10 Atemzüge halten.** Dann das Kinn in Richtung Brustbein bringen, Arme und Beine langsam beugen, auf dem Schultergürtel ablegen und von oben nach unten Wirbel für Wirbel kontrolliert auf den Boden abrollen.

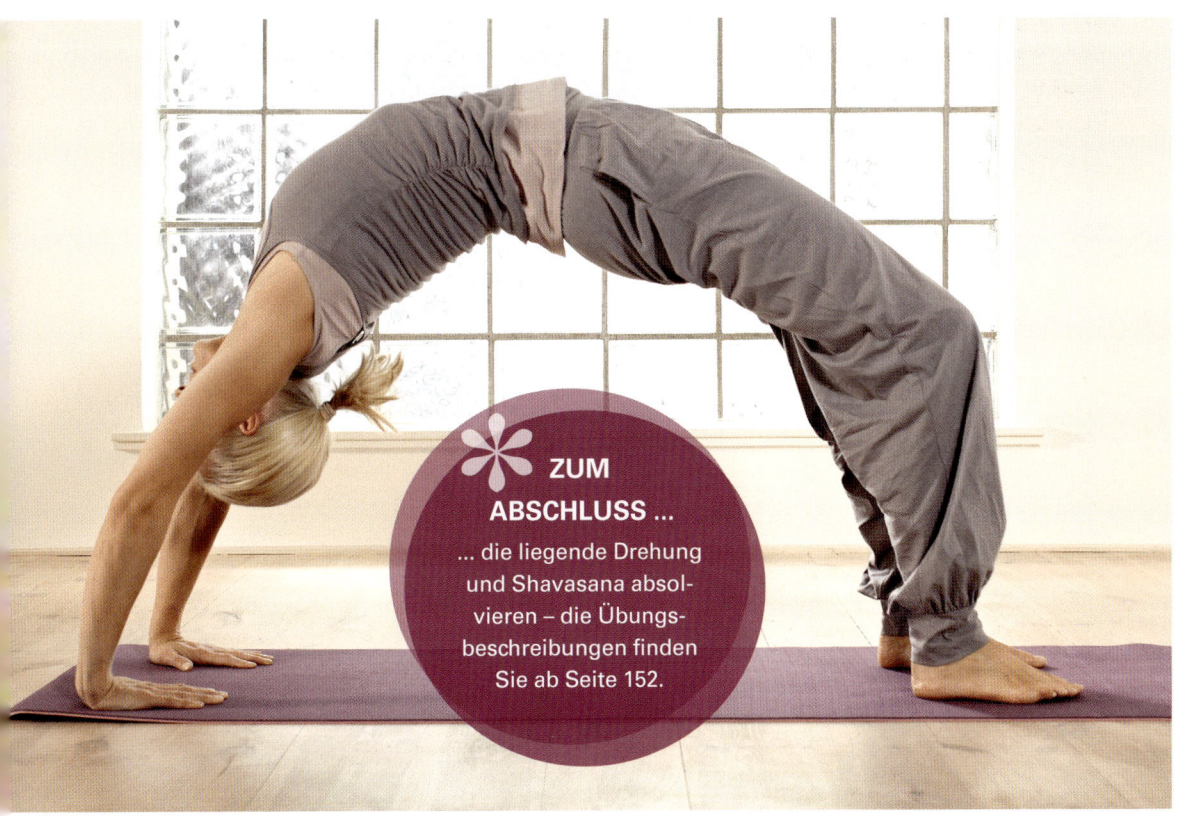

✳ ZUM ABSCHLUSS …

… die liegende Drehung und Shavasana absolvieren – die Übungsbeschreibungen finden Sie ab Seite 152.

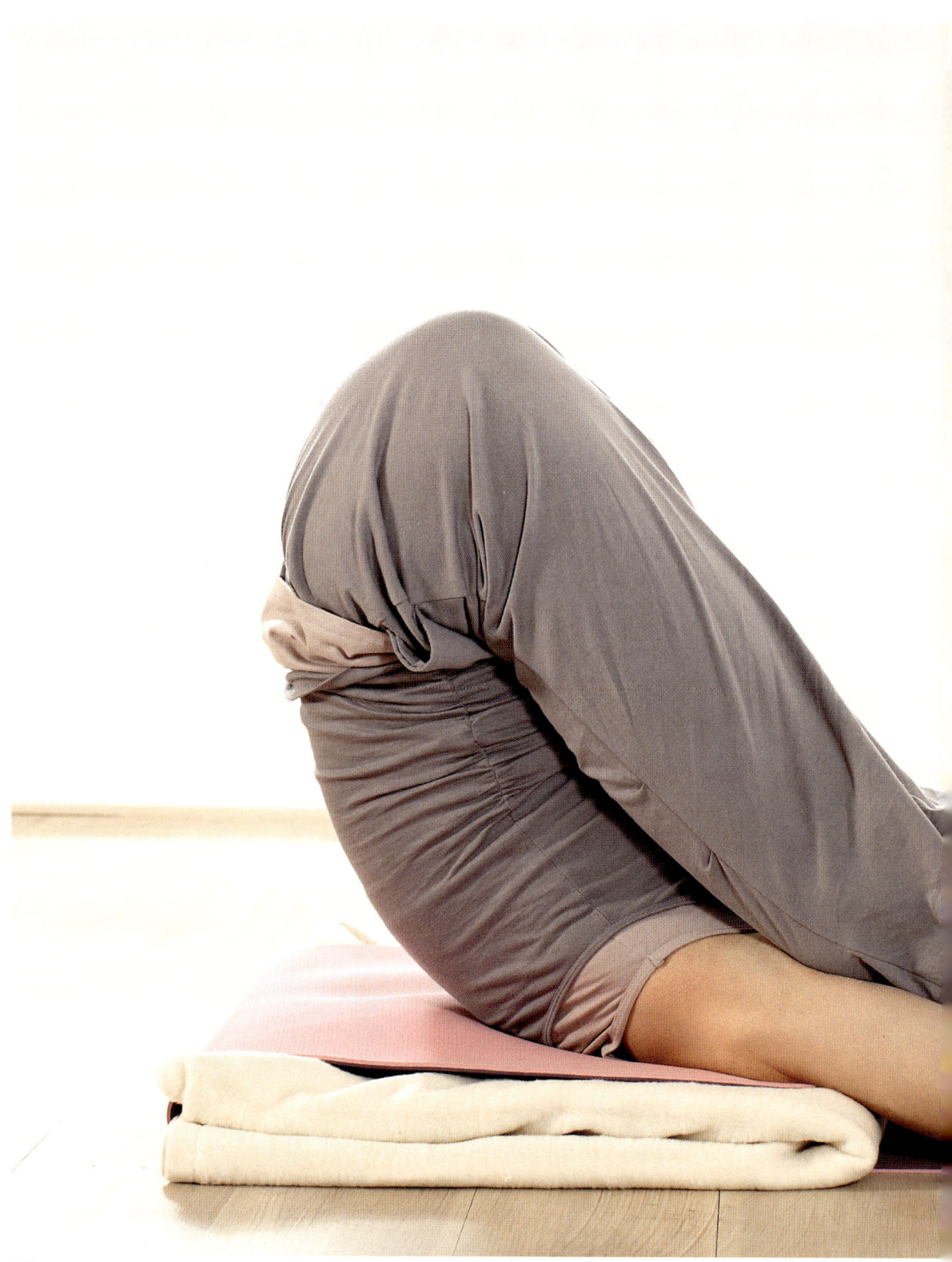

MEHR MUT

Die Welt auf den Kopf stellen – dieses Programm macht das
scheinbar Unmögliche möglich. Zugegeben: Zuerst ist man ein
wenig zögerlich, die Füße in die Luft zu strecken. Doch hals-
brecherische Aktionen sind hier keineswegs gefragt, sondern
viel mehr die Lust, den eigenen Horizont mal sausen zu lassen
und über sich selber hinauszuwachsen. Das lohnt sich durchaus:
Durch Umkehrhaltungen können wir die Welt (und uns selber)
aus einer neuen Perspektive betrachten und Selbstvertrauen
gewinnen. Kopfüber lernen wir, dass wir viel mehr sind als nur
unser Verstand – wir strecken uns förmlich dem Himmel, also
dem Spirituellen, entgegen.

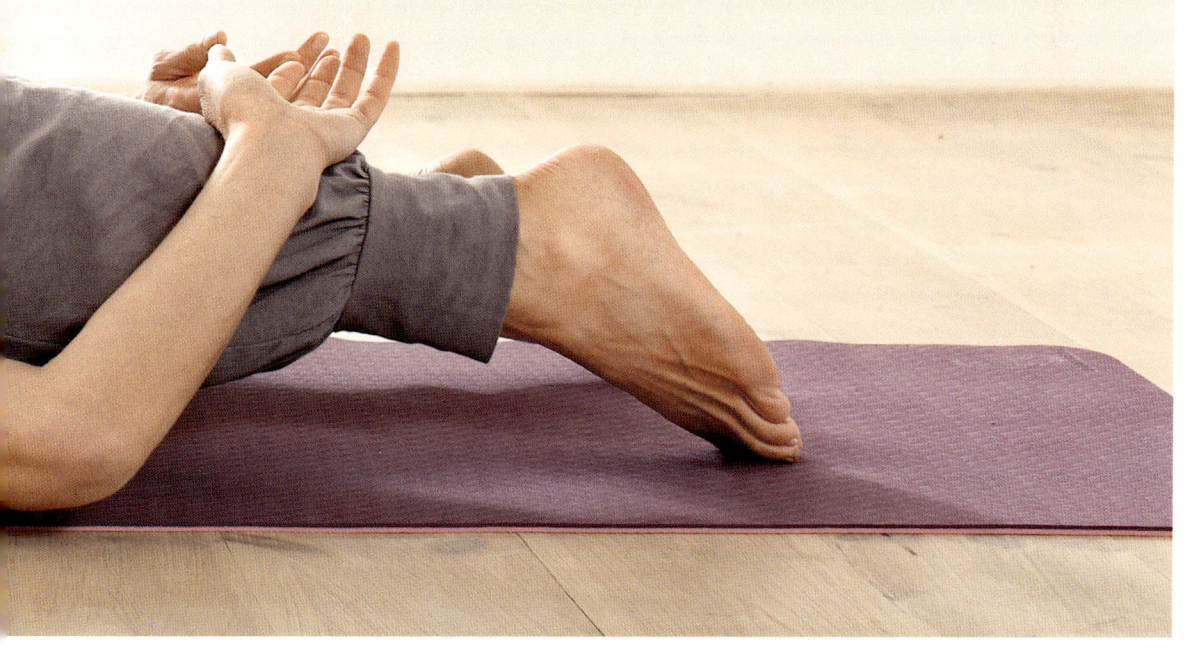

Vorübung zum Kopfstand (Sirsasana)

✳ STARTPOSITION:

Die Matte umklappen, um den Kopf und die Unterarme weicher abzupolstern. Im Vierfüßerstand auf die Unterarme kommen und die Finger verschränken. Die Ellenbogen stehen schulterweit auseinander, sodass Hände und Ellenbogen ein gleichschenkliges Dreieck bilden.

✳ LOS GEHT'S:

Die Kopfkrone auf den Boden in das »Nest« der Hände setzen: Der Hinterkopf drückt in die Handflächen, die Hände drücken gegen den Kopf und die Ellenbogen in den Boden – dieser Druck und Gegendruck gibt Halt. Schultern weg von den Ohren ziehen. Die Knie vom Boden lösen, die Beine strecken und mit den Füßen in Richtung Kopf wandern. Der Po strebt dabei nach oben. **Diese Position 5 bis 10 tiefe Atemzüge lang halten,** dann in der Kinderhaltung (siehe Seite 108) kurz nachspüren.

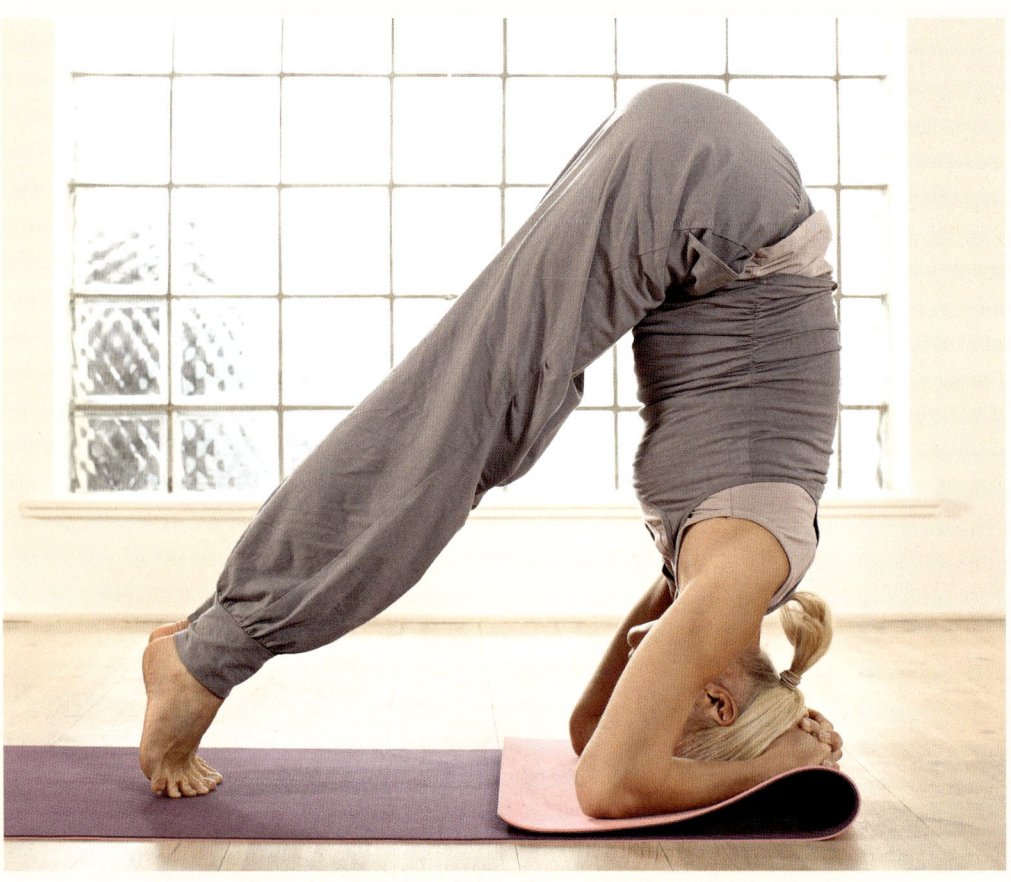

Kopfstand (Sirsasana)

✳ STARTPOSITION:

Knapp vor einer Wand mit der Vorübung beginnen und mit den Beinen in
Richtung Kopf wandern, bis die Füße
knapp vor dem Gesicht stehen und die
Hüften sich etwa über den Schultern befinden. Das ist der Punkt, an dem sich
das Körpergewicht von den Füßen auf
den Kopf und die Unterarme verlagert.

✳ LOS GEHT'S:

Die Füße vom Boden lösen, Knie beugen und kontrolliert anheben. *Wichtig:
die Beine nicht einfach nach oben
schwingen, sondern im Zeitlupentempo
hochbringen.* Ellenbogen in den Boden
drücken und die Schultern zurückziehen – das entlastet den Nacken. Die
Beine sind zunächst gebeugt, die Füße
knapp über dem Po. Stabil stehen und
nicht ins Hohlkreuz fallen – sonst untere
Rippen zurückziehen und Steißbein in
Richtung Decke schieben. Erst dann die
Beine nach oben strecken. Die Fußballen nach oben schieben und die Zehen
anziehen, um das Gewicht vom Nacken
weg nach oben zu bringen. **1 bis 2 Minuten lang halten und tief atmen,** dann
den Kopfstand in umgekehrter Reihenfolge auflösen – Knie langsam anbeugen und die Beine kontrolliert nach unten bringen, Füße absetzen, in der Kinderhaltung (S. 108) kurz nachspüren.
*Achtung: Bei Schulter- oder Nacken-
beschwerden oder Kopfschmerzen
machen Sie nur die Vorübung.*

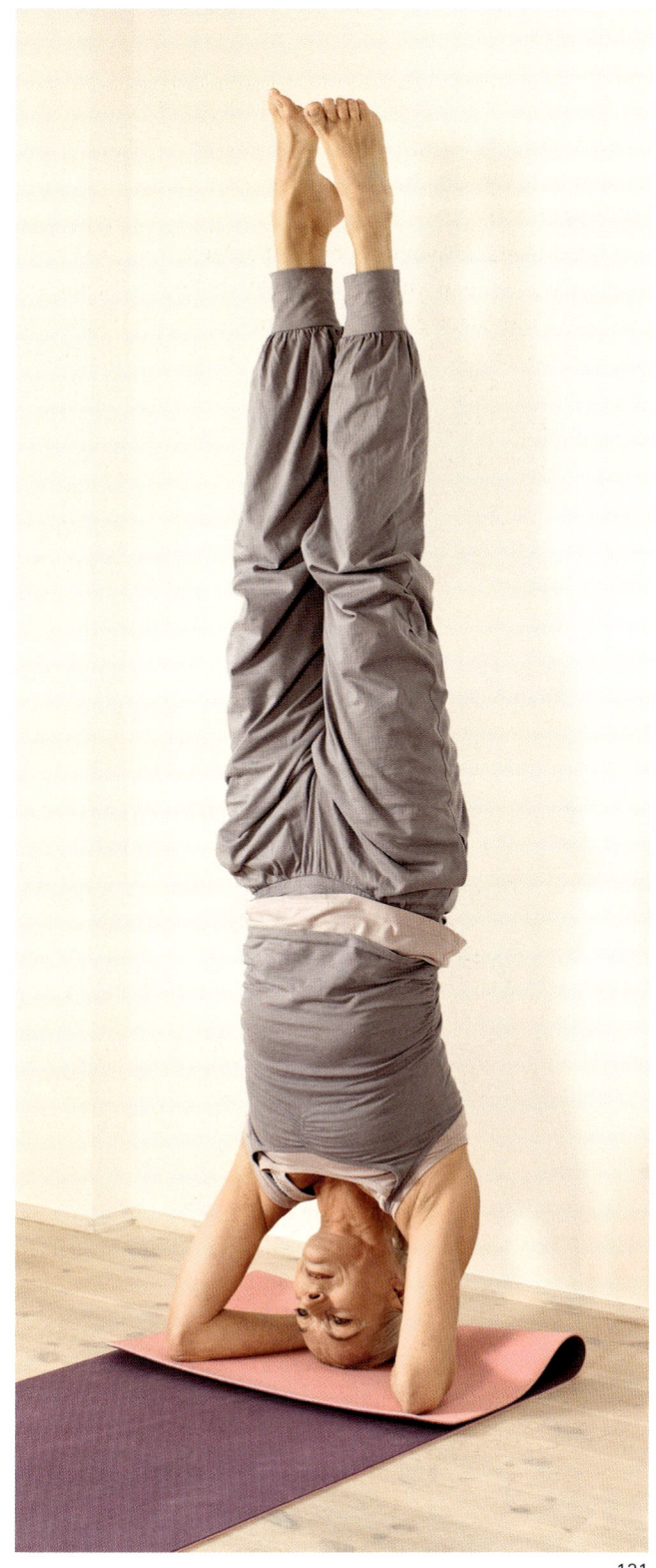

Schulterstand (Sarvangasana)

✳ STARTPOSITION:

Eine gefaltete und glatt gestrichene (!) Decke auf die Matte legen und ein Mattenende auf die Decke umklappen. In der Rückenlage Schultern und Oberkörper auf die Decke legen, die Halswirbel sind frei vor der Decke, der Hinterkopf liegt auf dem Boden – so wird die Halswirbelsäule nicht unnötig belastet.

✳ LOS GEHT'S:

Zuerst die Schultern unter den Körper bringen – dazu die Beine im Pflug (siehe nächste Übung, 1. Bild) über den Kopf nach hinten bringen und gestreckt absenken. Zehenspitzen auf dem Boden absetzen, die Arme gestreckt auf dem Boden ablegen, die Finger verschränken und mit den Schultern zusammenwandern. Hände lösen, den mittleren Rücken abstützen und die Ellenbogen nah zusammenbringen. Die Beine kontrolliert anheben und möglichst senkrecht nach oben strecken. Die Fußballen mit gestreckten Fußgelenken und angezogenen Fußspitzen nach oben schieben, um das Gewicht vom Nacken weg nach oben zu bringen. Das Gesicht ist entspannt, der Nacken lang, die Brustwirbelsäule strebt Richtung Kinn, der Bauchnabel zieht in Richtung Wirbelsäule. **1 bis 2 Minuten lang halten und tief bis in den Brustraum atmen.** Dann direkt in die nächste Übung, den Pflug, kommen.

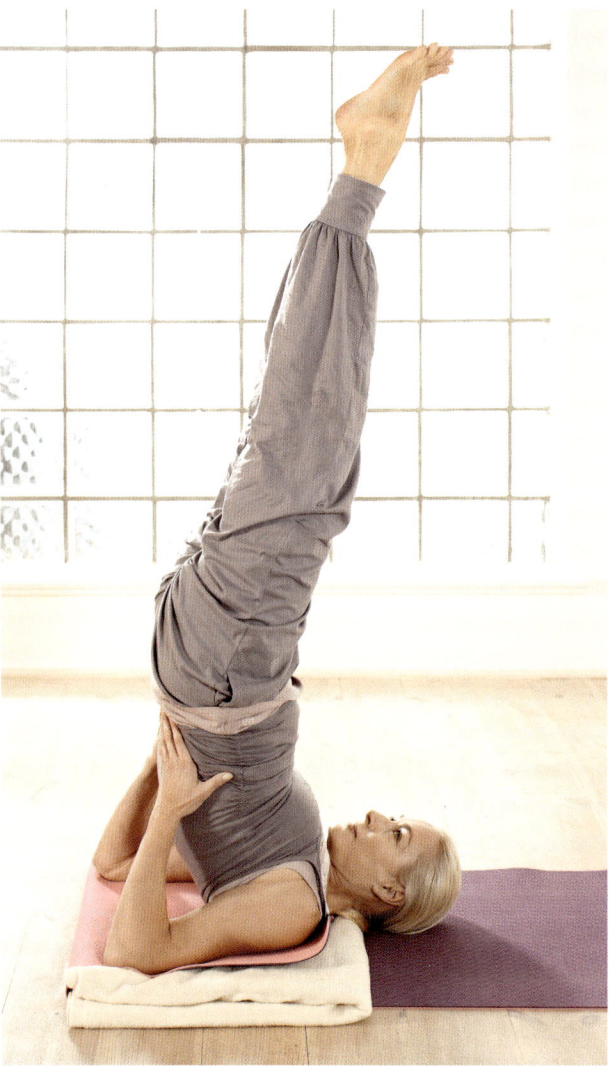

Pflug (Halasana)

✳ STARTPOSITION:
Übergang aus der vorherigen Übung

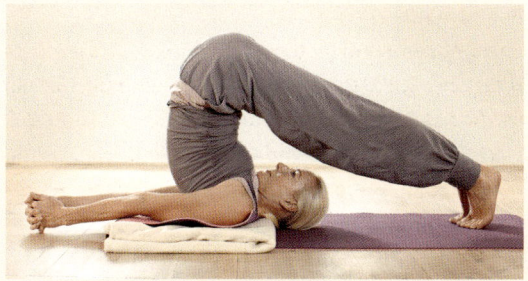

✳ LOS GEHT'S:
Aus dem Schulterstand die Beine gestreckt absenken und auf den Zehenspitzen absetzen. Die Arme strecken, die Finger verschränken. Die Fersen ziehen vom Kopf weg, die Finger in die entgegengesetzte Richtung. Das Gesicht ist entspannt, der Nacken lang. **5 bis 10 Atemzüge halten**. Dann die Knie anbeugen, die Füße auf dem Spann ablegen, die Hände ruhen mit dem Handrücken entspannt auf den Waden oder in den Kniekehlen. **5 bis 10 Atemzüge tief** **in den unteren Rücken atmen**. Anschließend die Arme wieder zurückführen, auf dem Boden ablegen und die Handflächen fest in den Boden pressen, um den Rücken mit Bauchspannung Wirbel für Wirbel kontrolliert abrollen zu können. Direkt in die ausgleichende Gegenbewegung, den Fisch, kommen.

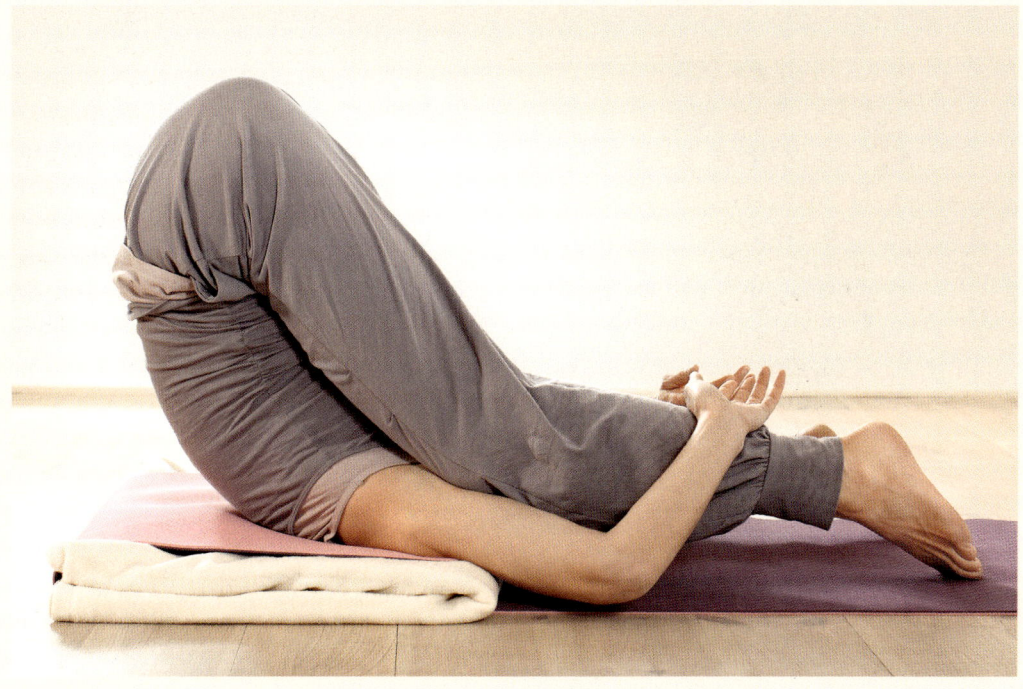

Fisch (Matsyasana)

✳ STARTPOSITION:

In der Rückenlage liegt der Oberkörper wie im Schulterstand und Pflug auf der Decke, der Hinterkopf auf dem Boden. Die Beine sind gestreckt, die Hände liegen mit den Handflächen nach unten unter dem Po.

✳ LOS GEHT'S:

Ellenbogen in den Boden pressen, auf den Unterarmen abstützen und Schultern und Oberarme vom Boden anheben. Die Schulterblätter ziehen zueinander, das Brustbein strebt nach oben, der Rücken löst sich vom Boden. Den Kopf achtsam nach hinten bewegen und auf der Kopfkrone abstellen. Die Beine sind lang, die Zehen gestreckt. Der gesamte Bauch-, Brust- und Halsbereich wird gedehnt – ohne Druck auf dem Nacken. Reicht die Kopfkrone nicht auf den Boden, den Po höher schieben und das Brustbein höher heben. **5 bis 10 tiefe Atemzüge lang halten,** dann den Kopf vom Boden lösen und den Oberkörper absenken.

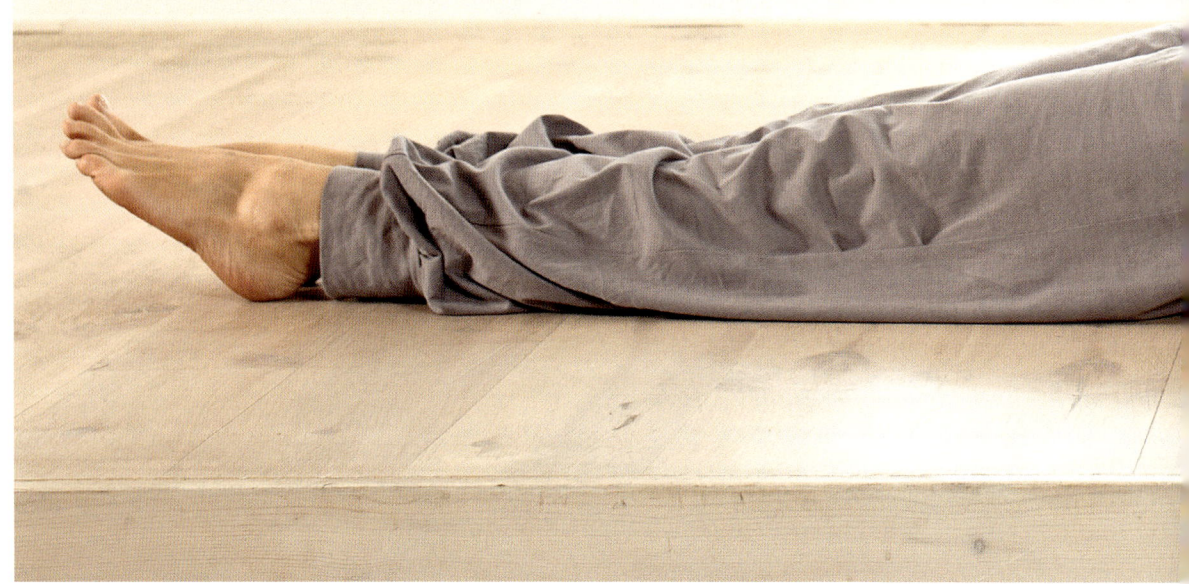

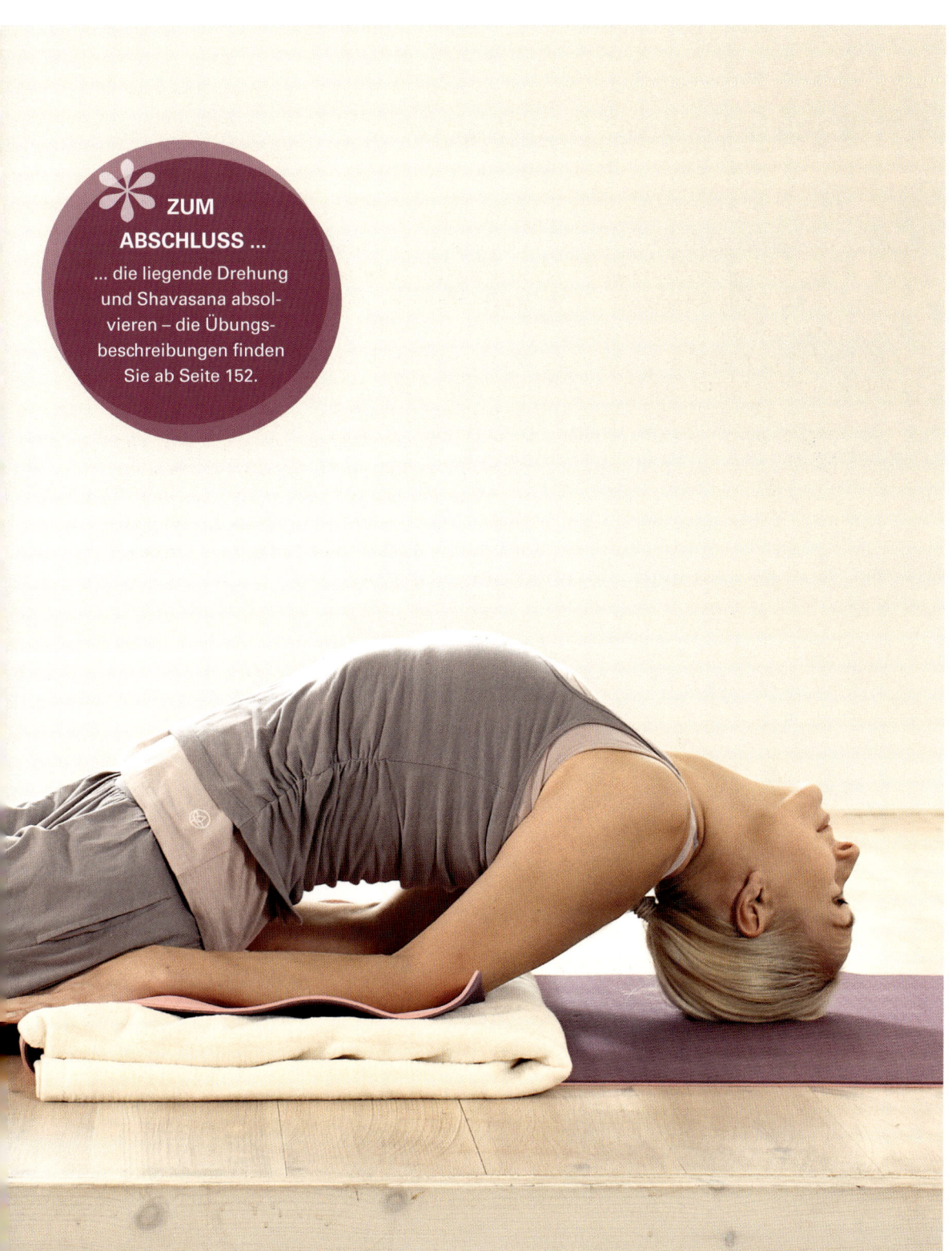

ZUM ABSCHLUSS ...

... die liegende Drehung und Shavasana absolvieren – die Übungsbeschreibungen finden Sie ab Seite 152.

TEIL 4

ENTSPANNUNG

Zum Ausklang Entschleunigung – beim Anti-Stress-Yoga gibt es eine Extraportion Ruhe, dazu die Abschlussentspannung für alle Programme dieses Buches sowie Meditationsübungen

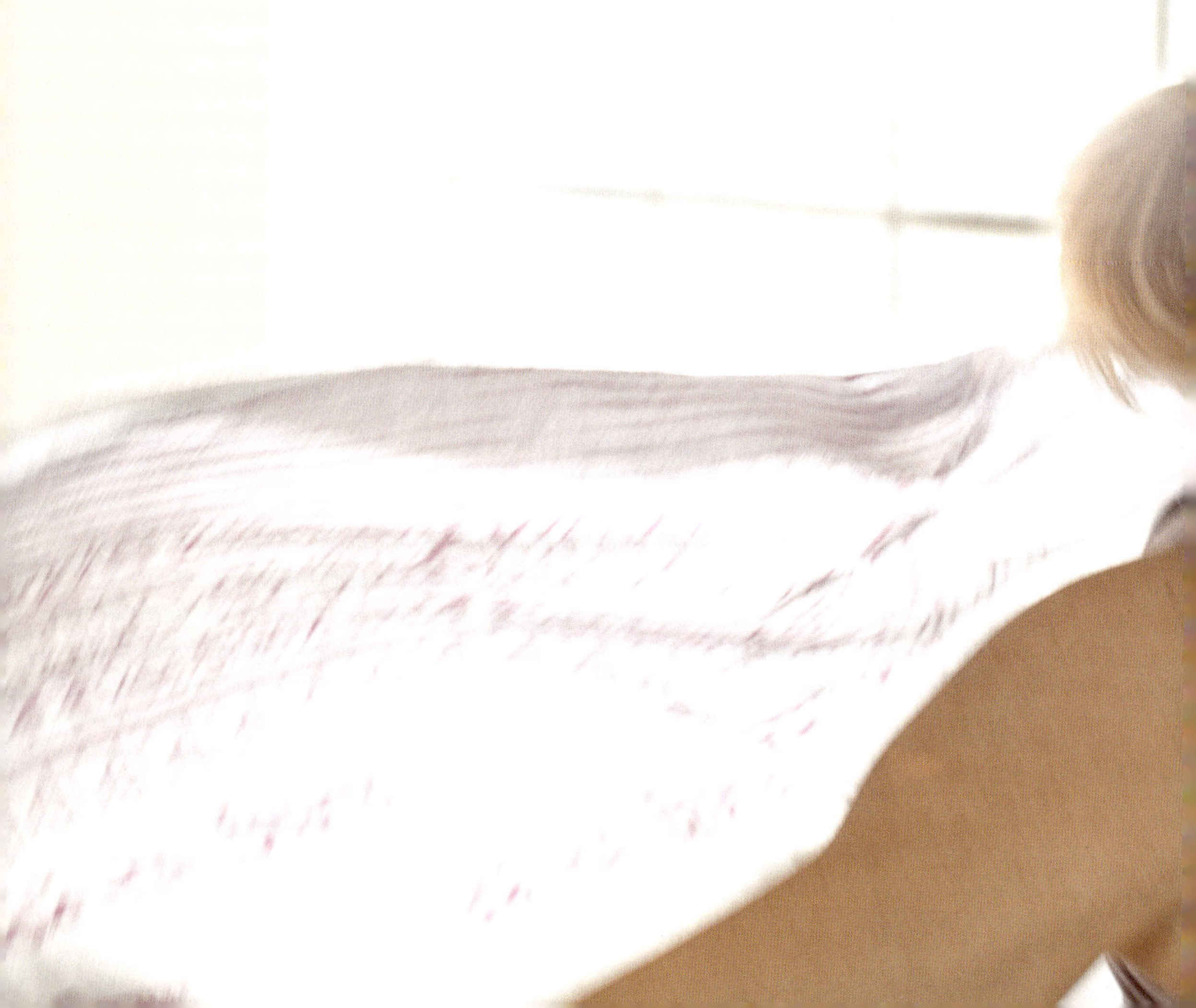

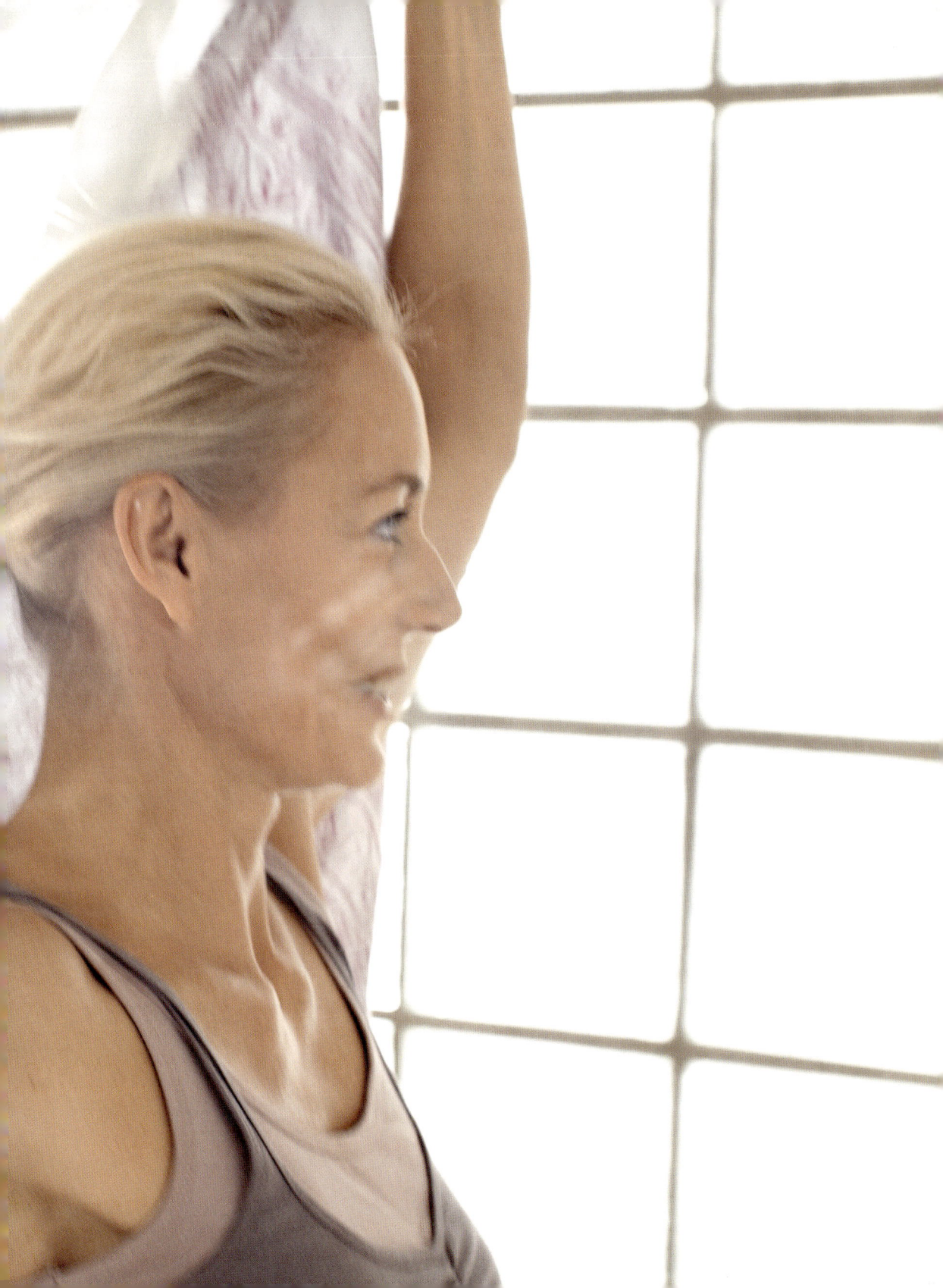

ANTI-STRESS-YOGA

Mit diesem Programm können Sie entspannen, den Stress hinter sich lassen, zur Ruhe finden und neue Kraft tanken. Überlassen Sie Ihr Körpergewicht dem Boden und Ihrem Atem die Kontrolle – dann werden Sie Ihre Matte hinterher völlig relaxt zusammenrollen. Das Geheimnis: Anstrengung ist passé, und Sie genießen diese kleine Auszeit mit den Yoga-Basics. Die einfachen Asanas sind wertvoll, um aktiv zu entspannen. Hilfsmittel wie Kissen, Gurte & Co. sind jetzt willkommen. Es muss eben doch nicht immer volle Yoga-Power sein …

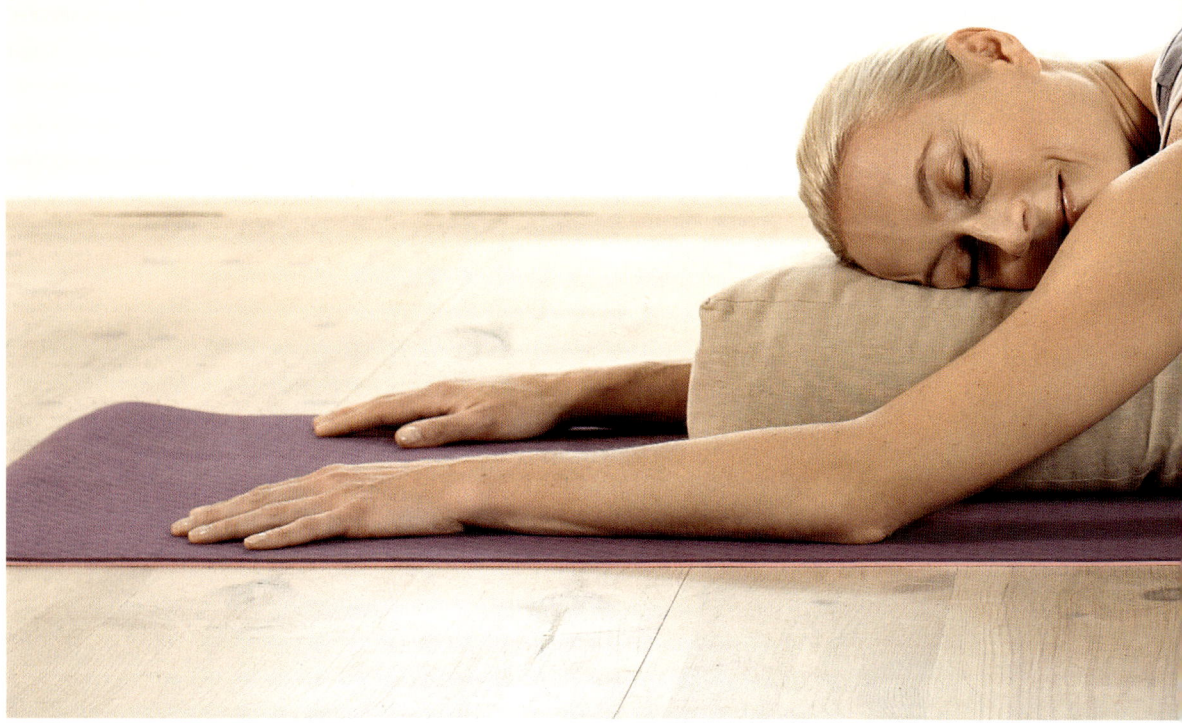

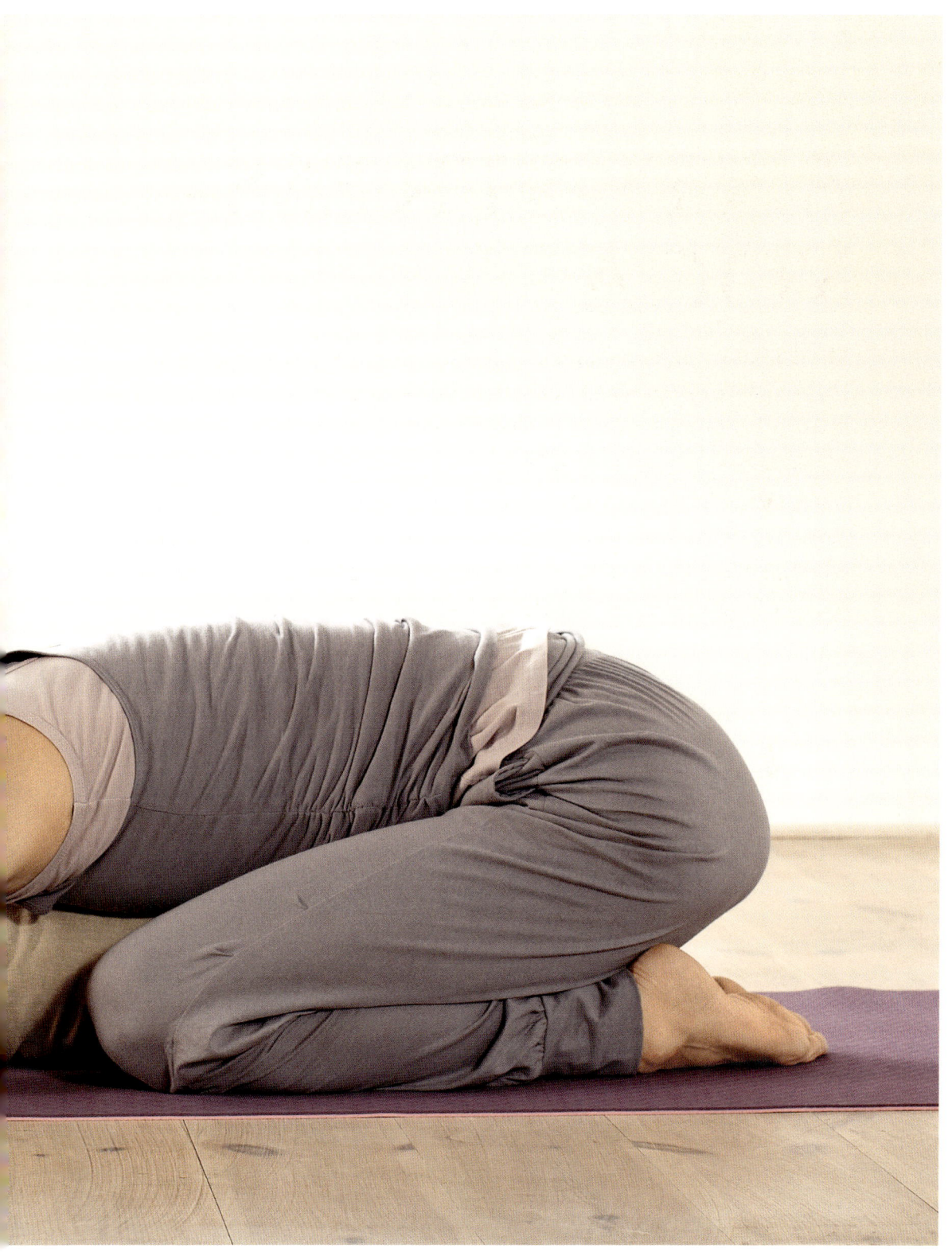

Beide Knie zur Brust

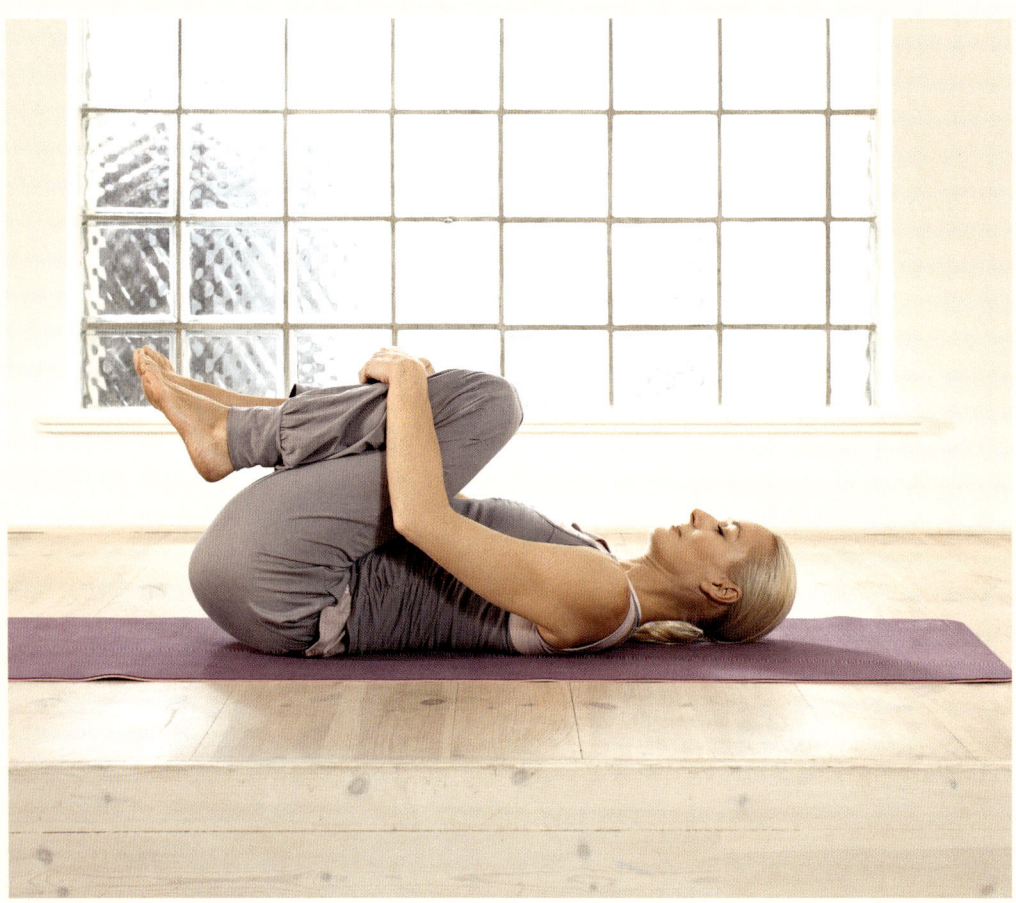

❋ STARTPOSITION:

In der Rückenlage beide Knie zur Brust ziehen und mit den Armen umfassen. Der Kopf ruht entspannt mit langem Nacken auf der Matte, die Schultern ziehen von den Ohren weg.

❋ LOS GEHT'S:

Mit jeder Einatmung bewegt sich die Bauchdecke gegen die Oberschenkel. Mit jeder Ausatmung die Beine zum Oberkörper ziehen. Der untere Rücken bleibt auf dem Boden liegen. **10 Atemzüge lang tief in den unteren Rücken atmen,** dabei auf der Matte ankommen, loslassen und sich sammeln.

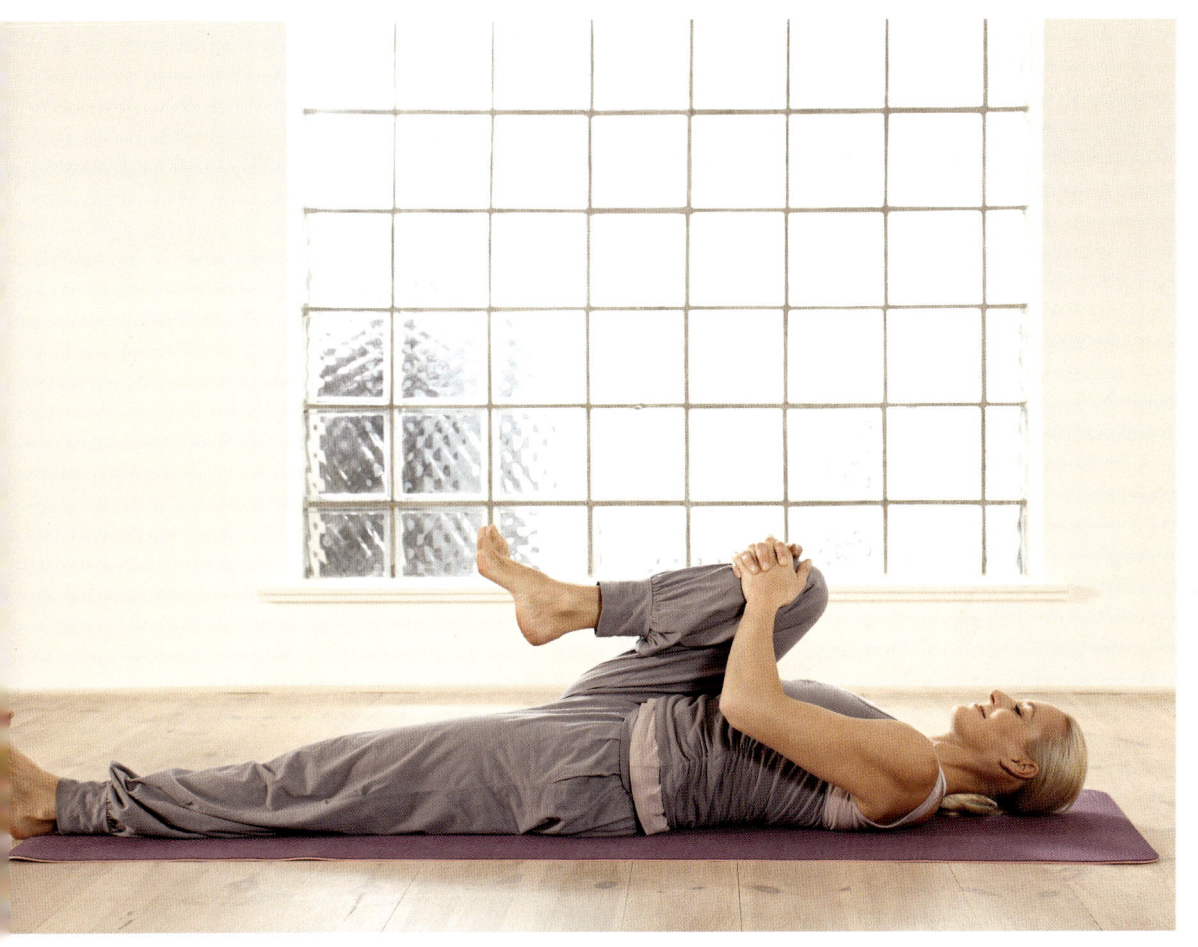

Ein Knie zur Brust

✳ STARTPOSITION:

In der Rückenlage das rechte Knie zur Brust ziehen und mit beiden Händen umfassen. Die rechten Zehenspitzen anziehen. Das linke Bein lang ausstrecken und die Fußspitze anziehen – das sorgt für Muskelspannung und Länge im Bein. Die Schultern von den Ohren wegziehen.

✳ LOS GEHT'S:

Mit jeder Einatmung drückt die Bauchdecke gegen den Oberschenkel. Mit jeder Ausatmung das Knie näher an die Brust ziehen und die Ferse des gestreckten Beines vom Körper wegschieben. **5 bis 10 Atemzüge lang tief in die rechte Hüfte atmen.** Mit der letzten Ausatmung das rechte Bein strecken und neben dem linken ablegen, einen Moment nachspüren und dann die Übung zur anderen Seite wiederholen.

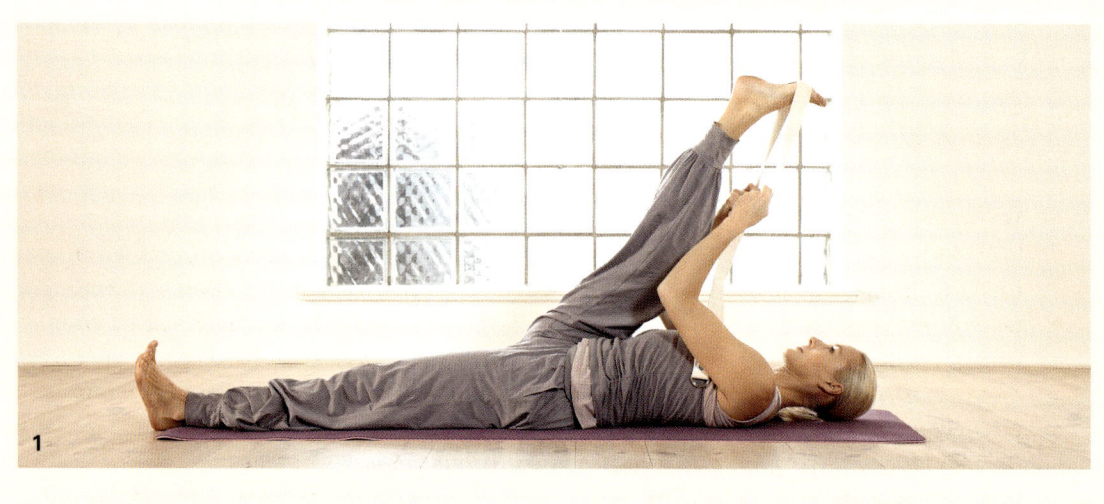

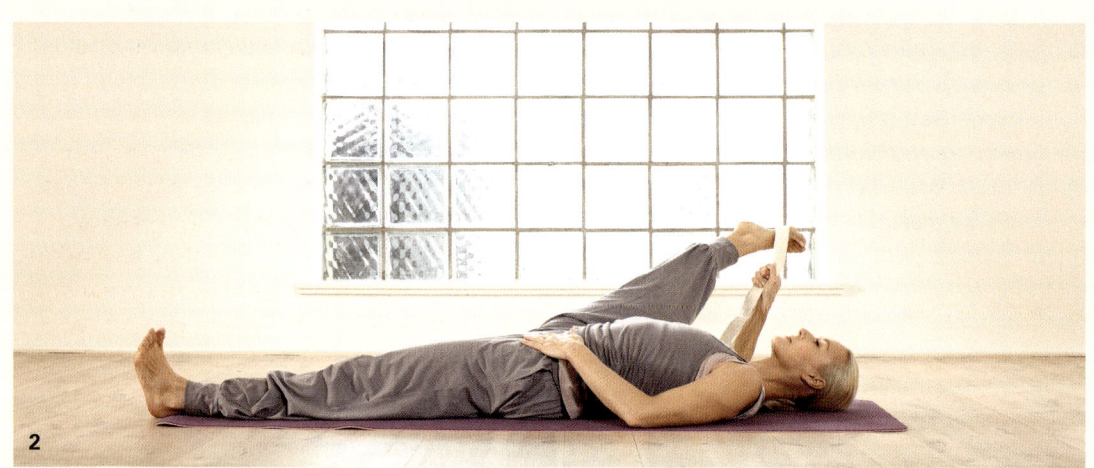

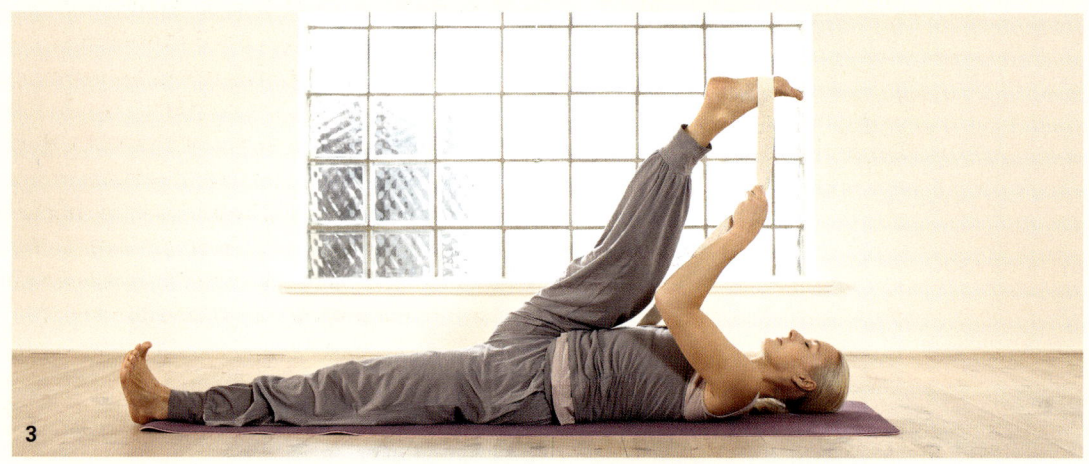

Liegender Beinstrecker
(Supta Padangusthasana)

✳ STARTPOSITION:

In der Rückenlage den Yoga-Gurt (oder ein Tuch) um den angezogenen rechten Fußballen legen, die beiden Gurtenden greifen und das Bein senkrecht zur Decke strecken. Die Schultern nicht verkrampfen, sondern aktiv von den Ohren wegziehen. Der untere Rücken bleibt während der Übung am Boden. Optional dürfen das linke Bein auch gebeugt und der Fuß aufgestellt werden – das macht's etwas leichter, wenn es noch an Dehnfähigkeit fehlt. Entscheidend ist, dass das Bein in der Luft gestreckt ist.

Mit jeder Ausatmung ein wenig tiefer in die Dehnung hineinschmelzen und die Grenzen behutsam ausdehnen, ohne es zu übertreiben – das verschafft uns Freiheit.

✳ LOS GEHT'S:

Für den geraden Beinstrecker (1) mit jeder Einatmung den rechten Fußballen zur Decke schieben. Mit jeder Ausatmung die linke Ferse vom Körper wegschieben und das rechte Bein näher zum Körper ziehen, um die Dehnung zu vertiefen. Die rechte Hüfte in Richtung untere rechte Mattenecke schieben, um das Becken gerade auszurichten und in der Hüfte loszulassen. Immer wieder Schultern und Gesicht entspannen. **5 bis 10 tiefe Atemzüge lang halten.**

Für den seitlichen Beinstrecker (2) die Gurtenden in die rechte Hand nehmen und die linke Hand auf dem linken Hüftknochen ablegen. Mit der Ausatmung das rechte Bein zur Seite strecken und in Richtung rechte Schulter ziehen. *Achtung: nur so weit gehen, dass die Mitte stabil bleibt – die linke Beckenhälfte liegt unverändert, der Körper kippt nicht nach rechts.* Schultern und Gesicht entspannen. **5 bis 10 tiefe Atemzüge lang halten.**

Für den gekreuzten Beinstrecker (3) das rechte Bein zurück zur Mitte bringen und den Gurt in die linke Hand nehmen. Den rechten Fuß schräg nach oben über die linke Schulter ziehen, der kleine Zeh will zum linken Ohr. In die Kniekehle und das neue Dehngefühl spüren, Schultern und Gesicht entspannen. **5 bis 10 tiefe Atemzüge lang halten.** Dann das rechte Bein zur Mitte bringen, den Gurt lösen und das Bein ausgestreckt neben dem linken am Boden ablegen. **Kurz nachspüren, dann die drei Übungsvarianten zur anderen Seite wiederholen.**

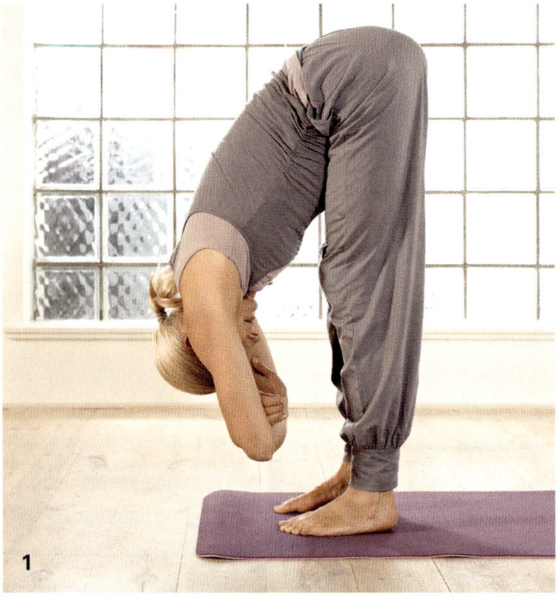

1

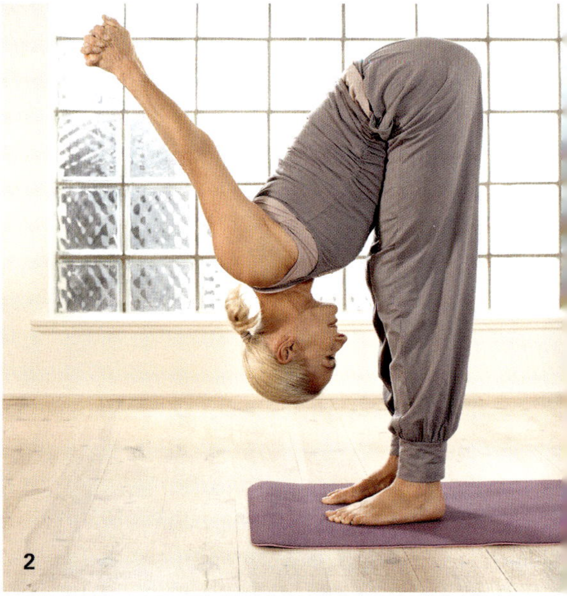

2

Stehende Vorbeuge (Uttanasana)

✻ STARTPOSITION:

Im aufrechten Stand stehen die Füße hüftbreit, die Zehen sind leicht nach innen gedreht und die Fußaußenkanten sind parallel zueinander. Die Knie minimal anbeugen, den Bauchnabel in Richtung Wirbelsäule ziehen und den Oberkörper nach unten beugen. Die Arme gleichzeitig über die Seiten nach unten bringen.

✻ LOS GEHT'S:

Mit den Händen die Ellenbogen greifen (1). Die Beine sind angespannt, der Nacken ist durch das Gewicht von Kopf und Armen locker. Beide Fußsohlen gleichmäßig in den Boden pressen. Das Körpergewicht ruht auf den ganzen Fußsohlen und wird tendenziell ein wenig nach vorne auf die Fußballen verlagert, sodass die Beine senkrecht stehen. **5 bis 10 tiefe Atemzüge lang halten.**

Dann die Hände hinter dem Po zusammenbringen, die Finger verschränken und die Arme nach hinten oben über den Kopf ziehen (2). Die Schultern von den Ohren wegbringen, das Gesicht entspannen. **5 bis 10 tiefe Atemzüge lang halten** und bis hoch in den Schulter- und Nackenbereich atmen. Darauf achten, dass das Gewicht mehr auf den Fußballen als auf den Fersen ist.

Abschließend die Hände zum Po zurückführen und lösen, die Arme nach unten baumeln lassen und mit dem Kopf ein »Nein« schütteln, um den Nacken zu lockern (3). Die Knie beugen, den Rücken Wirbel für Wirbel aufrollen und den Oberkörper aufrichten. Dabei den Bauchnabel in Richtung Wirbelsäule ziehen, das Brustbein heben und in der Berghaltung (siehe Seite 32) stehen.

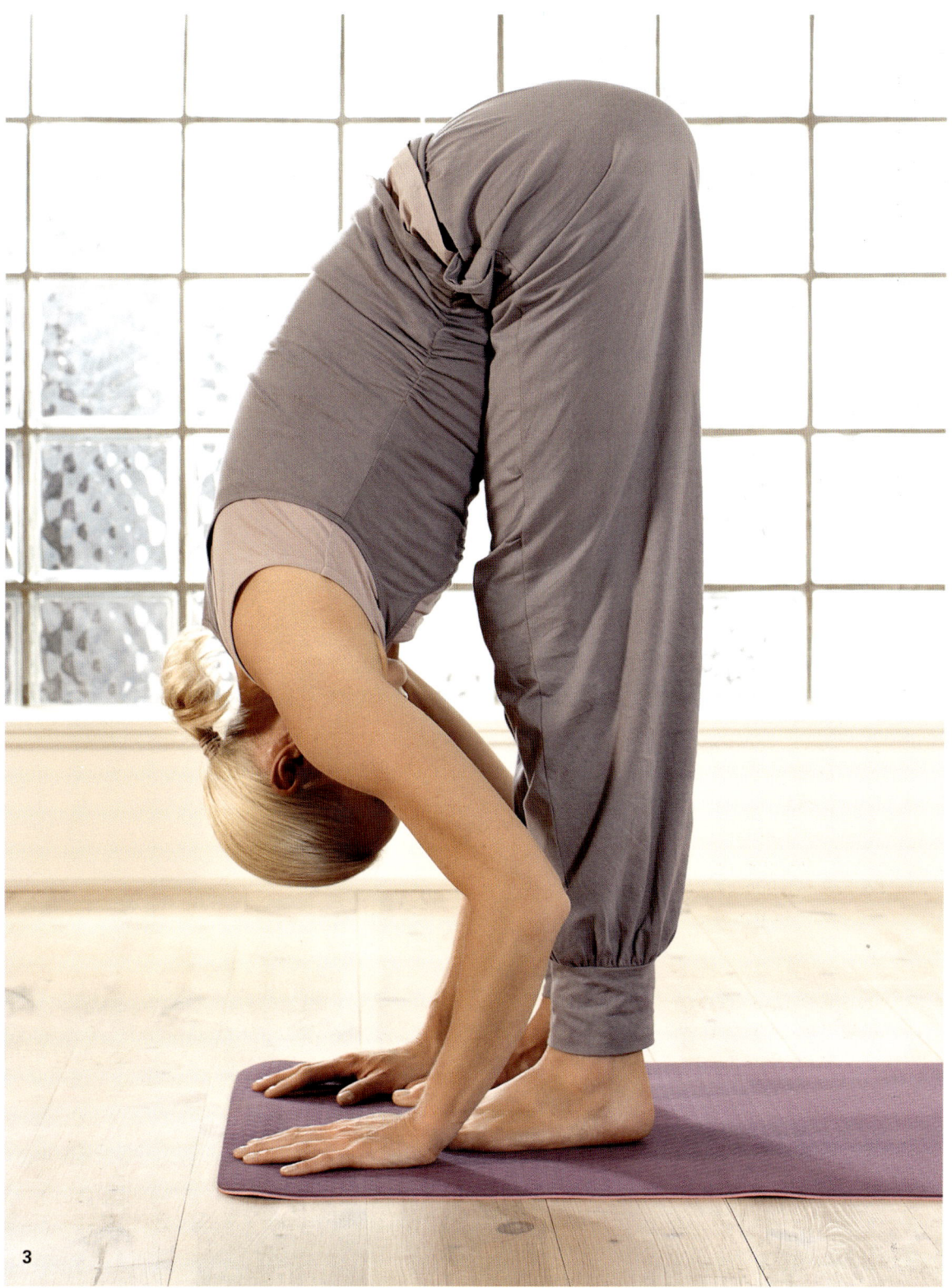

3

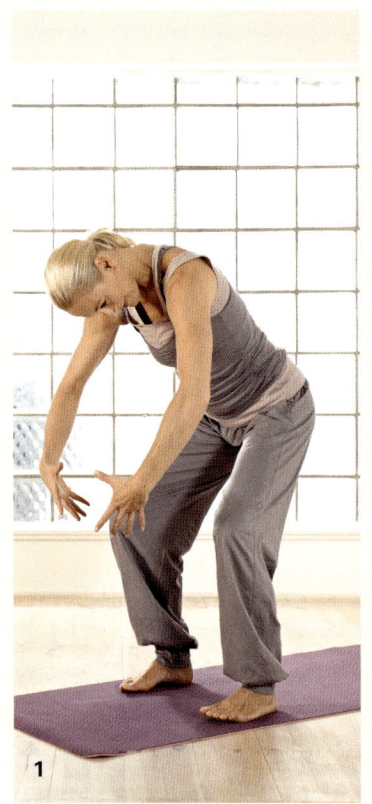 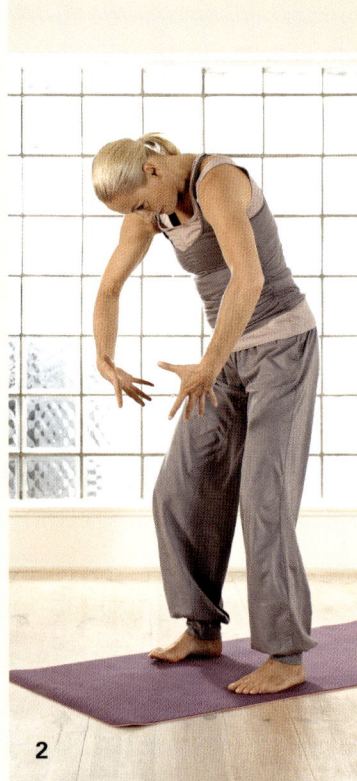 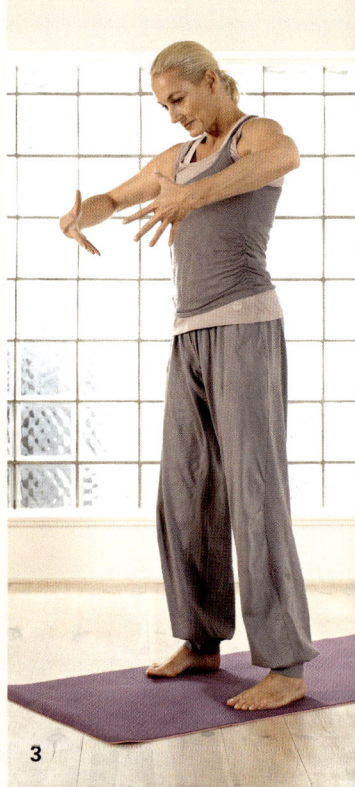

Atem schöpfen

✱ STARTPOSITION:
Im aufrechten Stand die Füße deutlich über Schulterbreite auseinanderbringen, die Knie sind leicht gebeugt.

✱ LOS GEHT'S:
Mit der Einatmung (1–3) den Atem gedanklich aus dem Boden hochholen und wie eine zähe Masse durch den Körper hindurch bis hoch zur Brust ziehen. Dazu die Knie stärker beugen, den Oberkörper mit angehobenem Brustbein nach vorne neigen und mit den Händen und den weit gespreizten Fingern eine Schöpfbewegung ausführen. Die Ellenbogen zeigen nach außen. Mit dem Aufrichten des Körpers den Atem mit den Händen bis in Schulterhöhe bringen.

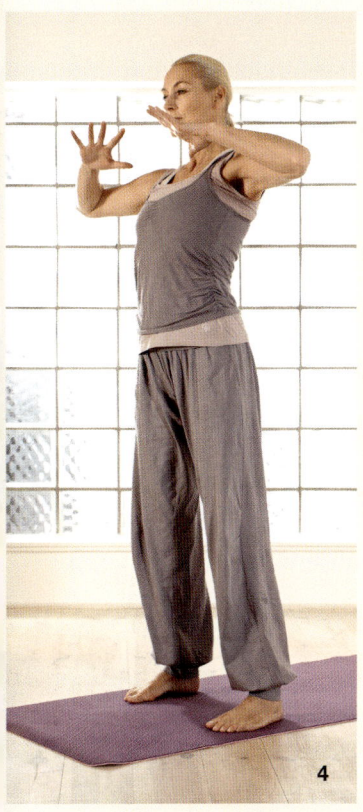
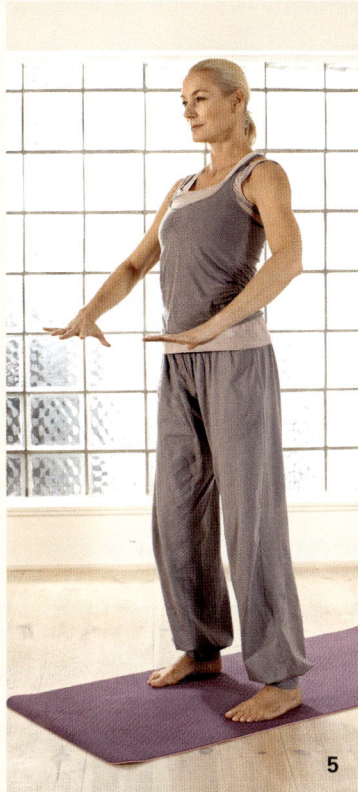
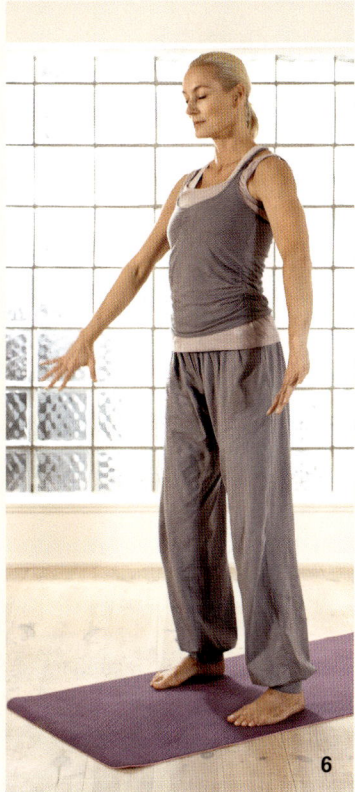

Mit der Ausatmung (4–6) die zähe Masse wieder in Richtung Boden bringen. Die Hände drücken gegen einen imaginären Widerstand mit den Handinnenflächen nach unten, als ob sie einen Pappkarton zusammendrücken. Der Oberkörper bleibt aufrecht, die Beine bleiben gebeugt.

10 tiefe Atemzüge lang wiederholen. Dabei den Atem vertiefen und mit der langsamen und ruhig fließenden Bewegung synchronisieren – der Atem bestimmt das Bewegungstempo. Das wirkt entspannend und energiespendend zugleich.

Der Atem gibt der Bewegung einen Rahmen. Jede Ein- und Ausatmung beginnt ein wenig vor der Bewegung und endet ein wenig nach dem Bewegungsende – das zentriert den Geist und beruhigt das Nervensystem.

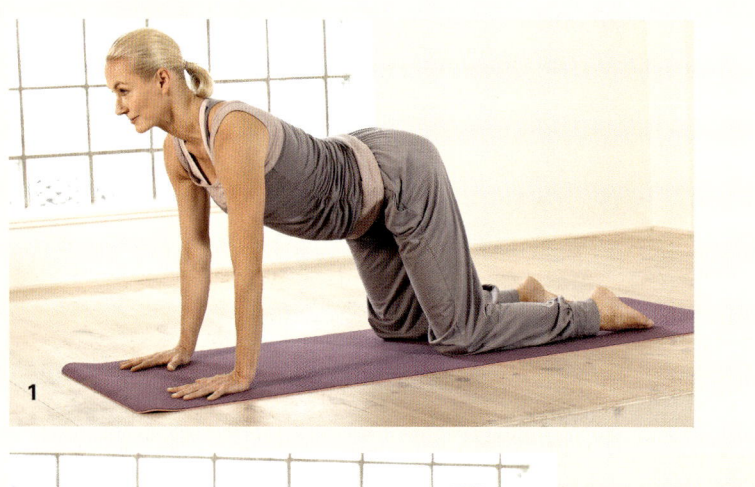

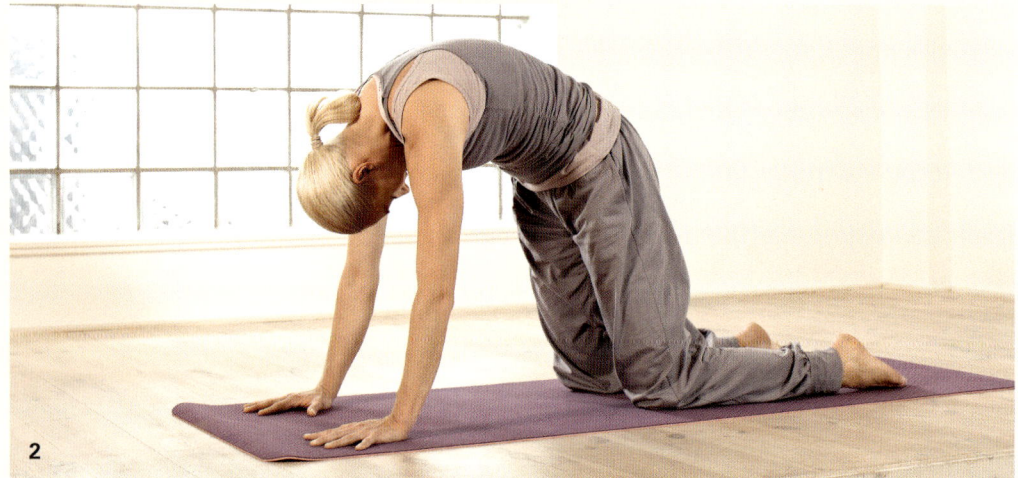

Katze & Kuh (Cakravakasana)

✳ STARTPOSITION:

Im Vierfüßerstand befinden sich die Hände unter den Schultern, die Knie unter den Hüften. Die Finger sind weit gespreizt, die Füße liegen mit dem Spann auf. Der Rücken ist neutral und im unteren Bereich in seiner natürlichen Krümmung. Der Kopf ist in Verlängerung der Wirbelsäule, der Blick geht leicht nach vorne.

✳ LOS GEHT'S:

Mit der Einatmung das Brustbein nach vorne oben bewegen, sodass ein leichtes Hohlkreuz entsteht (1). Mit der Ausatmung den Rücken vom Becken beginnend zu einem Katzenbuckel runden, den Bauchnabel in Richtung Wirbelsäule ziehen und die Schulterblätter auseinanderschieben. Den Kopf nach unten neigen und die gesamte Wirbelsäule vom Becken bis zum Kopf nach oben biegen (2). **10 tiefe Atemzüge wiederholen und den Atem mit der Bewegung harmonisch synchronisieren.**

Kind mit Kissen (Balasana)

✻ STARTPOSITION:
Im Fersensitz ein längliches Kissen oder einen Deckenstapel vor den Körper legen. Die Knie etwas auseinanderbringen, sodass der Oberkörper bequem dazwischen Platz findet.

✻ LOS GEHT'S:
Den Oberkörper vorbeugen und auf dem Kissen ablegen. Den Kopf zu einer Seite drehen. Die Arme entspannt nach vorne um das Kissen legen. Optional können die Arme auch entspannt nach hinten neben dem Körper ausgestreckt werden. Dann liegen die Hände mit den Innenflächen nach oben neben den Füßen. Mit jeder Einatmung bis in den unteren Rücken atmen. Mit jeder Ausatmung Stress und Sorgen abfallen lassen und tiefer in das Kissen sinken. **10 tiefe Atemzüge lang verweilen.**

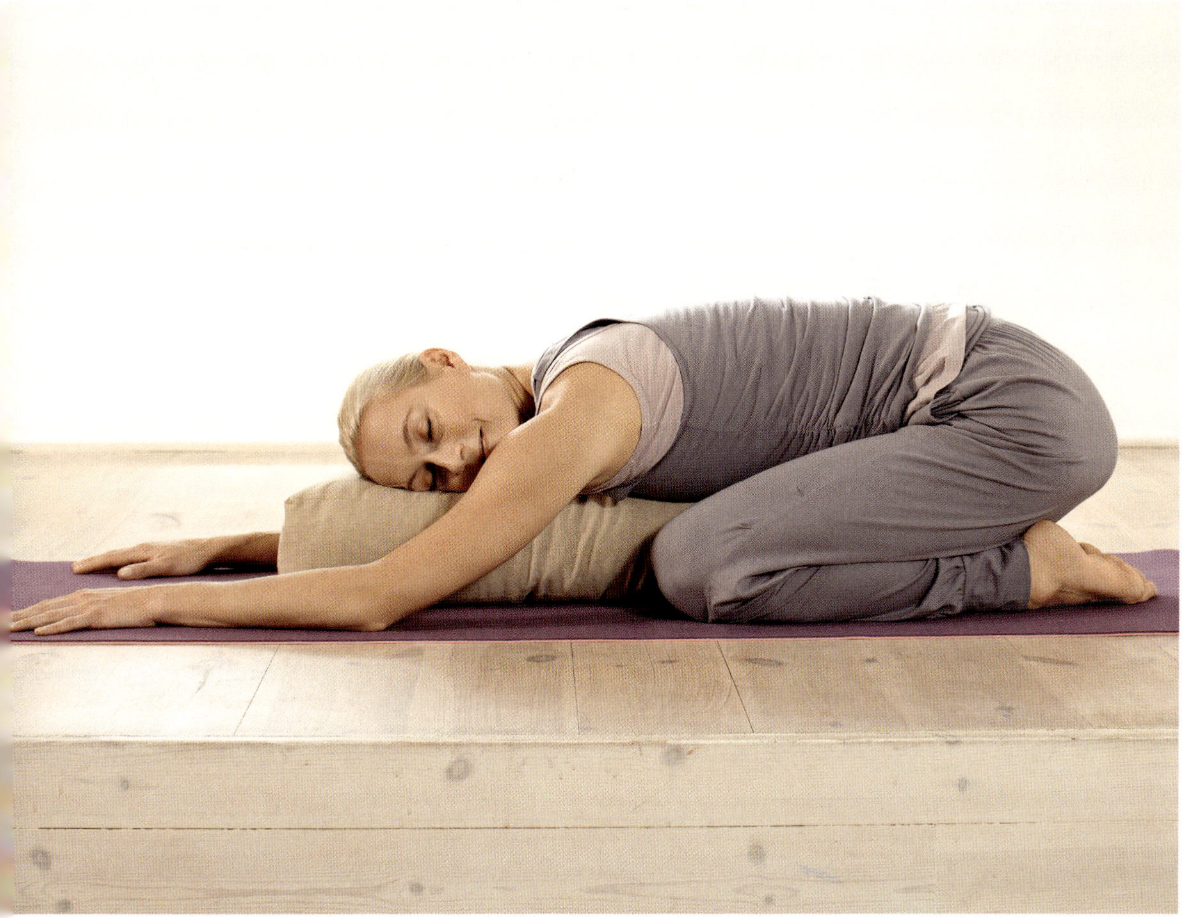

Unterstützter Schulterstand
(Viparita Karani)

✳ STARTPOSITION:

Ein Kissen oder einen Deckenstapel eine Handbreit vor eine Wand legen – bei einem länglichen Kissen liegt die breite Seite parallel zur Wand. Seitlich zur Wand auf das Kissen setzen, dann den Oberkörper zum Raum hinneigen und die Beine senkrecht hochschwingen und gegen die Wand legen. Auf die Hände gestützt den Oberkörper langsam auf dem Boden ablegen. Das Becken und der untere Rücken liegen erhöht auf dem Kissen, Schultergürtel und Kopf entspannt auf dem Boden. Die Füße und Zehen sind angezogen. *Wichtig: Die Position soll mühelos sein – Beine, Füße, Schultern und Nacken sind entspannt.*

✳ LOS GEHT'S:

Eine Hand oberhalb, die andere unterhalb des Nabels auf den Bauch legen und spüren, wie sich die Bauchdecke hebt und senkt. Mit jeder Einatmung den Atem bis in den unteren Bauch schicken. Mit jeder Ausatmung das Körpergewicht noch mehr an das Kissen und den Boden abgeben. Nach ein paar Atemzügen die Arme seitlich vom Körper entspannt zu den Seiten legen, die Handflächen zeigen entspannt nach oben. **10 tiefe Atemzüge lang verweilen,** dann zuerst die Beine von der Wand lösen, über die Seite zum Sitzen kommen und den Oberkörper aufrichten.

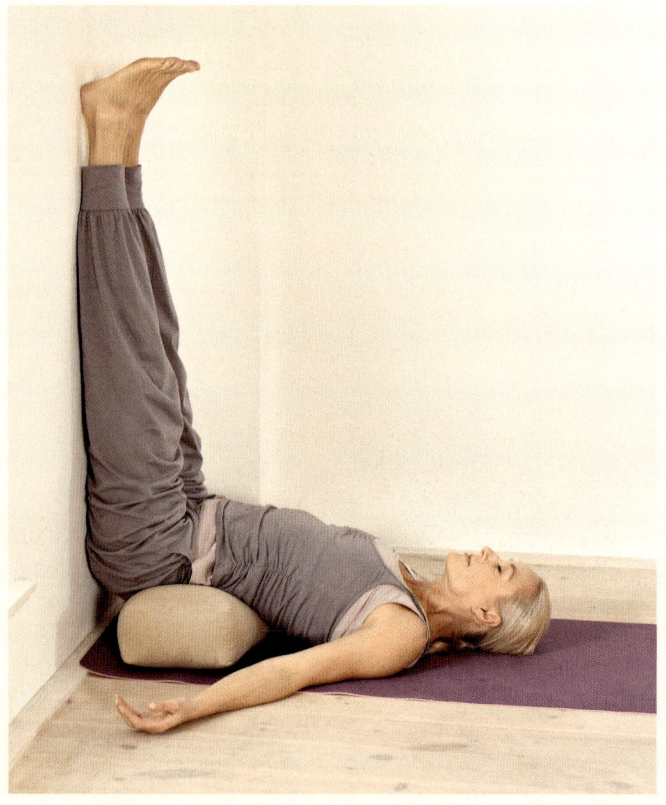

Brustöffner in Rückenlage

✳ **STARTPOSITION:**
Die Yoga-Matte aufrollen und
auf eine zweite Matte oder eine
Decke legen. Auf der Rolle in die
Rückenlage kommen. Die Rolle
liegt etwas unterhalb der Schulterblätter, die Arme befinden
sich rechtwinklig angebeugt
oberhalb der Rolle. Die Ellenbogen sind auf Schulterhöhe,
die Unterarme und Handflächen
zeigen nach oben.

✳ **LOS GEHT'S:**
Mit jeder Einatmung hebt sich das Brustbein, mit jeder
Ausatmung wird das Körpergewicht mehr und mehr an
die Rolle und den Boden abgegeben. Die Rolle unterstützt
das Anheben des Brustbeins. Das öffnet Brustraum
und Atemwege – so kann man in Bereiche hineinatmen,
die sonst meist zu kurz kommen. **10 tiefe Atemzüge.**

> Das Anheben des
> Brustbeins öffnet nicht
> nur Atemräume – es
> hebt auch die Stim-
> mung und schenkt
> mehr Vitalität.

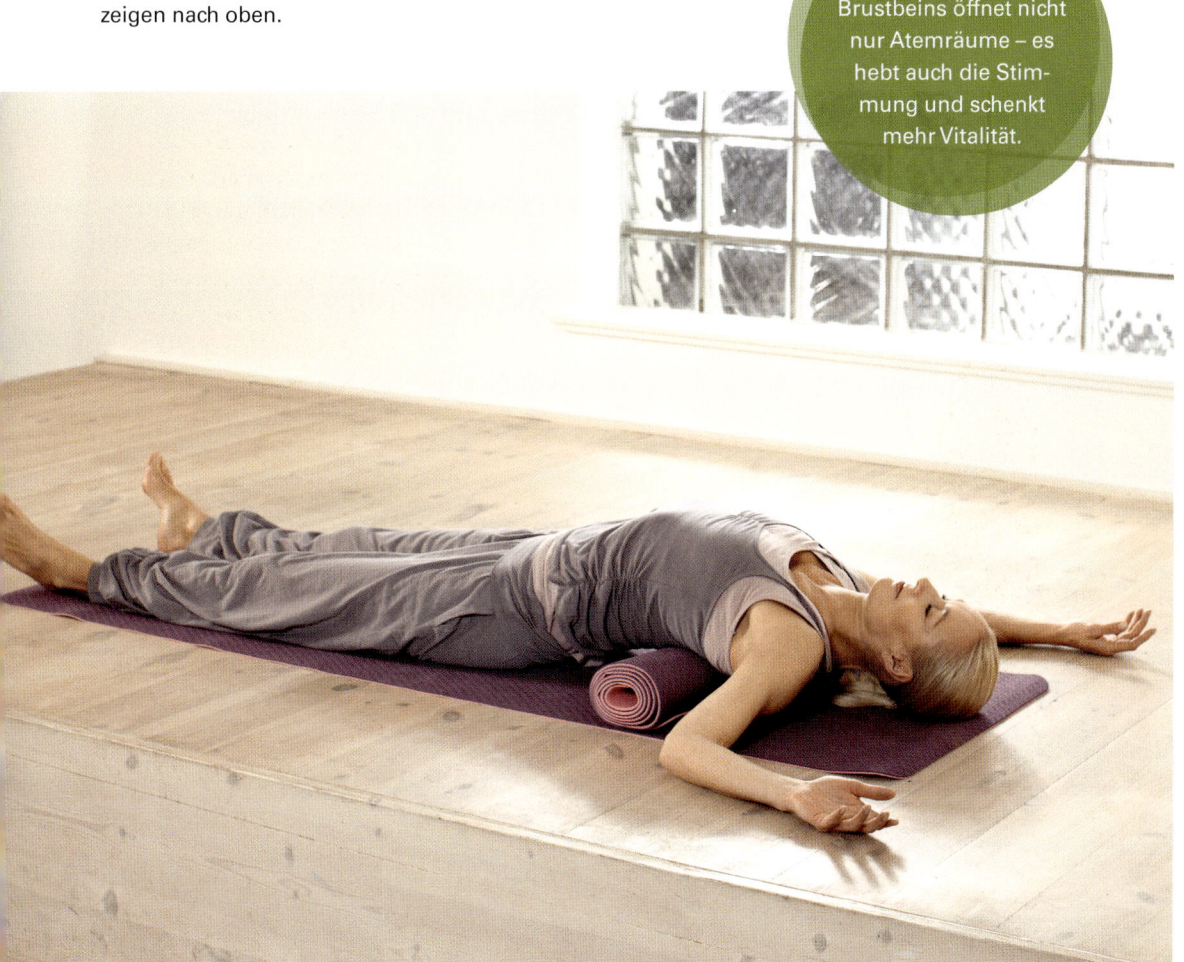

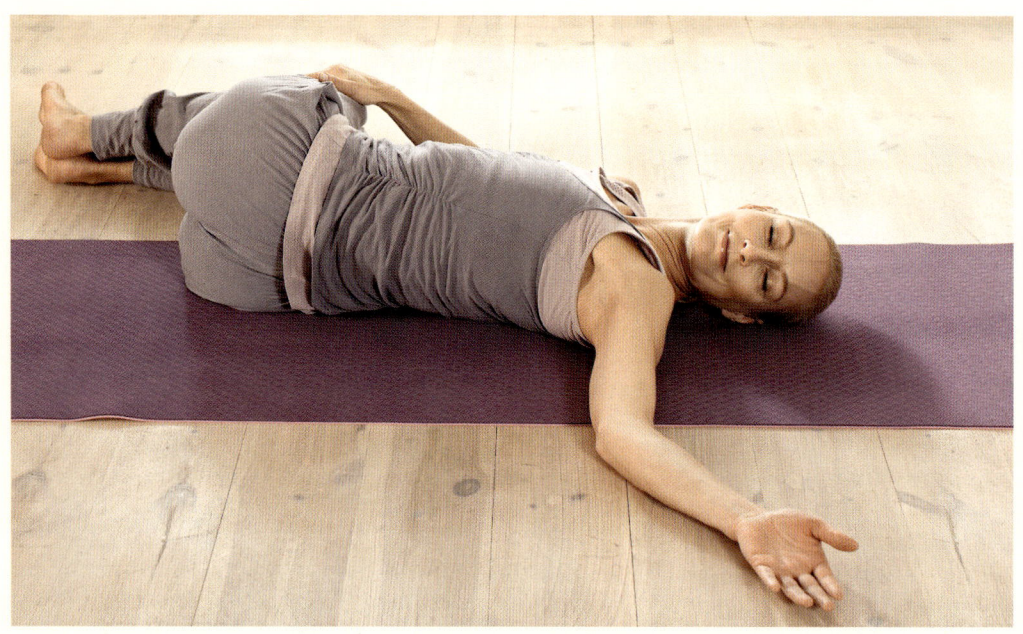

Liegende Drehung (Makarasana)

✻ STARTPOSITION:

In der Rückenlage die Füße aufstellen. Den unteren Rücken in den Boden schmiegen, Schultern und Nacken entspannen, die Arme locker zur Seite gestreckt, der Kopf gerade mit Blick zur Decke.

✻ LOS GEHT'S:

Das Becken ein kleines Stück nach links rücken. Die Füße vom Boden lösen, mit der Ausatmung beide Beine nach rechts sinken lassen und auf dem Boden im rechten Winkel ablegen. Die Knie befinden sich auf Nabelhöhe und liegen genau übereinander. Die linke Hand auf die rechts am Boden liegende Hand legen. Mit einer Drehbewegung aus dem Schultergürtel den linken Arm wieder über die Brust gleitend zurückführen und entspannt auf dem Boden ausstrecken. Die linke Schulter bleibt auf dem Boden, der Kopf wird nach links gedreht. Die rechte Hand auf dem oberen, linken Bein ablegen. Mit jeder Einatmung weiten sich die Rippen, mit jeder Ausatmung sinkt die linke Schulter noch mehr in den Boden. **5 bis 10 Atemzüge lang tief in die Flanken und den unteren Bauch atmen.** Mit der letzten Ausatmung die Beine zurück zur Mitte bringen, das Becken etwas nach rechts versetzen und die Übung zur anderen Seite wiederholen.

Totenhaltung (Shavasana)

✳ STARTPOSITION:

Für die Schlussentspannung auf den Rücken legen und eventuell mit einer Decke zudecken. Die Schultern nach unten schieben und die Schulterblätter leicht zusammenziehen. Für einen langen Nacken das Kinn leicht senken. Den Po kurz anheben, den unteren Rücken langmachen und das Kreuzbein flach auf die Matte bringen. Die Arme liegen entspannt neben dem Körper, die Schultern ruhen am Boden. Die Handflächen zeigen nach oben, die Finger sind entspannt. Die Füße liegen etwa mattenbreit auseinander, die Fußspitzen zeigen nach außen.

✳ LOS GEHT'S:

Augen schließen, alle Muskelanspannungen und Gedanken loslassen. Auch das Gesicht entspannen, den Kiefer lösen, die Zunge locker im unteren Gaumen ruhen und den Atem frei fließen lassen. Spüren, wie die Erde den Körper trägt, und ihn immer schwerer werden und in den Boden sinken lassen. In den eigenen inneren Raum zurückziehen und die Ruhe genießen. **5 bis 10 Minuten lang ohne Bewegung entspannen**.

Anschließend langsam aus der tiefen Entspannung wieder zurückfinden. Zuerst nur die Atmung vertiefen, dann die Fingerspitzen und Zehen, die Handgelenke und Füße bewegen. Rekeln und strecken, mit geschlossenen Augen auf die rechte Seite mit angezogenen Knien rollen und kurz nachspüren. In den aufrechten Schneidersitz kommen, Hände entspannt auf den Oberschenkeln ablegen oder die Handflächen sanft vor dem Herzen zusammenlegen. Noch einen Moment in der wohltuenden Stille verweilen, sich auf das Wesentliche besinnen und dann die Augen wieder öffnen.

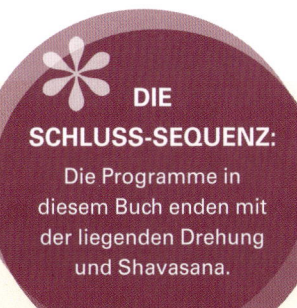

DIE SCHLUSS-SEQUENZ:
Die Programme in diesem Buch enden mit der liegenden Drehung und Shavasana.

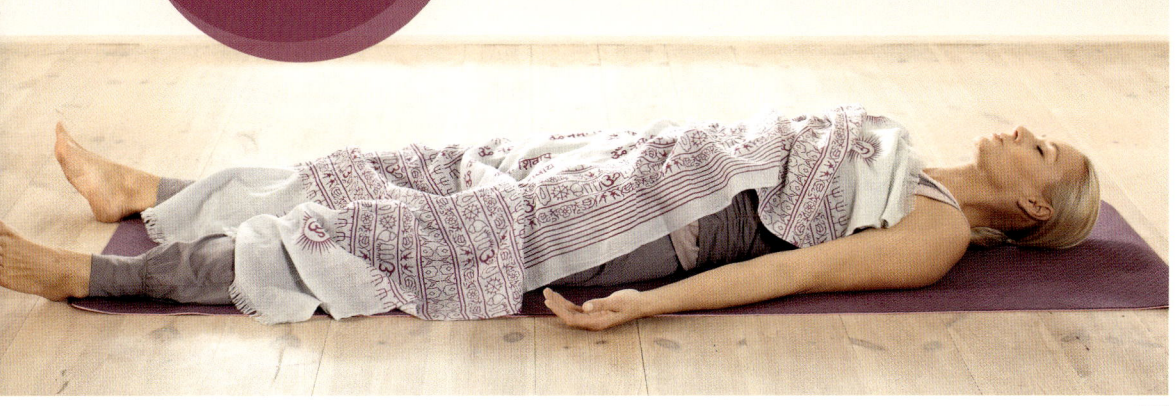

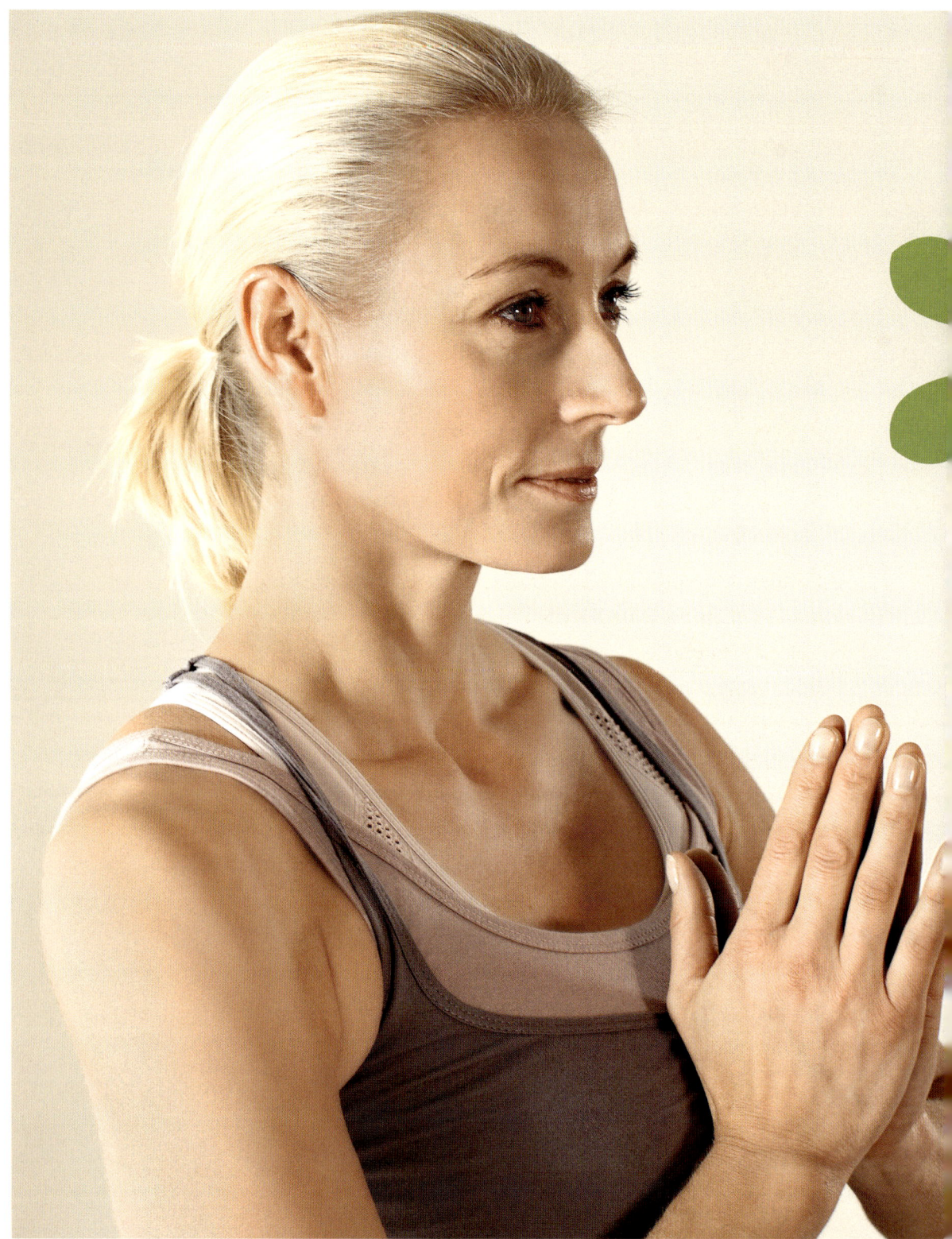

MEDITIEREN UND ATMEN

Bei den Ur-Yogis im alten Indien gab es nur eine einzige Asana –
den Meditations-Sitz. Doch weil schon den Sinnsuchenden damals
(wie uns heute) im Schneidersitz-Marathon die Beine eingeschlafen
sind, haben sie noch ein paar Asanas dazuerfunden, um die Hüften
beweglicher, das Rückgrat aufrechter und den Geist ruhiger werden zu
lassen. Aus den »paar« Asanas sind mittlerweile angeblich Tausende von
Übungen geworden. Trotzdem ist die Meditation auch heute noch ein
wesentlicher Bestandteil des Yoga, und dazu gibt es zahlreiche Atemübungen – Pranayama genannt –, die uns zur Ruhe kommen lassen.

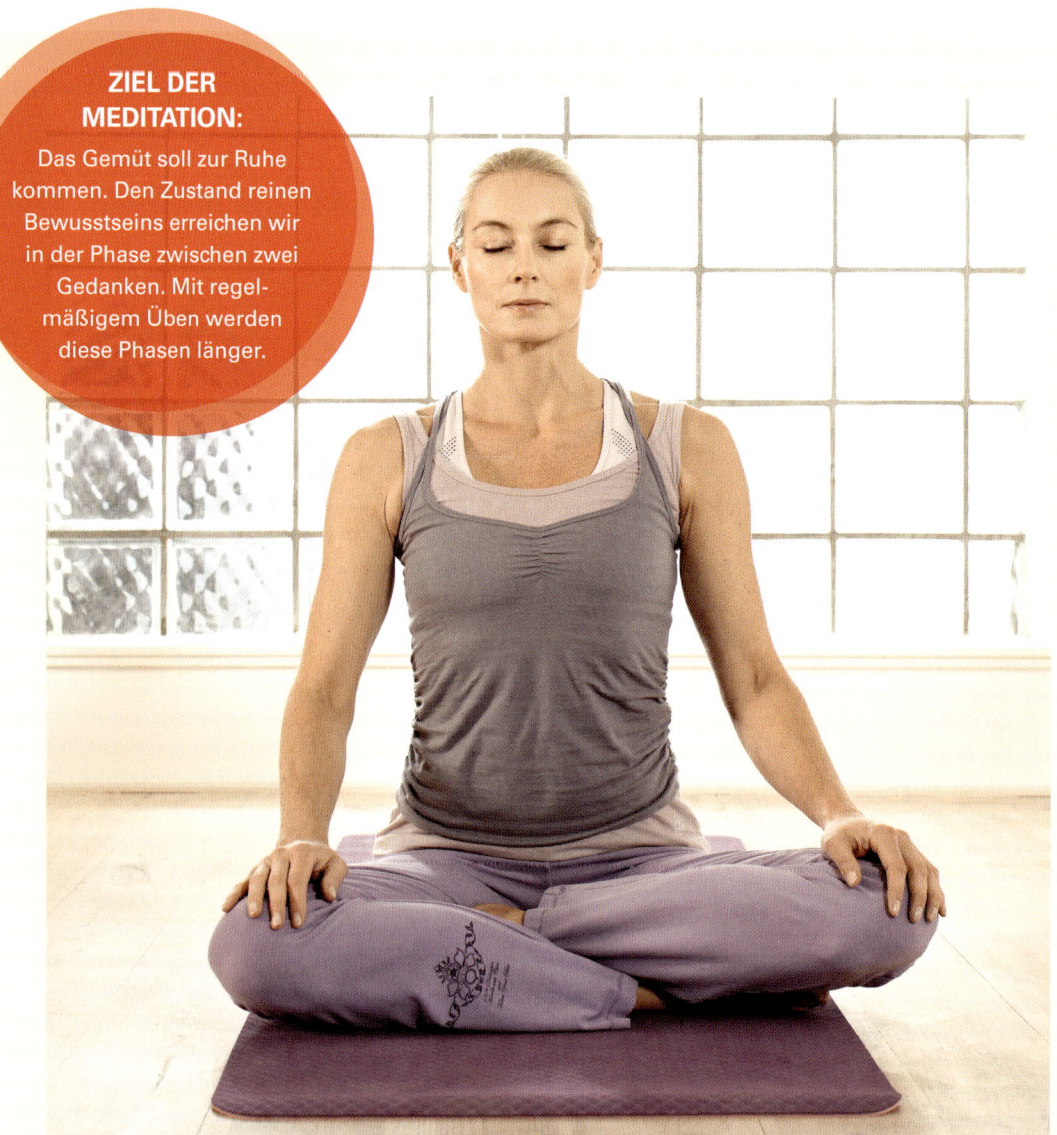

Der Meditations-Sitz (Sukhasana)

Nach Shavasana (oder auch ohne vorherige Yoga-Praxis) leicht erhöht auf die Kante einer Decke oder eines Kissens setzen, die Beine im Schneidersitz kreuzen, die Sitzknochen im Boden verankern. Sind die Hüften nicht so beweglich, eventuell die Oberschenkel mit zwei Kissen unterstützen. Die Wirbelsäule ist aufrecht, die Schultern sind entspannt – der Meditations-Sitz sollte stabil und angenehm sein. Die Hände ruhen entspannt auf den Oberschenkeln oder den Knien, die Handflächen zeigen je nach Belieben nach unten oder oben.

Meditation: Dem Atem lauschen

In den Meditations-Sitz kommen, die Augen schließen, die Sinne zurückziehen und nach innen lauschen. Die Aufmerksamkeit auf die Ein- und Ausatmung richten. Den eigenen Atem wie einen guten Freund von außen beobachten, ohne ihn verändern oder forcieren zu wollen. Wahrnehmen, wie die Luft durch die Nase ein- und ausströmt und sanft an den Nasenflügeln entlangstreicht. Spüren, wie der Atem als Welle in den Körper hinein- und wieder hinausfließt. Gedanken, die kommen, einfach vorüberziehen lassen – auch das gehört zur Meditation.
Wichtig: Beim Meditieren sollten Sie nicht auschecken, sondern eher einchecken und bei sich ankommen. **Meditations-Neulinge starten mit 5 bis 10 Minuten, Fortgeschrittene steigern auf bis zu 30 Minuten.**

Meditation: Durch die Haut atmen

In den Meditations-Sitz kommen, die Augen schließen und das »dritte Auge« zwischen den Augenbrauen öffnen. Sich selbst zulächeln, den Atem in den Bauch schicken und die Haut des Körpers spüren. Mit der Einatmung gedanklich jede einzelne Pore öffnen und reine Energie aufnehmen. Dabei den Bauchnabel in Richtung Wirbelsäule einziehen und die Muskulatur des Beckenbodens anspannen – dieses Nach-innen-Ziehen unterstützt die Vorstellung, Energie durch die Haut einzuatmen. Mit jeder Ausatmung negative Energie durch die Poren abgeben und sich quasi reinigen. Dabei Bauchdecke und Beckenboden loslassen und entspannen. **Nach einigen Minuten die Energieatmung beenden, die Aufmerksamkeit auf den Unterbauch richten und die Energie darin ansammeln.**

Pranayama: Der honigsüße Bienenatem (Brahmari)

In den Meditations-Sitz kommen, beide Handflächen auf die Ohren legen. Durch die Nase tief einatmen und mit einem hörbaren Summen durch den Mund ausatmen – wie eine Biene. Den Mund dabei entspannen und die Lippen sanft öffnen. Wieder durch die Nase einatmen und mit jeder Ausatmung hörbar und gleichmäßig summen. Dabei die Tonlage variieren – mal tief brummen wie eine Hummel, mal hoch säuseln wie eine Mücke. Die unterschiedlichen Vibrationen in der Stirnhöhle und den Nebenhöhlen erspüren – sie werden dadurch freigepustet und gereinigt. Den eigenen Rhythmus für das Bienensummen finden und nicht forcieren. **Das Bienensummen mindestens zehnmal wiederholen,** dann normal atmen und dem Summen nachspüren.

REGISTER